卫生部卫生公益性行业科研专项经费项目（201002028）

应急处置操作指南——霍乱、手足口、预防接种、健康教育和现场心理干预篇

主　　编　胡　志　秦　侠　江启成

副 主 编　何成森　徐王权　方桂霞

编　　委　卢曼曼　吴家兵　沈永刚　陈叶纪

　　　　　陈　任　曹召伦　杨　平　焦建英

　　　　　倪泽刚　马　伟　孟凡亚　查震球

编写单位　安徽医科大学

　　　　　安徽省卫生和计划生育委员会

　　　　　安徽省疾病预防控制中心

人民卫生出版社

图书在版编目（CIP）数据

应急处置操作指南. 霍乱、手足口、预防接种、健康教育和现场心理干预篇 / 胡志，秦侠，江启成主编. —北京：人民卫生出版社，2018

（突发公共卫生事件应对技术丛书）

ISBN 978-7-117-22854-1

Ⅰ. ①应… Ⅱ. ①胡… ②秦… ③江… Ⅲ. ①公共卫生 - 突发事件 - 卫生管理 - 中国 - 指南 Ⅳ. ①R199.2-62

中国版本图书馆 CIP 数据核字（2018）第 020231 号

人卫智网	www.ipmph.com	医学教育、学术、考试、健康，购书智慧智能综合服务平台
人卫官网	www.pmph.com	人卫官方资讯发布平台

突发公共卫生事件应对技术丛书
应急处置操作指南
——霍乱、手足口、预防接种、健康教育和现场心理干预篇

主　　编：胡　志　秦　侠　江启成
出版发行：人民卫生出版社（中继线 010-59780011）
地　　址：北京市朝阳区潘家园南里 19 号
邮　　编：100021
E - mail：pmph @ pmph.com
购书热线：010-59787592　010-59787584　010-65264830
印　　刷：天津安泰印刷有限公司
经　　销：新华书店
开　　本：787×1092　1/16　印张：20
字　　数：381 千字
版　　次：2018 年 3 月第 1 版　2018 年 3 月第 1 版第 1 次印刷
标准书号：ISBN 978-7-117-22854-1/R・22855
定　　价：60.00 元

打击盗版举报电话：010-59787491　E-mail：WQ @ pmph.com
（凡属印装质量问题请与本社市场营销中心联系退换）

专家指导委员会

主 任 委 员

陈贤义　梁万年　张宗久　郝　阳

副主任委员

杨　峰　米燕平　李正懋　吴　敬
杨维中　冯子健　赵忠厚　吴群红

委　员

郝　模　胡　志　张振忠　王亚东
尹冀源　王　健　岳　萍　苏　华
江启成　杨　超　罗　力　郝艳华
秦　侠　郝晓宁　王晓平　王世平

20 世纪以来，各类突发事件逐步呈现出一种频发高发态势，人类已经进入高风险的现代社会。频繁发生的自然灾害、事故灾难，特别是一系列新发传染病的暴发，不仅对人类的生命财产造成巨大损失，而且对社会稳定、国家安全和经济发展也带来重大影响。因此，如何有效应对各类突发事件日益成为政府和社会关注的热点问题，加强应急能力建设已成为政府工作的重中之重。

我国自 2003 年 SARS 以来，卫生应急体系建设取得了突破性进展，卫生应急队伍的能力有了显著提高，但与当前所面临的国内外严峻形势所要求的应急能力相比仍有差距和不足，突出地表现为基层卫生人员的能力欠缺，他们是确保突发公共卫生事件正确处置和有效应对的关键环节，其具有的知识和技能水平直接决定着事件的发展走向。如果处置不力就会导致事态恶化，迫使政府花费更大的经济和社会成本来应对。因此，需要特别重视对基层卫生应急人员的系统知识和技能培训，开发具有针对性、操作性、面向基层实践需要的技术手册和指南，为亟待改善和提高的基层卫生应急能力提供技术支持。

本套丛书的策划和出版，正是基于上述迫切的现实需要。在卫生公益性行业基金项目《基于卫生应急关键技术集成与创新的在线培训与演练信息系统开发与示范区建设》的支持下，先后开展了针对基层卫生人员的能力诊断研究、关键技术需求研究、关键应对技术开发研究、案例分析研究，并将多年来的课题研究成果集结成本套《突发公共卫生事件应对技术丛书》，以满足基层卫生应急实践的迫切需要。

本套丛书主要包括两大类：一类是案例系列：系统回顾、总结和剖析经典案例，以期为基层卫生应急管理和技术人员从国内外的经典事件的应对实践中，学习和借鉴处理突发事件的经验和教训。另一类是技术指南手册系列：着眼于为基层卫生应急专业人员提供针对性和操作性的技术指导。丛书的内容丰富，资料翔实，语言严谨，具有很强的科学性、指导性和实用性。本系列丛书的出版发行，对于提升基层卫生应急管理和专业人员的应急管理水平与应对技术能力都会起到积极的促进作用，丛书也必将成为基层卫生应急工作人员的良师益友。

编　者

2013. 11. 28

前　言

随着社会的发展和进步，突发公共卫生事件呈现频发性和多样性的特点，这对一线应急处置人员提出了更高的要求。缺乏足够的专业培训和技术指导，应急处置能力相对薄弱的现实，给实际应急处置工作带来了较大的影响。编制科学的事件应急处置指南，规范实际应急处置工作，为一线应急处置人员提供直接的技术指导，将有助于提升其应急处置能力和效果，降低事件给公众和社会带来的危害。

作为系列丛书之一，本书着眼于突发公共卫生事件——霍乱、手足口、群体性预防接种、现场心理干预和健康教育等五个领域应急处置技术。在充分复习和分析了国家最新发布的政策文件和法律法规基础上，以突发公共卫生事件应急处置的一线应急人员工作需要为方向，结合从事各相关领域工作多年专家的经验编写而成。在本书编写过程中，本着科学性、实践性和可操作性的原则，将国家出台的纲要性政策文件具体化，将复杂的处置环节流程化，将繁多的工作内容表格化，将难懂的处置技术可操作化，以期符合基层应急人员的阅读习惯，切实为其实际应急处置工作提供技术指导。

本书的阅读对象是一线卫生应急工作人员，同时也适合卫生应急管理者和从事卫生应急研究的学者阅读；既可当作研究资料参阅，也可作为工作手册参考。本书在编写过程中，得到安徽省卫生和计划生育委员会、安徽省疾病预防控制中心同道的参与和支持，为本书的编写付出了辛勤的劳动；人民卫生出版社对本书的出版给予了大力支持，在此表示衷心的感谢！

由于成稿仓促，谬误之处在所难免，谨请读者朋友不吝赐教，不胜感激！

编　者

2017 年 12 月

目　录

第一章　霍乱疫情卫生应急处置操作手册 ……………………………… 1

第一节　概述 ……………………………………………………………… 1

第二节　编制目的、依据和适用范围 …………………………………… 1

第三节　疫情监测和报告 ………………………………………………… 2

第四节　现场流行病学调查 ……………………………………………… 4

第五节　实验室检测 ……………………………………………………… 12

第六节　现场防控措施 …………………………………………………… 18

第七节　防控措施效果评价及调查报告撰写 …………………………… 28

第八节　组织管理和应急准备 …………………………………………… 30

　　附表 …………………………………………………………………… 32

　　附件 …………………………………………………………………… 42

第二章　手足口病卫生应急处置操作手册 …………………………… 93

第一节　概述 ……………………………………………………………… 93

第二节　编制目的、依据和适用范围 …………………………………… 93

第三节　组织管理和应急准备 …………………………………………… 94

第四节　疫情监测与报告 ………………………………………………… 95

第五节　现场调查 ………………………………………………………… 97

第六节　标本采集、保存、运输与检测 ………………………………… 98

第七节　日常（散发疫情）防控措施 …………………………………… 99

第八节　发生聚集性、暴发性疫情的处置措施 ………………………… 101

　　附表 …………………………………………………………………… 103

　　附件 …………………………………………………………………… 114

第三章　群体性预防接种反应事件应急处置指南 …………………… 143

第一节　概述 ……………………………………………………………… 143

第二节　卫生应急准备 …………………………………………………… 146

第三节　监测与报告 ……………………………………………………… 148

第四节　应急处置 ………………………………………………………… 153

第五节　风险沟通 ………………………………………………………… 165

第六节　善后处理 ……………………………………… 167

第七节　事后评估 ……………………………………… 168

第八节　部门职责 ……………………………………… 168

参考文献 ……………………………………………… 170

附件 …………………………………………………… 171

关键技术 ……………………………………………… 193

第四章　突发公共卫生事件应急健康教育技术指导手册 ……… 227

第一节　技术开发背景 ………………………………… 227

第二节　技术编制开发的依据 ………………………… 228

第三节　技术应用的目的、适用范围 ………………… 228

第四节　工作原则 ……………………………………… 229

第五节　准备工作 ……………………………………… 229

第六节　技术的方法 …………………………………… 231

第七节　技术步骤与流程 ……………………………… 238

参考文献 ……………………………………………… 242

附件 …………………………………………………… 243

第五章　突发公共卫生事件现场心理干预技术指导手册 ……… 259

第一节　技术开发背景 ………………………………… 259

第二节　技术编制开发的依据 ………………………… 260

第三节　技术应用的目的、适用范围 ………………… 261

第四节　技术的方法 …………………………………… 263

第五节　技术步骤与流程 ……………………………… 301

参考文献 ……………………………………………… 302

附件 …………………………………………………… 303

第一章

霍乱疫情卫生应急处置操作手册

第一节 概　　述

霍乱是由 O1 血清群或 O139 血清群霍乱弧菌引起的急性肠道传染病，典型病例以剧烈水样腹泻为主要症状，可在短时间内引起脱水、电解质平衡失调、代谢性酸中毒，严重者可迅速发展为循环衰竭，并导致死亡。霍乱的传染源是霍乱病人和带菌者，主要经水、食物、生活密切接触及苍蝇等媒介传播，人群对霍乱弧菌普遍易感。该病以发病急、传播快、波及范围广、能引起大范围乃至世界性的大流行为主要特征。自 1816 年以来已发生七次霍乱全球大流行，当前仍处在第七次全球大流行中。霍乱是《中华人民共和国传染病防治法》规定的甲类传染病，我国《国境卫生检疫法》及《国内交通卫生检疫条例》也将霍乱列为检疫传染病之一。

第二节　编制目的、依据和适用范围

为有效预防、控制和消除霍乱疫情，科学指导霍乱疫情的现场调查和卫生应急处置工作，最大限度地减少霍乱疫情对公众健康造成的危害，保障公众身心健康和生命安全，特编制本操作手册。

根据《中华人民共和国突发事件应对法》《中华人民共和国传染病防治法》《中华人民共和国食品安全法》《中华人民共和国国境卫生检疫法》《突发公共卫生事件应急条例》《国境卫生检疫法》《国内交通卫生检疫条例》《国家突发公共事件总体应急预案》《国家突发公共卫生事件相关信息报告管理工作规范（试行）》《霍乱防治手册（2012 年版）》等编制本操作手册。

本操作手册适用于各级卫生医疗机构在霍乱疫情发生后的现场调查、卫生应急处置工作以及应对霍乱疫情的各项准备工作。

第三节　疫情监测和报告

一、监测

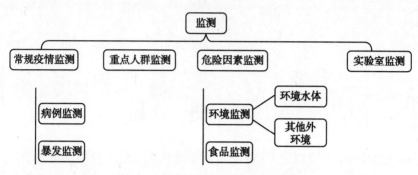

图 1-1　霍乱监测的对象及主要内容

1. 常规疫情监测

（1）病例监测：各级医疗机构应做好日常腹泻病人的就诊登记，对有霍乱疑似症状的病人应立即采集标本（粪便、肛拭子或呕吐物）进行检测。对检测阴性但仍怀疑的病例，应进行隔离收治，并采集标本送辖区疾病预防控制中心或上级机构进行检测；无检测能力的基层医疗单位，须采集标本送至辖区疾病预防控制中心进行检测。

在霍乱流行季节（一般 5~10 月），医疗机构需设置感染科或肠道门诊或腹泻病专室（桌），对前来就诊的腹泻病人的信息进行登记，便于病例追踪，对疑似或具有典型霍乱临床症状（剧烈腹泻、水样便或稀便、不发热或低热、以及迅速出现脱水、肌肉痉挛及循环衰竭）者，应重点采样和检测；有明确流行病学史（如与霍乱病人同餐、同住、护理者、或来自明确霍乱流行的地区），并出现腹泻、呕吐症状，排除其他原因，应怀疑霍乱的可能性。在非流行季节或非流行地区，需要具备霍乱诊断意识。

（2）暴发监测：当医务人员在短时间发现有症状相似、有共同聚餐史等流行病学史的 2 例及以上腹泻病例、尤其具有霍乱疑似症状的病例时，要及时报告当地疾病预防控制机构，疾病预防控制机构人员要及时调查核实。当仅发现多个散在病例时，当地疾病预防控制机构需要调查病例之间有无流行病学联系，并考虑是否存在没有就诊以及没有被发现的其他病例，实验室人员对菌株进行检测、发现分子分型型别一致的多个菌株时，要立即告知流行病学调查人员，以进行调查核实，以判断是否存在共同暴露因素。

2. 重点人群监测　在加强医疗机构以感染性疾病科（肠道门诊、腹泻病

门诊）为主体的腹泻病监测体系的同时，要根据流行病学指征及防控工作的需要选择一定的时机、地区和对象，进行重点人群监测，开展腹泻病例检索和霍乱弧菌的实验室检测。

重点人群主要包括以下：阳性水点周围人群；与本次流行有关的重点职业人员，如渔民、船民、医务工作者、餐饮及旅游服务行业人员、粪管人员、清洁工人、流动人口（特别是建筑工地工人及其他群居人群）、经常外出人员等；有追溯传染来源意义的上一流行季节的病人、带菌者和旧疫点人群；具有流行病学指征的有关地区（如重点边境地区、沿海地区等）的人群及出入国境人员。注意根据不同情况，重点人群要有所不同。

3. **危险因素监测** 造成霍乱传播流行的危险因素，在不同地区以及不同时间会有所不同，主要经过水和食物传播，需要注意常见的食源性危险因素：如海水产品、被含霍乱弧菌的河沟水污染的蔬菜、不卫生的大排档、小吃摊等。

（1）环境监测：根据流行病学分析提供的线索结合传染来源和污染范围的推断，以及既往监测的信息，因地制宜地确定需要开展的环境因素调查。

1）环境水体：环境水体为必检对象，在以经水传播为主的地区尤为重要，比如沿海地区、没有安全供水而主要依靠自然水体和水井的地区等。疫点周围及直接关联的水体是监测的重点。其他易于污染的水体如粪肥污染处、医院污水排放处、水产品码头、沟河盲端、船只来往的交通河道、渔港、海港、市政下水道排放处及海产品交易市场出水口等，也应根据流行病学指征抽样检查。

2）其他外环境：医院污水排放口、下水道排放口，苍蝇可能污染的其他环境等，均可适当采样检查，以便了解是否受污染以及污染的范围。

（2）食品监测：在霍乱多发地区，根据流行病学指征定期开展市售食品的监测。监测的重点包括海水产品以及生冷、卤制食品。在流行季节，各地应以海水产品批发市场和餐馆为重点，采集甲鱼、牛蛙、贝类、甲壳类等水产品，详细记录养殖地点和销售地点等信息，并进行霍乱弧菌的实验室检测。

4. **实验室监测** 在监测中分离到的霍乱弧菌，必须进行血清群、血清型和生物型、是否产霍乱毒素或携带霍乱毒素基因的检测。对无论是来自病例、带菌者，还是食品与水体等的霍乱弧菌产毒株，应尽快完成菌株的分子分型，主要为脉冲场凝胶电泳（PFGE）分型。菌株的分型能够为评价疫情风险、及早发现暴发、追溯感染和污染溯源等方面发挥重要作用，与流行病学调查密切配合，对霍乱防控具有重要的意义。

二、报告

各级各类医疗机构、疾病预防控制机构，其执行职务的人员和乡村医生、个体开业医生等，发现霍乱病例时，应按照《中华人民共和国传染病防治法》和《传染病信息报告管理规范》的有关规定进行疫情上报，具体内容和流程如图 1-2 所示：

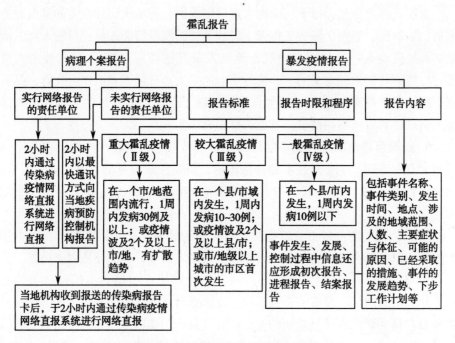

图 1-2　霍乱疫情报告的内容和流程

第四节　现场流行病学调查

对疑似或确定的霍乱疫情开展流行病学调查，目的是尽快确定病因、感染来源、传播危险因素等，以便及时采取针对性措施，控制疫情蔓延。流行病学调查的具体任务是要对疫情性质作出判定（确认或排除散发或暴发），明确感染来源、疫情波及范围、疫情发展趋势、可能的危险因素。接到霍乱疫情报告后，开展调查的主要工作流程和工作内容见图 1-3。

一、调查前的准备

1. **人员组织**　调查人员主要包括现场流行病学和病原微生物学专业人员，必要时请临床医生参与病例的会诊，并邀请卫生监督、食品安全等相关机构专业人员参与危险因素分析及控制措施的制定与落实等工作。

2. **用品准备**　主要是用于现场调查的物品、记录单以及防护用品等，包括霍乱个案调查表、密切接触者登记表、标本采集记录表、数码照相机；一次性手套、长筒橡皮手套、长筒靴、工作服等个人防护用品以及其他相关物品。

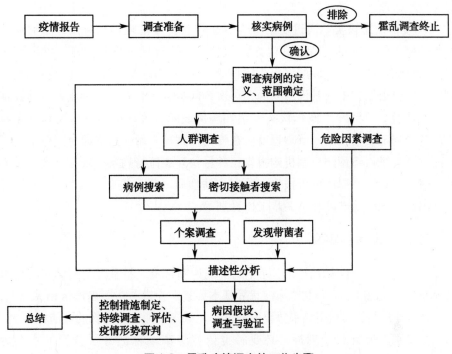

图 1-3 霍乱疫情调查的工作步骤

3. **标本采集检测用品** 采样拭子（用于核酸扩增检测时，应使用灭菌人造纤维拭子和塑料棒）、吸管、带盖密闭的塑料管（杯）、自封式塑料袋、标签纸、油墨耐水性记录笔、运送培养基、培养皿及选择性培养基（包括强选择性和弱选择性）、增菌培养基及增菌液、诊断血清和鉴别诊断用试剂、其他实验室可能需要的试剂与耗材（如适于现场使用的快速检测试剂）。

4. **调查前的沟通** 调查前需要及时与地方政府、卫生行政部门、疾控机构、医疗机构的有关人员进行沟通，就如何开展调查进行磋商；按照疫情发生的具体情况，需要及时与学校，教育行政、工商（集贸市场管理）、城管（街头摊贩）、公安、检验检疫、水上交通管理等部门沟通，取得支持配合或共同开展调查。

5. **交通和通讯准备** 交通和通讯准备包括交通运输车辆、手机、传真、配备无线上网卡的笔记本电脑等。

6. **消杀器具及药品**

二、疫情核实

疫情核实是首要步骤，包括对病例诊断的核实和疫情信息的核实。

1. **核实病例诊断** 核实病例诊断内容包括对报告病例的临床症状、病原学检测的核实。在病原学检测结果上，以县区为单位的首发病例病原学检测结果应送平级或上一级实验室复核。霍乱病人的诊断与治疗见附件1。

2. **疫情信息核实**　通过疫情报告等途径获得霍乱疫情信息后，除对病例诊断的核实外，应对疫情的其他方面信息：如流行病学史等的真实性进行核实，以排除各种原因造成的误报、错报等；尤其对通过非正规途径获得的疫情信息，更应根据上报或其消息来源，再次询问报告人、并派出专业人员前往现场（如医院、疫情发生地）核实聚集性病例或暴发疫情的基本情况和分布特征，初步判定疫情性质和严重程度。在疫情得到核实后，应立即向同级卫生行政部门及上级疾病预防控制机构报告；并尽快开展流行病学调查，以进一步明确疫情发展趋势，形成分析报告，确定疫情性质（散发疫情与暴发事件），提出病因假设、防治措施和下一步工作计划等。

三、明确病例定义

流行病学调查的病例定义不同于病例的诊断标准。霍乱疫情病例定义包含特定的时间、地区、人群和临床症状等基本要素，为进一步明确疫情相关病例，也可将体征检测、实验室结果等要素纳入，比如霍乱弧菌分离株的血清群（型）和生物型别。为有利于溯源，必要时也要将分离菌株的分子分型（主要为PFGE）的型别作为病例定义内容，以区别于其他源头因素导致的其他暴发病例。简而言之，流行病学调查的病例定义是针对现场和群体为目标确定的更为宏观的搜索标准，而诊断标准仅是诊断临床个体患者以辅助治疗为目的的判断依据。

调查中需要注意的是：病例定义是用于流行病学调查的人口健康状况统计，为搜索病例、判定疫情发展趋势服务。因此，不应简单地将搜索病例归结为患者的诊断结果，不应以搜索病例作为疫情的报告依据。病例的报告应以诊断标准为依据，对符合诊断标准的患者进行报告。同样，在最终形成调查结论或进行疫情趋势分析时，应对以病例定义搜索发现的病例进行个体诊断，按诊断标准归入相关的统计类型。

根据病例定义涉及的要素，在制定霍乱疫情调查的病例定义前，应向疫情指征病例及其参与诊治的医务人员了解指征病例的发病时间、症状和体征、流行病学史等基本信息，这对划定病例定义涉及的时间、地区、人群等因素十分重要。同时，病例定义可随调查的不断深入而调整。在调查初期暴发与特定危险因素的关系尚不明确时，可以采用灵敏度高的病例定义，比如以霍乱症状体征、而不能仅依靠是否分离到霍乱弧菌为依据，以便最大限度地发现病例；随着调查的深入再逐步调整（如修订时间范围、增加特定的暴露史如共同进餐/聚餐史、分离菌株特征及其分子分型的型别），提高特异性。

四、开展病例搜索

为查明疫情的波及范围及影响人群，在疫情可能波及的时间、地区和人群范围内，根据病例定义积极开展病例搜索。病例搜索的方法一般包括：医疗机构就诊病例回顾搜索、入户搜索和应急监测等。可考虑先以一览表的形式对划定的人群进行健康登记；在登记时如发现某人具有符合病例定义的临床症状和（或）实验室检测结果时，应进行归类以便开展核实诊断、个案调查、密切接触者调查等工作，以供调查分析使用。

进行病例搜索时，应注意下列情况的信息收集：

1. 对已经明确可疑暴露史的疫情，应收集所有暴露人员的名单，并联系了解各暴露人员的健康状况。

2. 对发生在工厂、学校、看护和托幼机构或其他集体单位的疫情，可通过收集缺勤记录、晨检和校医（厂医）记录，了解可能发病的人员，并要求集体单位负责人或校医（厂医）等协助跟进人员的健康状况。

3. 发生霍乱疫情时，在可能波及的地区建立应急监测哨点，强调各级各类医疗机构对前来就诊的腹泻病人进行流行病学史问询、开展霍乱弧菌相关检测。

五、个案调查

个案调查是指针对每例霍乱病例（或带菌者）开展以调查患者发病危险因素、病后污染情况为主要内容的过程。个案调查是追踪密切接触者、判断疫情形势和制定防疫措施的重要基础。

1. **个案调查的任务和要求**　个案调查的任务和要求主要包括：推断个体可疑发病因素；为追踪密切接触者及有共同暴露史等高危人群提供相关线索；为疫点和疫区的划定提供基础；为追溯传染源、查明传播途径和污染范围及判定传染来源的性质等提供线索。

2. **个案调查的主要内容**　个案调查的主要内容包括个人信息、临床信息、流行病学史以及病后活动情况四个方面。

（1）个人信息：包括患者及其家庭成员（或共同居住生活者）的基本信息，如姓名、性别、年龄、民族、职业、住址、联系方式等。

（2）临床信息：包括患者的发病和诊疗经过、临床表现、霍乱临床分型及实验室检测结果等。为分析病例发病危险因素需要，病例的基础疾病史（如胃炎、胆囊炎、胃切除等胃部手术）也可考虑收集。

（3）流行病学史：包括患者个人生活习惯、发病前5天饮食史（包括食品种类、进食量、进食时间、地点、烹饪方式、购买食品地点、以及聚餐和外出就餐情况等要素）、饮水情况、与饮食相关的活动及范围等。需请病例仔细回忆，尽可能减少偏倚。病例较多时，绘制病例（或带菌者）分布的简要地图，标出病人和带菌者的住址（发病地点）、发病日期、附近水源和餐馆小吃摊点等。要特别注意收集每例病例在病前 5 天购买的食品（包括蔬菜水果、其他生熟食等）的地点（包括菜市场、超市、小吃摊点等）、外出就餐地点、在外饮水地点等，必要时与病例居住地址一起标注地图。

（4）病后活动：询问和记录患者病后至调查时的活动情况，用于对密切接触者判断和疫点划定。询问记录病后患者排便、呕吐地点等，以进行必要的环境消毒、以及用于污染涉及范围的分析。

个案调查应依据疾病的特点、地区饮食习惯、风俗因素等情况详细制定有针对性、有流行病学意义的调查内容。一般地，可参考霍乱流行病学个案调查表作参考模板（见附表 1）开展调查，但应注意该调查表为原则性设计，需要根据实际情况对相关内容进行调整和扩充。

对报告病例及病例搜索获知符合霍乱诊断标准的病例，均应报告和开展个案调查。

六、密切接触者调查

在开展核实诊断和病例搜索的同时，结合个案调查信息同步进行密切接触者的判断，并采取相应的管理措施。

密切接触者的判断：判断依据主要是在病人发病前 5 天及其病后或带菌者被发现前 5 天内，与病人或带菌者具有共同的饮食暴露史、共同居住生活史来界定。应注意的是有共同饮食暴露史的人员可能并不相互认识，如在相同时段相同餐馆的就餐者，他们既可能具有共同饮食暴露史也可能没有，这种情况下需要调查者对个案调查资料进行综合分析以便进行判断。

对密切接触者应实行持续 5 天的医学观察和开展粪检霍乱弧菌等工作。

七、描述性分析

通过信息收集、归纳整理和数据分析等方式客观描述霍乱疫情状况。在处理霍乱疫情时，均应根据调查的情况详细描述疫情的特征、三间分布及发生和发展趋势等。

描述性分析的重要目标是提出病因假设、判断疫情性质、分析发病趋势、制定阶段防治措施和下一步工作计划等。对流行病学调查所获得的各种资料进行描述性分析时，应由表及里，找出各种现象间的内在联系，并形成病因假设，以及对正在实施的各项措施加以修改和充实；同时，根据调查的深入程度随时开展阶段性的描述性分析，以便及时调整调查策略、防控措施等。

描述性分析报告主要内容包括：背景信息、疫情发现经过、病例临床表现、流行病学特征、发病危险因素推断（分析）、（初步）调查结果、已采取的措施及下一步工作建议等。在进行霍乱疫情的描述性分析时，应充分考虑霍乱发生的背景，例如：当地的自然地理、水系分布尤其是生活饮用水体分布，气候条件，社会经济状况，人口构成及分布特点，风俗习惯，卫生服务与设施情况，近年来霍乱发病及监测工作情况，邻近地区霍乱发病情况，灾害发生情况如暴雨、台风、洪水等，以扩展流行病学分析的思路。

在进行分析时，应特别注意下述内容：传染来源；病例相互间的传播关系；密切接触者发病与带菌状况；可能污染的场所和传播因素；居民饮食习惯、饮用水状况和水体污染情况；病例（或带菌者）分布与水系分布的关系；海、水产品贸易和消费情况；菌型、耐药性与流行表现及临床类型的关系；预防与控制措施的效果评价以及对疫情趋势的估计等。

调查人员要深入现场，详细询问和掌握第一手材料，归纳整理病例搜索、个案调查和密切接触者调查等信息进行客观分析，切忌主观臆断。对依据不足、暂难作结论的事件，可进行客观描述、提出疑问及下一步建议，不要强作结论。

八、病因假设与验证

基于调查获得的已知事实、数据和信息，进行病因假设的推断。在完成描述性分析后，应归纳形成疫情波及人群、致病因素、可疑传染来源等与病因调查相关的假设，并通过调查和分析进行验证，以解释疫情发生的原因，进而指导救治和防控，以及进一步的病因研究。病因假设的提出应能被调查获取的信息（包括临床特点、初步流行病学调查和实验室检测结果）所支持，并能够解释大部分的病例；切忌脱离调查信息以及凭借经验主观判断。

验证病因假设的调查应重视前期调查信息及相关辅助工作提供的证据如实验室诊断、环境因素调查等可利用程度确定。例如，根据流行病学描述分析结合危险因素调查、病原学诊断、病原体分子生物学分析（如 PFGE）等调查结果已足够提供强有力的支持证据证明病因，这时可在描述性分析的基础上，明确病因。但更多时候，要验证病因假设，需要采取分析性流行病学调查的手段实现；甚至需要以专题研究等方式进行持续反复的"假设-验证-再验证"。设计调查时，在获得危险因素后，仍需进行深入调查，例如不能仅局限于"是否吃凉菜"、"是否到小吃摊"等，需要进一步调查食品种类、来源，水体污染来源等，以尽可能调查到源头，采取控制措施，防止持续出现病例。

1. **病例-对照研究** 病例-对照研究是霍乱疫情调查中最为常用的验证病因假设方法。根据临床诊断、基本的流行病学信息、以及病因假设，设立病例组和对照组，并开展调查分析，比较确诊病例组与对照人群在某危险因素的暴露比例差别，分析其统计学差异，从而判断某危险因素与疾病之间的关联程度。用于病例-对照研究的病例组应尽量选择实验室确诊病例，而对照组则应选择在具有共同暴露机会的人群中经过粪便检测已排除带菌的人群。

2. 回顾性队列研究　在霍乱疫情调查中，回顾性队列研究常用于某些能明确跟踪并收集所有受累及人群暴露信息的事件的病因推断。在某个特定人群中（如参加某起聚餐的人群），根据是否已接受某种暴露因素及（或）暴露程度的差异将人群分组（即研究队列），测量比较这些不同组的发病率等，以探讨暴露的危险因素与疾病的关联程度。有多个可疑的暴露因素时，应分别针对各可疑暴露因素进行队列研究和分析。

3. 专题调查　在霍乱流行的地区，常出现一些零星的散在个案或小型暴发事件，他们相互之间没有明确的关联，也难以在短期内以分析流行病学的方法探讨病因，这种情况下，常采用专题调查的方式继续疫情发生原因的追溯。

4. 结合实验室分析　对病因分析获得的可能感染线索，采集标本开展病原学追踪，如能获得与病例相同的霍乱弧菌菌株，则对病因分析具有极其重要的支持作用。对分析和怀疑的因素（如食品、水体以及其他相关因素），需要采集大量标本进行霍乱弧菌的分离培养，以获得重要证据。另外，实验室工作也不是要在流行病学病因分析之后。大量的环境和饮食标本的霍乱弧菌分离，同样为病因假设提供可能目标。在一些情况下，尤其霍乱疫情早先呈现散在发生时，流行病学难以判断或者调查到这些病例的共同暴露因素，当对这些病例分离株进行病原体分析、尤其是分子分型（PFGE）并获得一致型别，能够提示流行病学人员提出暴发假设、病因假设并进行更细致的调查。

另一个需要注意的是调查启动时间以及初始和次生污染来源问题。在一个局部地区出现霍乱暴发流行时，可能初始的污染食品已消耗，但因为早先出现的病例粪便等污染本地水体和其他因素，造成后续病例的出现。此时开展调查，可能调查到后续病例的感染来源为次生污染因素（如次生的污染水体、次生的污染食物、以及中间因素小吃摊点等）造成，因此有些情况下追溯不到初始源头。注意病因调查是为了有效和迅速控制疫情；对调查的任何级别的污染源，均需进行管理控制。

九、危险因素调查

根据病因假设提出或通过分析流行病学获知的危险因素，组织开展实验室验证，查明污染，以获得支撑流行病学调查的重要实验证据。必须注意，当从水、食品或相关环境等危险因素指征中检测到霍乱弧菌时，应尽快开展分离菌株的 PFGE 等分子分型的分析，以获得与病例菌株一致性比较的实验信息，并结合流行病学推理，确定患者与受污染水、食品等的关联程度。与此同时，危险因素的实验室调查结果还可用于了解污染面的范围，为划定疫点、疫区及评估防控措施效果等提供佐证。

危险因素调查的主要类型包括：水污染调查、食品因素调查和环境因素调查等。

1. 水污染状况调查　在一些不能保障安全饮用供水的地区，水源污染调查应为必查内容，是评估和推断经水传播的重要证据。患者饮用水源、疫点周围及直接关联的水体（如水井、池塘、河沟、自办自来水厂等）是调查的重点。其他易于污染的水体如粪肥污染处、污水排放口、水产品码头、渔港水体等，也应根据流行病学指征开展抽样检查。

2. 食品相关因素调查　通过描述性分析和（或）病因假设推论怀疑为食源性因素发病时，开展食品相关因素调查工作有助于提供有力的实验室证据支持。食源性危险因素调查主要包括烹饪污染调查、饮食业人员健康调查、水产品污染调查等内容。

（1）烹饪过程的污染调查：通过仔细询问了解可疑食品从采购到餐桌全过程、厨房卫生状况（包括储存方法，餐厨具的清洁方法，食品加工工具如砧板、刀具、碗碟等是否生熟分开，苍蝇出没情况等）、厕所卫生状况（包括粪便管理、日常消毒处理、蝇虫滋生情况）及污水管理情况；对这些环节采集大量样品进行实验室检测，结合实验室采样检测结果，综合判断获得烹饪存在的或潜在的污染环节。应注意通过食品（包括海、水产品）销售和加工环节导致的交叉污染、造成后续污染食品引起暴发。例如聚餐暴发中，通过病例-对照研究发现某种凉菜可能是危险因素，但有可能这种凉菜在加工过程中受带菌海、水产品的交叉污染所致。

烹饪过程污染调查的样品采集，可考虑收集如剩余食物、加工工具（如砧板、刀具、碗碟等）、厨房垃圾及污水、苍蝇等。

（2）食品加工人员的健康调查：在怀疑与餐馆、临时性聚餐等因素相关时，不但要了解食物的烹饪过程，也要调查饮食加工人员的健康状况。餐馆从业人员要纳入密切接触者进行医学观察与管理。同时向这些人员仔细了解烹饪过程，分析可能的污染线索。

（3）海、水产品污染调查：海、水产品易发生霍乱弧菌污染，并随销售转移到内陆。需要采集海、水产品进行霍乱弧菌分离鉴定。

3. 环境因素调查　病例生活居住环境调查包括对病例住所及其周边区域的交通、河流、饮用水网、可疑污染源布局；病例（或其家庭）饮（用）水类型；使用的厕所是否有渗漏从而污染周围环境尤其是水体的可能；生活垃圾堆放、处理方式等。

十、措施制定和形势判断

控制措施的制定和调整始终贯穿流行病学调查的整个过程。在核实疫情后，必须尽快判定疫情的严重程度，提出早期控制措施，防止疫情续发、蔓延，并尽快扑灭疫情。

疫情形势分析是根据疫情现况、流行病学调查和实验室检索等结果对疫情发展开展的风险评估。进行疫情形势研判时，应充分考虑的要素包括：发生疫情以来，随时间推移发病人群和地区分布的变化趋势；门诊腹泻病例就诊的变化趋势；病例年龄分布、临床症状特点以及与既往相比是否有变化；与暴发相关的食品或水体等危险因素的相关情况；控制措施的有效性；邻近地区的霍乱发病情况；自然与环境因素以及社会因素的影响等。综合分析霍乱疫情的分布与发展特征和流行因素，对疫情的严重程度和发展变化趋势作出评价，适时调整措施和响应级别，并提出下一步工作建议。

十一、调查总结

调查总结不仅要在调查结束后开展，而且根据需要进行阶段性总结，以便为下一阶段措施的调整提供依据。流行病学调查报告应详尽描述事件调查的起因、调查方式方法、调查结果、病因推断与分析、调查结论及依据、控制措施与效果评价等内容。

根据最终确认的病例数、病例的分布等资料，由卫生行政部门组织相关领域的专家对事件的分级进行研判，评估采取的防控措施效果，对疫情发展的趋势作出预测，总结疫情调查处理过程中的经验和教训，并形成最终的总结报告。

第五节　实验室检测

一、实验室工作体系和检测报告程序

1. 实验室体系组织分工　目前我国疾控体系分成三级：县级、地（市）级和省级。各级实验室在霍乱常规监测和疫情应对中的任务大致如下：

（1）县级实验室：由县疾病预防控制中心协调组织，县医院及县以下的区或乡的专职技术人员、乡村医生承担标本的采集、送检。具备霍乱弧菌实验室分离诊断能力的县级医院，可同时承担菌株分离任务，分离到的菌株应报送县级疾病预防控制中心实验室。县级疾病预防控制中心实验室对收到的标本进行 O1 群和 O139 群霍乱弧菌的培养和鉴定，依据菌落形态及凝集试验，尽快提出初步报告。将分离的菌株送到上级实验室进行鉴定，有条件的实验室亦可自行鉴定。

（2）地（市）级或重点县实验室：地（市）疾病预防控制中心组织标本

收集、送检和检验工作。对县级实验室上送的菌株进行复核鉴定，并对确认菌株进行系统生化试验、毒力检测和药敏试验。具备开展 PFGE 等分子分型工作的实验室，应对确定的菌株立即进行 PFGE 分析。地（市）疾病预防控制中心组织培训和指导本地区基层检验工作的技术队伍，并积极协调配合流行病学调查和分析。

（3）省、自治区、直辖市级实验室：由省、自治区、直辖市疾病预防控制中心组织协调，负责辖区内检验人员的培训工作和技术指导，对各地（市）县分离菌株进行核查和保存，对收到的未进行 PFGE 实验的菌株，应立即进行分子分型和比对分析。

（4）国家疾病预防控制中心实验室：国家级实验室负责全国霍乱监测网络的运行、质量管理，报送菌株的复核鉴定及其保藏工作，负责 PFGE 等分子分型数据分析、汇总、比对结果的通报等，以及组织或参加必要的霍乱疫情调查、专项监测等。

根据我国病原微生物实验室生物安全管理条例的规定，霍乱弧菌相关的实验室检测工作均可在二级生物安全实验室（BSL-2）中进行。

2. **霍乱弧菌的检验与报告程序**　霍乱的检验诊断包括从检测标本中分离病原体和检测病原体特异性抗原或核酸。在病例诊断中，粪便是最主要的标本，其次包括肛拭子、呕吐物等（送检单见附表 2）。在疫情分析中，生熟食品、水体、怀疑污染的物品等均可作为采集标本（送检单见附表 3）。标本的规范采集和运输是分离培养霍乱弧菌或以其他方法检测的先决条件。对于典型病例的腹泻标本，可以直接使用选择性培养基进行分离培养，其他标本，以及疑似/不典型病例腹泻标本，均需进行增菌后分离培养或用其他方法检测。对培养菌落需要进行霍乱弧菌的确认或排除，包括对可疑菌落进行诊断血清（或诊断单克隆抗体）的凝集试验、必要的生化试验、甚至系统生化鉴定。要明确分离株的血清群、生物型、血清型，同时要进行是否产霍乱毒素的鉴定，包括使用一些免疫学方法或检测分离株中是否携带霍乱毒素基因。对分离菌株的报告，要包括以上这些要素。菌株报告表的参考模板见附表 4 "实验室检验结果报告单（样单）"。菌株送上一级疾病预防控制中心实验室的登记表格可参照附表 5 "霍乱菌株上送、移交登记表（样表）"。

对于病人，获得菌株是霍乱感染的确诊条件，另外目前已有一些简易和快速的检测方法，可以作为辅助诊断或者为分离培养提供提示，但不能用这些辅助检测方法替代分离培养，因此在辅助方法呈阳性或可疑阳性后，应立即对标本进行分离培养。即便辅助检测方法为阴性，在仍然怀疑霍乱弧菌感染时，仍需要对标本进行增菌和霍乱弧菌的分离培养与菌落鉴定。需要注意辅助检测方法的灵敏性和适用范围。

对于食品、水体、环境等的标本，需要进行增菌后使用选择性培养基进行霍乱弧菌的分离培养或以增菌液作为辅助检测方法的标本，例如核酸扩增检测等，能够提高检测效率。

对获得的菌株，需要进行核酸指纹图谱的分子分型检测，这能够在疫情分析和溯源中发挥重要作用。对来自病例的菌株，还需进行耐药检测，以尽早发现可能的耐药问题。

一般县区级疾病预防控制中心实验室和医疗机构临床实验室对首发病例菌株需尽快直接送往省级疾病预防控制中心实验室做复核、进一步鉴定以及毒力、分子分型等其他相关检测。对其后分离菌株尽快送往地市级疾病预防控制中心进行复核鉴定、毒力检测、药敏试验等检测，并报告结果至省级疾病预防控制中心，另外需送往省级疾病预防控制中心实验室尽快进行分子分型检测。

霍乱弧菌的实验室检测流程见图 1-4。

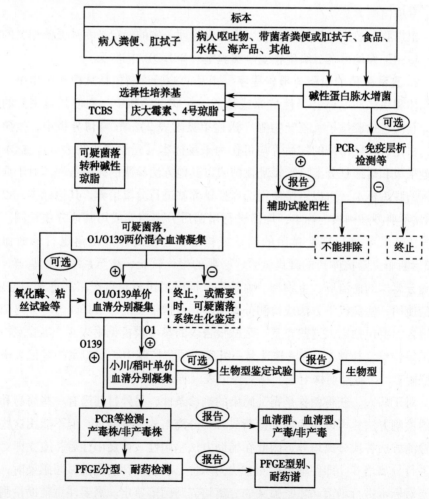

图 1-4 O1 群与 O139 群霍乱弧菌的检验程序

二、实验室生物安全

1. **生物安全管理要求** 霍乱属于肠道传染病，对实验室操作以及样品采集等方面的生物安全标准应按照肠道感染细菌性疾病的通用生物安全要求。另外，霍乱在我国属于传染病法规定的甲类报告管理传染病，在原卫生部《人间传染的病原微生物名录》（卫科教发〔2006〕15号）中，霍乱弧菌流行株危害程度为第二类，属于高致病性微生物级别（非流行株危害程度为第三类），要求在生物安全二级实验室（BSL-2）操作病原体。

对于霍乱疫情或疑似霍乱疫情的现场调查和在样本采集过程中，必须注意生物安全防护，调查采样人员应咨询实验室人员，做好个人防护以及避免采集标本过程中的感染以及标本再污染其他物品和环节。

2. **防护措施**

（1）防护要求

1）霍乱弧菌产毒株（流行株）按第二类管理，非产毒株（非流行株）归第三类，在实验活动中应按照 BSL-2 实验室操作活动要求进行。

2）以活菌感染的动物实验，在动物生物安全二级实验室（ABSL-2）进行。

3）样本检测，包括样本的病原菌分离纯培养、药物敏感性实验、生化鉴定、免疫学实验、PCR 核酸提取等涉及活病原时，需在 BSL-2 实验室进行；临床实验室的检验活动，按照原卫生部《医疗机构临床实验室管理办法》（卫医发〔2006〕73号）中关于实验室安全管理的要求进行。

4）含非活菌的实验，如不含活菌材料的分子生物学、免疫学等实验，可在 BSL-1 实验室进行。

5）现场调查和样品采集过程中，应避免与怀疑霍乱弧菌污染的部分接触，必要时穿戴个人防护服和手套。尤其采集样品（包括病人、疑似病人或疑似带菌者的标本、以及非病人的其他所有标本）过程中，因涉及对霍乱弧菌污染调查，因此对采集样品均按含有霍乱弧菌病原体处理，需戴手套操作。操作过程中除采样装置中接触标本的位置，避免污染其他物品表面。

（2）个人防护装备：实验时要着实验室工作服装和防护手套，需要时（如处理大量活菌及感染性材料、较长时间操作时）戴口罩。操作过程中严格操作程序，保障实验操作不遗撒含菌材料、不污染台面。勤洗手，操作完毕离开实验室时需对手进行彻底消毒清洗。

3. **实验操作和采样中意外事件应急处置原则**

（1）划伤或刺伤：主要包括：立即采取措施挤压受伤部位，并对局部进行可靠消毒；应使用足量清水冲洗伤口；应按照规程安全撤离污染区域，进行包扎处理；事后应将事故报告相关部门备案。应采取措施进行医学观察，并使用环丙沙星、诺氟沙星、复方磺胺甲噁唑等抗生素进行治疗。

（2）离心管破裂：应针对不同种类离心机和离心桶采取不同的处理措施，主要包括：及时关闭离心机电源；保持足够的静置时间，让气溶胶充分沉降；做好充足的个人防护后进行消毒清理，包括消毒液擦拭、浸泡和高压灭菌（对离心管以及可高压的离心转头）等；遵循良好实验室操作规范处理现场；按照规程处理废物。

（3）皮肤黏膜接触感染性物质：主要包括：立即停止工作，按照规程撤离至指定处理区域；使用合适的消毒液对污染部位实行消毒；对污染部位进行充分的冲洗。应根据不同程度进行隔离观察和抗生素预防治疗，按照规程报告相关部门备案。

（4）确定或有证据怀疑吸入含霍乱弧菌的气溶胶：虽然霍乱弧菌经肠道感染，但在操作过程中，在确定或有证据怀疑吸入含霍乱弧菌的气溶胶（一些实验操作可产生含霍乱弧菌的气溶胶，如快速搅拌含菌液体、悬空滴加菌液等）时，应按规程立即撤离实验室，在指定区域进行隔离观察，并服用抗生素进行预防性治疗。

（5）生物安全柜内少量溅洒：主要包括：采取有效措施避免二次产生气溶胶，如含消毒液浸湿的实验室纸巾和毛巾覆盖溅洒面等。使用高效消毒剂进行消毒，消毒时应遵循由四周到中心的消毒顺序，并保持消毒剂足够的作用时间。根据需要可进行重复消毒。

不同意外事故的具体处理指南，参考《实验室生物安全通用要求》（GB 19489—2008）中的附录 C。

4. 废物处理　通过蒸汽压力灭菌、化学消毒法处理所有来自防护实验室的废物材料，包括液体废物和固体废物。

5. 菌株运输　在霍乱监测、疫情调查等过程中涉及霍乱弧菌菌株或样本的运输，需按照原卫生部《可感染人类的高致病性病原微生物菌（毒）种或样本运输管理规定》中华人民共和国卫生部令第 45 号的相关要求，办理申办手续、包装、运输和接收。

霍乱弧菌菌株和标本运输分类以及 UN 编号：所有涉及霍乱弧菌的标本和培养物均属于 A 类感染性物质，联合国编号（UN 编号）均为 UN2814。

包装要求：应采取 A 类感染性物质运输包装，具体包装要求符合 IATA《危险品规则》中包装说明 602。

三、样品采集和送检

1. 标本采集和送检的要求　标本采集是否规范，能从很大程度上影响检验工作的质量。标本采集应由受过专门培训的人员来执行，同时注意生物安全防护，防止样品污染、交叉污染和自身感染。标本应有唯一编号作为唯一性标识。标本在采集后应立即放入冷藏箱中，注意勿使标本局部冷冻，并尽快送往实验室进行分离培养。

送检标本时应填写"标本送检单"（样单见附表 2 和 3），写明姓名、住址、联系方式、发病时间、采集时间、临床诊断等。采集标本为环境和食品标本等时，也需要记录采集时间、地点、种类等相关信息。标本管/袋或瓶上标记样品编号。因病人标本含有病原体，标本装入试管或小瓶时，注意勿污染容器口外壁，必须妥善包装以防破碎、渗漏等，放在坚固的送检箱内由专人送往检验室，运送过程中注意安全。送检箱每次用后须经消毒处理。

2. **标本种类及其采样方法** 病人标本应尽可能采集粪便。根据调查需要以及标本的可及性，如下标本也作为检材：病人呕吐物、尸体肠内容物、粪便污染衣物及相关物体表面如地面、水体、食品、水生动物、苍蝇等。标本转运培养基配方见附件 3"常用的标本保存液和细菌培养基"。

（1）病人粪便：粪便标本应尽可能在发病早期（能采集到的最早期）采集。即便病人已使用抗生素，为尽可能获得霍乱病原学诊断，也需在能采集的最早期采集标本。用采集粪便标本（包括水样便）的器材采取新鲜粪便，避免采便量过少，一般要求水样便采取 1~3ml，放入无菌带螺旋盖的试管中，拧紧管盖；成形便采取指甲大小的粪量，装入灭菌小瓶中，盖好瓶盖。

如病人不能自然排出大便、可使用肛拭或肛门采便管采集。用棉拭子（用于 PCR 检测的标本，不要使用棉拭子而应使用灭菌人造纤维拭子或塑料棒采集）或肛门采便管先在灭菌生理盐水中蘸湿后（棉拭子贴管壁挤出多余的液体），由肛门插入直肠内 3~5cm（幼儿约 2~3cm）处，旋转 360°，自肛管内壁表面拭取采集。应注意棉拭子大小是否适宜、光滑、结实且不易脱落。然后立即置于冷藏箱内，送往实验室。肛拭子标本如不能在 2 小时内送达实验室，应插入 Cary-Blair 运送培养基进行运送，注意培养基应埋住粪便拭子，手接触的部分在管口折断弃去。

粪便标本如果运送时间不超过 24 小时，还可将其放在碱性蛋白胨水中室温运送。标本与碱性蛋白胨水的比例为 8~10ml，碱性蛋白胨水可加入 1~3ml 液体便或指甲大小的成形便。过多的粪便量会降低保存液的 pH。如果没有合适采便器材以及没有运送培养基时，可用无菌吸水纸条浸于液体粪便中，然后将吸水纸条密封于塑料袋中，放入冷藏箱中运往实验室。

（2）病人呕吐物：用无菌压舌板或棉拭子挑取少量呕吐物作为检材，放入灭菌塑料管、自封塑料袋或灭菌带盖瓶中，密封。立即置于冷藏箱内，送往实验室。

（3）水体：包括河口水、江河水、沟渠水、池塘水、湖水、井水、港湾海水、乡镇自来水厂源水、医院污水排放口、下水道排放口、海水产品养殖水、海水产品交易市场的出水口等。需要时也可采集水体的底泥作为检材。水样标本的采集方法有多种，各实验室应根据现场流行病学调查需要及实验室自身检测条件，如有无过滤器等，作相应的选择。

（4）食品：针对不同的可疑食品，采集整体或部分标本，带至实验室。注意采集过程中不同食品及不同部位不能交叉污染。

（5）海水产品：选取活海水产品或涂抹拭子，置于塑料袋内（拭子标本可按粪便拭子保存运输方法处置），尽快送往实验室。如在一箱甲鱼中可采取数只甲鱼的体表作为一个标本送检，这比只做一只甲鱼体内检查其阳性检出机会可能更多。霍乱监测时，海水产品常作为重点采集监测的对象。注意采集过程中不同食品及不同部位不能交叉污染。

（6）物体表面标本：用灭菌棉拭蘸以碱性蛋白胨水涂擦沾染粪便的衣物表面、食物操作台、砧板等相关物体或怀疑污染物体表面，放入到碱性蛋白胨水中，密封，常温下运往实验室。

（7）苍蝇标本：在每个采样点以 10~15 只苍蝇作为一份标本放入自封袋或试管中，密封，置于冷藏箱中送实验室。

四、样品的检测

霍乱弧菌的实验室分离是将病人或其他如食品、水体、物品涂抹等标本在选择性培养基上进行直接培养或经过增菌后再做培养。粪便、呕吐物等标本可直接进行分离培养或增菌后培养，水和食品等标本需进行过滤、沉淀、剪碎、稀释等处理，然后进行增菌和分离培养。对可疑菌落，以血清学特性为主，结合形态学和生化学性状进行鉴定。后续根据流行病学调查需要，进行霍乱弧菌的毒力检测、分子分型以及耐药性检测等。所用培养基配方见附件 2 "常用的标本保存液和细菌培养基"。

具体检测方法见附件 3 标本的增菌和分离培养，鉴定和检测。

霍乱弧菌耐药性检测见附件 4。

第六节　现场防控措施

发生疫情后，应迅速组织力量核实诊断，判定疫情的严重程度，查明传播因素，追溯传染来源，以便及时采取更富有针对性的控制措施，防止疫情续发和蔓延，并尽快扑灭疫情。如疫情达到突发公共卫生事件的相应级别，应及早启动应急预案、组织开展公共卫生行动。

一、隔离治疗病人和带菌者

隔离治疗霍乱病人和带菌者是控制传染源的有效措施。对病人、疑似病人和带菌者要分别隔离治疗。隔离区室的要点见附件 5。

病人出院标准如下：

1. 患者入院后，大便细菌培养每日 1 次，停药后连续 2 次阴性时（如无粪便，可肛拭子采便）可以出院。

2. 患者症状消失，如无大便培养条件，自发病之日起，住院隔离已逾 7 天，可以出院。

3. 慢性带菌者，大便培养连续 7 天阴性，胆汁培养每周 1 次，连续两次阴性者可解除隔离，但尚需进行流行病学观察。

二、做好疫点、疫区管理工作

1. **疫点、疫区划定** 应依据流行病学调查结果、疫情趋势和风险评估科学划定疫点、疫区的范围，并尽可能减少对当地居民的工作、生活影响。疫点、疫区划定和处置目的在于及时发现和管理传染源，切断传播途径，保护易感人群，及时控制疫情的发展。

（1）疫点：疫点是指发生病人、疑似病人或发现带菌者的地方，可以考虑为因病例或带菌者的日常起居活动及其排泄病原体可能污染到的范围。要根据流行病学指征来划定疫点，一般指同门户出入有生活接触的住户或与病人、疑似病人、带菌者生活上密切相关的若干户为范围。根据传染源的污染情况，一个传染源可有一个以上的疫点。

（2）疫区：疫区是指持续出现多个霍乱病例的地区。根据疫情流行特征和传播趋势、当前所有疫点的地理分布、水系分布、交通情况、自然村落、其他传播危险因素等要素综合评估来划定疫区。疫区内包含多个疫点，一般在农村以一个村或几个村、一个乡或毗邻乡，在城市以一个或几个居委会或一个街道为范围划为疫区。划分疫区是为了明确采取公共卫生控制措施的范围、防止病原体自疫点向外污染和疫情向外播散。

2. **疫点、疫区的消毒工作** 疫点、疫区内的消毒包括随时消毒和终末消毒。随时消毒是指有传染源存在时进行的消毒，其目的是及时杀灭或去除传染源所排出的病原微生物。终末消毒是传染源离开后进行的一次彻底的消毒，如霍乱病人出院、转移或死亡后，对其住所及污染的物品进行的消毒。要认真做好疫点、疫区内的消毒工作，特别是对病人、疑似病人和带菌者的吐泻物和污染过的环境、物品、饮用水等进行消毒处理。

（1）终末消毒：霍乱的终末消毒应在当地疾病预防控制机构的监督指导

下，由有关单位和个人及时进行或由当地疾病预防控制机构负责；医院的终末消毒由医院安排专职人员进行。

1）病家终末消毒：消毒人员接到消毒通知后，应立即检查所需消毒用具、消毒剂和防护用品，做好准备工作，迅速赶赴病家按下列程序开展终末消毒工作。

进行病家消毒时，应仔细了解病人患病前和患病期间居住的房间、活动场所，用过的物品、家具、吐泻物、污染物倾倒或存放地点以及污水排放处等，测量污染范围内需消毒的房屋体积及地面面积以及需消毒的污物量，以便确定消毒范围，并根据不同对象及其污染情况，选择适宜的消毒方法（见附件6），将需集中消毒的污染衣服、床单等用品收集在一起进行处理（或放入大帆布袋或一次性塑料袋中送当地疾病预防控制机构或消毒站消毒）。必要时，检验人员对不同消毒对象进行消毒前采样。消毒前应关闭门窗，保护好水源（盖好灶边井、水缸等），将未被污染的贵重衣物、饮食类物品、名贵字画及陈列品收藏好，并在室内灭蝇。消毒室内地面、墙壁、家具和陈设物品时，应按照先上后下，先左后右，依次进行。当几个房间均需消毒时，先外后内，由污染轻的到污染重的。

病人的排泄物、呕吐物、分泌物、残余食物等以及装前述污物的便器、痰盂、痰杯和用过的日常生活用品（食具、毛巾、抹布、牙刷、毛巾等，以及皮张、兽毛、奶制品等）应严格进行消毒。病人用过的餐（饮）具、污染的衣物若不能集中在消毒站消毒时，可就地进行煮沸或浸泡消毒。浸泡消毒时，必须使消毒液浸透被消毒物品；擦拭消毒时，必须反复擦拭 2~3 次；对污染重、价值不大的物品，征得病家同意后进行焚烧。

室内消毒后，应对厕所、垃圾、下水道口、自来水龙头或饮用水井等进行消毒。

根据需要，到达规定的消毒作用时间后，检验人员对不同消毒对象进行消毒后采样。

2）病房的终末消毒：对专门收治霍乱的医院或病区进行终末消毒时，执行消毒的人员应按下列程序开展终末消毒工作。病房终末消毒的重点是对病区内病人专用的厕所或便器，消毒器具、清洁用具，病人吐泻物、废弃物，病床、床头柜、床上用品等必须严格消毒处理。

完成消毒任务后，消毒人员相互将外层防护从头到脚进行喷雾消毒，出污染区在半污染区内，按顺序脱下塑料帽、工作帽、防护眼镜、口罩、连体防水隔离服、鞋套和防水鞋并换上拖鞋，将其一并放入黄色污物袋内连同消毒用具和器械统一进行消毒处理；对手进行浸泡或擦拭消毒；换上拖鞋，进入淋浴间淋浴后，更衣室更换新工作服，出更衣室进入清洁区。

3）集中治疗点的终末消毒：集中治疗点除完全参照病房的终末消毒程序进行消毒外，还要特别注意治疗点内所有医疗废物、生活垃圾、污水和环境表面的消毒处理。

4）霍乱病人或疑似霍乱病人尸体的处理：对霍乱或疑似霍乱病人尸体，需表面先用5%漂白粉上清液或0.5%过氧乙酸溶液喷雾；对口腔、鼻孔、肛门、阴道等开孔处，用浸过消毒液的棉花堵塞，然后送火葬场焚化。根据各地风俗习惯，必须入棺或直接入土埋葬时，公共卫生人员应予指导，在尸体上下及两侧撒布新鲜石灰（每具尸体约需石灰30斤），然后盖棺封闭或用布包紧，选择远离水源、地势较高处，深埋1米以下。医疗和公共卫生人员应说服群众不举行丧礼，提倡火葬。参加尸体处理的全体人员，工作完毕后应进行消毒处理。在少数民族聚居区，由于不同民族的传统丧葬习俗和观念不尽一致，因此在具体处理时，必须谨慎行事，必要时由政府出面，约请该民族中有影响的人士参与协调后再依法处理。做到既坚持尸体处理的科学性，又得到死者亲属的认同和满意。

（2）随时消毒：疾病预防控制机构的消毒人员接到患者诊断与消毒通知单后，应立即派人到现场指导随时消毒，必要时提供所需消毒剂与器械。交给病家使用的消毒剂，应标明名称和使用方法。随时消毒由医院安排专职人员进行，对病人应根据病情做到"三分开"与"六消毒"。

"三分开"是指：分住室（条件不具备可用布帘隔开，至少要分床）；分饮食；分生活用具（包括餐具、洗漱用具、便盆、痰罐等）。"六消毒"是指：消毒排泄物；消毒生活用具；消毒双手；消毒衣服、被单；消毒患者居室；消毒生活污水。

护理人员除做好病人的随时消毒外，应做好本人的卫生防护，特别是在护理病人后，应消毒双手。

消毒指导人员与负责随时消毒人员，应共同填写消毒工作记录，及时上报，必要时，采样进行消毒效果检测与评价。

1）呕吐物的无害化处理：病人的呕吐物应尽量吐入专用容器中，并及时进行处理，防止溢洒。

2）排泄物的无害化处理：病人要有专用厕所或便器，若条件达不到，可用专用容器收集病人的排泄物。对排入厕所或便器的病人排泄物，若有污水消毒处理设施，可直接水冲；若无污水消毒处理设施，则需严格消毒后排放。用专用容器收集的排泄物和地面的排泄物处理方式同呕吐物。织物上的排泄物应立即处理，可采用煮沸、浸泡等消毒方式进行消毒。

厕所、便器或盛装容器每次使用后应及时消毒，可采用喷雾法或浸泡消毒法进行严格的消毒处理。厕所可采用喷洒消毒剂的方式消毒，便器或盛装容器可采用消毒剂完全浸没的方式消毒，达无害化后方可再次使用。

3）污染环境的处理：污染的房间、厕所、走廊等环境表面，应先消毒再清除明显的排泄物；对泥土地面还应刮去污染表土，用专用容器盛装后按排泄物处理，再用含氯消毒剂或过氧乙酸进行喷洒消毒；对非泥土地面直接用含氯消毒剂或过氧乙酸进行喷洒消毒。

4）污染物品的处理：对耐热耐湿物品，如棉织物、金属、陶瓷、玻璃类物品，用加热煮沸 15 分钟或压力蒸汽灭菌，也可用含氯消毒剂浸泡消毒，也可用季铵盐类消毒剂或其他符合国家卫生标准、卫生规范和相关规定要求的消毒剂进行消毒。

对不耐热不耐湿物品，如书籍、文件、字画、污染的棉絮、皮毛制品、羽绒制品等，可用环氧乙烷灭菌柜处理。

对污染的精密仪器、家电设备等物品可用乙醇、季铵盐类消毒剂擦拭消毒。

对耐湿物品不耐热的物品，如各种塑料制品、用具、容器、人造纤维织物等，可用含氯消毒剂或过氧乙酸浸泡或擦拭表面消毒。也可用符合国家卫生标准、卫生规范和相关规定要求的消毒剂进行消毒。

若需进行熏蒸消毒，则应在密闭环境中进行，室内相对湿度应在 80% 以上，温度应在 30~40℃ 为宜。

5）废弃物的处理：诊疗过程中产生的医疗废物和病人的生活垃圾按感染性废物进行处理，有条件时送医疗废物处理站集中处理；若无条件，则就地及时处理，可进行压力蒸汽灭菌或焚烧处理。

6）手部卫生：医护人员诊疗前后，接触污染物后，必须进行手卫生。在无明显污染物时，可使用速干手消毒剂进行涂擦消毒；有明显污染物时，应先洗手，干燥后再进行手卫生。病人在饭前便后应进行手卫生，家属在接触病人和污染物后应进行手卫生。

7）运输工具：车、船内外表面和空间，可用 0.5% 过氧乙酸溶液或者 10 000mg/L 有效氯含氯消毒剂溶液喷洒至表面湿润。对密闭空间还可用 2% 过氧乙酸进行气溶胶喷雾。

8）污水消毒：疫点内的生活污水，应尽量集中在缸、桶中进行消毒。加入消毒剂混匀作用 1.5 小时后，余氯大于 6.5mg/L 时即可排放。集中治疗点和医院宜按照《医院污水处理设计规范》，建集中污水消毒处理装置，条件不具备的情况下，可同上处理。

疫区内的生活污水，可使用含氯消毒剂进行消毒。消毒静止的污水水体时，应先测定污水的容积，而后将消毒剂投入污水中，搅拌均匀，作用 1.5 小时后，余氯大于为 6.5mg/L 时即可排放。对流动污水的水体，应作分期截流，在截流后，测污水容量，再按消毒静止污水水体的方法和要求进行消毒与检测，符合要求后放流，再引入并截流新来的污水，如此分期依次进行消毒处理。

（3）饮用水消毒与管理：应加强对集中式给水的自来水厂管理，确保供水安全，集中式供水出厂水余氯量不得低于 0.5mg/L，末梢水余氯量不得低于 0.05mg/L。同时亦应重视对分散式供水的管理与消毒，分散式供水如直接从江、河、渠、塘、井取用水者，应在盛水容器内按每升水加入 1~5mg 有效氯消毒剂进行消毒，要求作用 30 分钟后，余氯量应达 0.5mg/L。

1）井水：可采用直接投加漂白粉消毒法或持续加漂白粉法，具体方法详见附件 1 "消毒对象与消毒方法"部分。

2）河、湖、塘水：用河、湖水作为饮用水源时，应先定好取水点。清除取水点周围 100 米内各种污染源，禁止在该处洗澡、游泳、洗衣等，并防止牲畜进入。较大的水库和湖泊可采用分区用水，河流可采用分段取水。

水塘多的地区可采取分塘用水，选择水质较好水量较大易于防护的水塘专供饮用。塘的岸边可修建自然渗滤井或砂滤井，以改善水质。

如果在水体中检出肠道传染病病原体，应在沿河、塘边树立警告牌，告诫群众，暂停使用此水。阳性水体中的水生动植物，在水体阳性期间禁止捕捞或移植，直到水体转阴为止。

3）缸水：由于河、湖及塘水的水量大，流动快，饮用水最好采用缸水法处理。当缸水浊度高于 3 度时，应先经洁治处理（混凝沉淀、过滤）后再进行消毒。

水中余氯量过高，有明显氯臭时，饮用前可用煮沸、吸附和化学中和等方法进行脱氯处理。中和药物的用量，可用递增加药法测试，以刚好使氯臭消失的用量为准。一般情况下，使用硫代硫酸钠进行化学中和时，其用量为余氯量的 1.7 倍以上；用亚硫酸钠时，其用量约为余氯量的 3.5 倍。使用的中和药物应符合有关标准和要求。

每次消毒工作均需详细记录，认真填写消毒工作记录表（见附表 6），根据填写的消毒剂用量、浓度、作用时间和消毒方式等内容，与本手册提供的消毒方法进行比较，对消毒措施是否合格作出评价。见附件 7。

3. 疫点处理

（1）传染源管理：病人、疑似病人和带菌者应实行就地（近）隔离治疗。若转送病人，必须随带盛放吐泻物的容器和消毒药械。对途中污染的物品、地面和运送病人的工具要及时消毒处理。病人、疑似病人及带菌者需在医疗机构或临时医疗点隔离治疗，达到出院标准后方可出院；或经粪便检测阴性后方可解除隔离管理。病人粪便、呕吐物及可能被污染霍乱弧菌的物品，均需进行严格消毒处理。

（2）接触者管理：对密切接触者可采用一览表方式登记个人信息和联系方式，并进行医学观察，跟踪5天健康状况，开展卫生宣教，告知医学观察内容，接受便检，不能参加聚餐、集会等活动，必要时对其排泄物进行消毒，防止污染水源、食品。与此同时，采集密切接触者的粪便或肛拭子进行霍乱弧菌检测，这也是发现霍乱带菌者的主要途径。为及时控制霍乱传播，对所有密切接触者均应开展至少一次粪便或肛拭子的霍乱弧菌培养检测。

一旦接触者出现腹泻等相关症状或粪检检出O1/O139群霍乱弧菌，应尽快予以核实诊断和实施隔离治疗；对粪检阴性且无腹泻等相关症状者无需采取服药措施。在无条件及时开展粪检且医疗可及性较差的偏远地区（如远航渔船或医疗资源匮乏的灾区），仍需坚持对密切接触者的粪便进行严格管理消毒，并实施医学观察满5天，出现腹泻时立即进行隔离治疗。见附表7。

（3）其他措施：由当地政府负责疫点的全面管理，疾病控制部门做好技术指导和技术措施的监督落实。疾病控制部门应加强与疫点所在镇（街）政府的沟通，督促开展卫生宣教，落实饮用水消毒、杀蛆灭蝇以及改善环境卫生等措施。卫生监督及食品安全部门应加强饮水、饮食卫生的监督活动，督查防控措施的落实。

（4）疫情公布与风险沟通：除按照《传染病防治法》的规定由相关卫生行政部门定时公布疫情外，在发生霍乱暴发事件时，卫生行政部门应根据疫情防控工作的需要依法向公众发布疫情，并告知公众潜在风险及应采取的行动。只有及时公布疫情信息和良好的风险沟通策略才有利于提高公众积极参与防控工作的主人翁意识，减少因隐瞒疫情而人为造成的谣言和公众恐慌，有利于社会的安定和谐和具有广泛群众基础的防病灭病。

4. 疫区处理　除在疫点内采取严格的防疫措施外，还应在疫区范围内开展群众性爱国卫生运动，加强疫点外围的监测与预防工作，及时发现传染源，防止传播。主要工作如下：

（1）应急监测与检索：尽快组织疫区内各级医疗机构开展腹泻病应急监测，建立和强化监测报告系统，落实到单位和人员，以及时发现病人、疑似病人和带菌者。对腹泻病人要做好登记报告、采便送验和及时治疗，发现疑似病人时要及时隔离留验。组织乡村医生或公共卫生人员开展主动监测，认真做好查病报病，规范开展个案调查；对疫区人群，要按流行病学指征进行检索，及时发现传染源，特别要及时发现与首发病例同期内的所有腹泻病人并及时处置。制定应急监测方案时，应依据流行病学调查结果和疫情形势研判，并结合实验室检测能力，通过制定具体的病原检索任务来督促各级医疗机构落实。应急监测的内容不但涵盖腹泻病人，还应覆盖重点人群、水体、水产品、餐饮业等多个方面。

（2）加强生活用水卫生管理：提供安全生活用水是预防和控制霍乱传播的治本之道。各级地方政府应加大力度投入饮用水工程的改造，落实饮水改造工程，保护好饮用水源。在饮用河水的地区，禁止在河内洗涤便桶、病人衣物、食具、食物及下河游泳。饮用塘水的地区，提倡分塘用水。饮用井水的地区，水井要有栏、有台、有盖、有公用水桶，要安排专人负责饮用水消毒。使用以上水体作为生活用水的，需要对水体采样检测水质和分离霍乱弧菌，督促取回水体的消毒。饮用自来水地区，加强出厂水余氯监测，余氯要符合标准。尤其要注意村镇小自来水厂的水源、制水、供水管道安全，以及加氯消毒。

（3）加强饮食卫生和集市贸易管理：认真执行《中华人民共和国食品安全法》，不准出售不符合卫生要求的食物。凡不符合卫生要求的饮食店、摊，要在限期内达到卫生要求，在未达到卫生要求前可暂时停止营业。病人、带菌者、密切接触者等与霍乱疫情相关的人员不得从事饮食服务业活动，必要时对饮食从业人员实行带菌检查。

加强集市贸易的食品卫生管理，严格执行各项卫生规章制度，卫生监督部门要加强检查。对被霍乱弧菌污染的食品，必须停止生产及销售，严防发生食源性传播、流行，并应查清污染食品的来源以及销售去向，以便采取相应的防控措施。

（4）做好粪便管理，改善环境卫生：粪便管理以不污染环境，并达到无害化处理为原则。落实农村和城镇的改厕工作，改造、清除可能污染饮用水源的厕所。

（5）落实健康教育与风险沟通工作：疫区内要全面开展预防霍乱的宣传教育工作，告知公众如何预防霍乱、不喝生水、不吃不洁食物、出现腹泻后如何就医等防治知识。同时，因地制宜地开展形式多样、公众易接受的健康教育活动；加强风险沟通，避免造成恐慌情绪发生。

5. **疫点、疫区的解除**

（1）疫点的解除：当疫点内采取的措施均已落实，密切接触者经过粪检和医学观察期，无续发病人或带菌者出现时可予以解除；若有新病人和带菌者出现，则继续做好疫点内各项工作，达到上述要求时再行解除。如无粪检条件，自疫点处理后5天内再无新病例出现时亦可解除。

（2）疫区的解除：疫区的解除应对疫情控制程度、控制效果进行综合评价后，在最后一例病例出现后一个最长潜伏期内无新病例发生，确定无再传播和扩散后方可解除。疫情解除后，为了防止再次发生，继续做好以下几项工作，即：加强腹泻病监测，卫生宣传教育、"三管一灭"、重点人群检索等常规工作。此外，霍乱监测可与其他腹泻病的监测结合进行。疫情解除后腹泻病监测时间的长短，可根据流行病学指征而定。

三、阳性水体的管理

对检出产毒株（产霍乱毒素或具有霍乱毒素基因的菌株）的阳性水体，必须加强管理和监测。应插上警示牌或其他有效告知办法，告诫群众暂勿使用此水。与阳性水体有关的地区，要加强联防。对周围人群或重点人群进行监测；在阳性水体周围检出病人和带菌者时，要引起警惕，防止水型暴发或流行的发生，对水体两岸地区进一步做好饮用水消毒和粪便管理。阳性水体中的水生动、植物，在水体阳性期间禁止捕捞和移植，直至阴转为止。

四、阳性食品和管理

对被霍乱弧菌污染的食品，必须管理，停止生产及销售，严防发生食源性传播、流行。要尽量查清可能的污染来源以及销售的去向，以便采取相应的防制措施。同时加强对同类品种和周围有关食品的监测。

五、做好三管一灭，切断传播途径

管理水源、管理粪便、管理饮食和消灭苍蝇是我国多年提倡的综合性预防控制措施。

1. 集中式供水应加氯消毒，开放性水源、大口井以及其他不能加氯消毒的应对实施取用的桶水或缸水进行消毒；了解当地生活习惯和家庭生活污水排放、粪便排放方式，避免未经处理的污水、粪便污染环境水体。

2. 加强食品卫生和农贸市场的卫生管理　发生霍乱的暴发或流行时，协同卫生监督部门管好疫点（疫区）饮食摊点和农贸市场的日常经营活动；疫点（疫区）禁止加工出售生冷食品；对饮食从业人员进行病例检索和带菌调查；严格饮食从业人员的卫生操作；对检出霍乱弧菌的农贸市场要进行环境消毒和污染食品的销毁处理。

3. 灭蝇　在疫点（疫区）可根据控制疫情的需要可用消毒剂进行喷洒。

六、密切接触者的管理

对密切接触者进行医学观察，调查与传染源发病前 7 天内及病后有过饮食、生活上密切接触的人，了解健康状况，特别要注意监测每日大便的性状及次数。自开始接触之日起观察一周。

原则上不提倡使用药物预防，根据实际情况需要，如在流行特别严重的地区或人群中，为控制流行趋势，可考虑对疫点（疫区）的健康人群以及病例的密切接触者进行预防服药。一般应根据药敏试验结果选取一种抗菌药物，连服 3 天。

七、开展应急监测工作

建立针对霍乱暴发流行的专项监测，建立监测病例定义和报告制度（报告单位、频次、内容），对当地的饮食和水源进行定期或不定期检测，对于特殊人员，如饮食服务人群加强监测。

八、健康教育

通过多种途径向群众宣传菌痢防治的要点，宣传内容要通俗易懂，表达准确。宣传重点包括：不食生冷食品、饭前便后要养成勤洗手的习惯、如何正确使用消毒药品对自家缸水（桶水）进行消毒、流行期间不举行大型聚餐活动以及一旦出现发热、腹泻症状应及早去正规医疗机构就诊等。

健康教育的要点如下：

1. 告知公众，霍乱是因不洁饮食而患病。预防霍乱应做到不喝生水，不吃生冷变质的食物，特别是不生吃海产品和水产品；市场购买的熟食品和隔餐食品要加热煮透；饭前便后要洗手，碗筷要洗净或消毒，生熟炊具要分开，开展防蝇灭蝇；不随地大便，不乱倒垃圾污物，不污染水源。

2. 霍乱的症状体征及传播途径，不及时就诊与隔离治疗的危害。发现吐泻病人及时报告并督促及时就诊。

3. 教育群众做好宴请和聚餐的卫生管理，落实生熟分开的原则，必要时可邀请卫生监督部门指导。

4. 教育群众如何开展散在式供水（缸水等）的饮用水消毒。

九、疫区预防接种

在流行区和疫区是否使用霍乱疫苗，要组织专家根据当时当地的具体情况，如疫情严重程度、发展形势、流行时间、疫区经济状况、安全生活用水的可及性、公共卫生措施的可实施程度、流行菌株血清群等进行论证后再予定夺。需要接种疫苗时，进行流行病学分析，评估确定接种人群、接种地区范围和接种率。疫苗接种是综合性措施中的一种辅助性措施，与前述主要控制措施相辅相成，但在霍乱的防控实践中，始终应坚持"以切断传播途径为主导"的这一根本原则。

第七节 防控措施效果评价及调查报告撰写

一、防控措施效果评价

疫情控制期间，在流行病学调查和病原学检测的基础上，动态分析疫情的发展趋势和防治措施的实施效果。

1. **控制效果评价** 在实施疫情处理措施后，所有病人和带菌者验便连续两次阴性，无续发病人或带菌者出现；亦或如无粪检条件，自最后一例病人或带菌者被隔离治疗后一个最长潜伏期内再无新病例出现时，可视为疫情已得到初步控制，可转为常规防治和监测。

2. **环境安全性评价** 暴发流行期间和暴发流行后，应开展环境安全性评价，目的在于监测环境和食品相关危险因素是否已消除，受污染的环境是否经过处理并达到卫生安全要求。

具体措施：针对病原体可能污染的环境因素，采集疫点（餐馆、病家、聚餐点等）食品、生活用水、生活污水样本，疫点疫区的市售食品样本（尤其是与本次暴发相关的同类食品），疫区及周边地区的环境水体样本（包括河流、沿岸海水、湖泊、池塘、水产品养殖场等，尤其是疫情处理过程中发现受到污染的环境水体），开展病原学检测，综合分析和评价环境污染状况。

3. **评价指标** 在疫情结束后还需要及时开展卫生经济学评价，必要时根据评价结果提出改进措施。效果评价应设计严格、使用可对比、量化的指标。可包括：

（1）分析比较不同地区治本措施如水改、粪管、污水排放等对发病率的影响并对社会效益与经济效益进行核算。

（2）从腹泻病人在腹泻病门诊的就诊率和腹泻病人的粪检率进行腹泻病门诊的效益、效果评价。

（3）从病死率、临床型比例等指标评价病例诊治效果。

（4）从疫情报告率、疫情报告时限、病人隔离率、远距离传播等指标评价传染源管理效果。

（5）从二代发病率、疫点处理（或封锁）天数、疫点间联系、消毒前后比较等指标评价疫点处理效果。

（6）从培养基制备、不同检验方法、标本采集量与时间等环节评价检出率、阳性率。

（7）从消毒药配制、使用量及方法评价消毒效果。

（8）从水型和食物型暴发疫情所占起数、病例数构成，评价控制传播途径的效果。

（9）从监测点资料与流行病调查资料综合评价防制效果。

（10）其他在当地认为有必要进行评价的措施。

二、调查报告的撰写

在一起突发公共卫生事件调查处理结束后，应迅速撰写业务调查报告，调查报告应遵循时效性、真实性、科学性、实用性和创造性的原则。大致格式应按照以下要求撰写：

表 1-1　霍乱调查报告的撰写格式

		格式		内容
调查报告的撰写	（遵循时效性、真实性、科学性、实用性和创造性的原则）	标题		包括事件发生时间、地点及主要内容，有时时间、地点也可省略
		前言		简述发现事件的信息来源、事件发生经过及开展本次调查的性质、简述现场工作的经过、地点和日期等
		基本情况		与事件性质和原因有关的各种本底情况
		核实诊断情况	临床诊断	病人整个发病过程的临床症状和体征、临床上的分型及特点
			辅助检查	应重点对一些阳性实验室结果加以判断。同时要结合该病的诊断标准的内容加以描述
		流行特点描述	流行强度	发病数、发病率、死亡数和死亡率等，以及事件的波及范围
			三间分布	发病的时间分布、地点分布、人群分布
		病因或流行因素假设与验证过程的描述		分析方法、病例人群和对照人群的界定、分析结果及解释、传染来源与相关危险因素的调查结果分析、采集的各类标本检测结果的描述等
		防制措施与效果评价		描述各种技术措施的落实过程情况，选择过程性指标。防制措施实施后，应对其效果作出评价，反过来也是验证调查分析是否正确
		建议		下一步工作建议和提出防止类似事件发生的建议
		小结		如果整个调查控制比较复杂，可将主要情况进行摘要小结
		报告单位和报告日期		

第八节　组织管理和应急准备

一、组织管理和职责分工

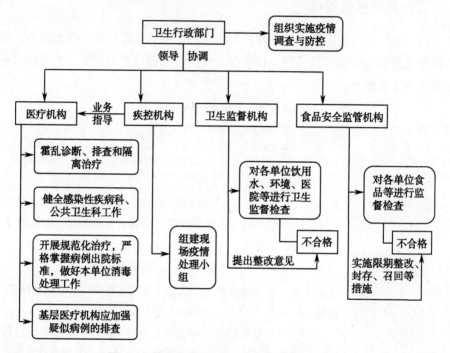

图 1-5　霍乱应急处置组织管理和职责分工图

根据疫情应急处理工作的实际需要和事件的级别，卫生行政部门负责组织实施疫情调查和防控，协调疾病预防控制机构、卫生监督机构和医疗机构共同做好疫情调查和处置工作。

疾控机构应根据人民政府或卫生行政部门应急指挥机构的要求，组建现场疫情处理小组。根据疫情需要调查小组一般应由流行病学、实验室、食品卫生、环境卫生、消杀、健康教育等专业人员组成，要设立负责人，组织协调整个调查组在现场的调查工作，各成员明确任务和职责。

医疗机构承担责任范围内的霍乱诊断、排查和隔离治疗，健全感染性疾病科（或肠道门诊、腹泻病门诊）、公共卫生科工作，严格执行疫情报告制度，开展规范化治疗，严格掌握病例出院标准，做好本单位的消毒处理工作，防止院内感染，尤其保证医院排污处理符合规范要求。基层医疗机构应加强疑似病例的排查，包括送检标本、隔离治疗等。在霍乱疫情处置和防控工作上接受疾病预防控制机构的业务指导。

卫生监督机构对各单位饮用水、环境、医院等进行卫生监督检查，对不符合卫生要求的用水、饮水、厕所设置以及疾病预防控制机构和医疗机构防治措施执行情况等方面出现的问题提出整改意见。

食品安全监管机构对各单位食品等进行监督检查，对食品生产、流通等环节不符合卫生要求的，实施限期整改、封存、召回等措施。

二、应急准备

1. **应急专业队伍准备**　各级医疗卫生机构在当地政府和卫生行政部门的领导下，本着"预防为主，平战结合"的原则，根据本地区肠道传染病卫生应急工作的实际需要，选择年富力强、具有实践经验的现场流行病、实验室检测、临床、信息网络等专业的专业人员组成应急队伍，并加强培训、开展演练，提高应急队伍的实战能力和应急处置水平。

2. **技术准备**　为有效应对霍乱疫情，医疗卫生机构应根据霍乱发病形势和应急工作实际需要，不断修订、补充和完善霍乱应急预案和方案，并根据霍乱应急处置和医疗救援工作的实际需要，总结工作中的经验和教训，协助卫生行政部门组织制订卫生应急相关的各项技术操作规范和标准，明确工作原则、程序和操作要点，使应急工作逐步科学化、规范化、标准化。

3. **培训和演练**　在霍乱高发季节前，组织开展对卫生行政部门领导、疾控人员、临床医护人员等进行相关培训，培训重点是强化霍乱病人的早发现、早报告、早隔离的意识以及涉及流行病学、实验室检测技术、病原学、临床诊断等方面的新技术和新方法。同时根据防治工作需要，开展专项应急处置演练，注意兼顾各项疫情控制措施，考评相结合。

4. **应急处理物品和器械准备**　现场调查组奔赴现场前应准备必需的资料和物品，详见表1-2：

表1-2　霍乱疫情应急处置物资准备清单

应急处理物品和器械准备	调查和资料分析用品	霍乱个案调查表以及其他相关表格、记录本	
	标本采集和现场检测用品	标本采集记录表、标本采集用拭子、吸管、带盖可密闭的塑料管、自封式塑料袋、标签纸、油墨耐水的记录笔、装有运送培养基的密闭试管、空培养皿和装好选择性（包括强性和弱性）培养基的培养皿、增菌培养基和装有增菌液的培养瓶	
	现场消杀用药品与器械	常用消毒剂	包括漂白粉、漂精片、次氯酸钠、过氧乙酸、碘伏、戊二醛、环氧乙烷等
		配备的器械	包括喷雾器、刻度量杯、装药品的消毒箱等
	现场防护用品	一次性手套、长筒橡皮手套、长筒靴、工作服等	
	预防性服用药物	环丙沙星、氟哌酸等	

5. 腹泻病门诊的开设 按照卫生部的要求，二级及以上综合性医疗机构须设立感染性疾病科，其他综合性医疗机构应设立肠道门诊（腹泻病门诊）。基层医疗机构（社区卫生服务中心、乡镇卫生院、村卫生室等）应在流行季节指定专室或专桌诊治腹泻病病例。在一般情况下，肠道门诊可在每年5~10月开设。

肠道门诊（腹泻病门诊）一般包括诊疗室、观察室、专用厕所等，指派专（兼）职医、护、检人员，配备专用医疗设备、抢救药品、消毒药械、粪便标本采集和存放的试剂耗材以及霍乱快速诊断试剂，制定严格的工作制度与隔离消毒制度。在霍乱易发季节，要对相关科室医务人员进行霍乱诊疗的培训和意识教育。肠道门诊（腹泻病门诊）工作人员要熟练掌握霍乱等腹泻病的诊断、治疗、抢救、登记、疫情报告等专业技术，真正把"逢泻必登、逢疑必检、逢泻必治、逢泻必报"落到实处。对中、重型腹泻病人应在门诊就地积极治疗抢救或留床观察，并做好详细的病历记录。如需转院，应有专车及医护人员陪送。

感染性疾病科、肠道门诊（腹泻病门诊）对就诊的每一例腹泻患者进行粪便直接镜检，做好标本登记。对所有霍乱疑似临床症状体征的患者，立即采集粪便标本，并立即进行霍乱弧菌的快速检测以及分离培养。无检测分离培养条件的医疗单位必须经由检验人员或门诊医务人员按要求采集标本，详细登记姓名、地址、联系方式以及其他门诊信息后，立即送到当地疾病预防控制中心进行分离培养和鉴定。如遇外地病人，应登记原省市县详细住址、单位以及入住宾馆，务必防止因登记不详、字迹不清而延误疫情处理。接诊医务人员和检验人员需注意检测方法的规范与灵敏性、标本采集时的局限因素，如发病时间长、使用了大量抗生素、未能规范采集和运输标本等，科学对待阴性结果，在接诊医务人员高度怀疑霍乱感染时，仍需规范隔离治疗。

附表

附表1 霍乱病例个案调查表

该调查表为参考表格，需要通过询问病人、病人家属、医生、疾控人员以及其他相关人员后填写。实际调查中要求在病例接触史上进行详细调查，并且将食品来源等尽可能调查清楚。

地区国标编码□□□□□□ 病例编码□□-□□□□

1. 一般情况

1.1 姓名_____ （若为14岁以下儿童，家长姓名_____）

1.2 性别 （1）男 （2）女 □

1.3 年龄（岁、月）_____ □□

年龄为 （1）岁龄 （2）月龄 □

1.4 职业 □□

（1）幼托儿童 （2）散居儿童 （3）学生 （4）教师 （5）保育员
（6）餐饮食品业 （7）商业服务 （8）医务人员 （9）工人 （10）民
工 （11）农民 （12）牧民 （13）渔（船）民 （14）干部职员
（15）离退人员 （16）家务及待业 （17）其他_____（注明）
（18）不详

1.5 文化程度 □

（1）学龄前儿童 （2）文盲 （3）小学 （4）初中 （5）高中
（6）大学及以上 （7）不详

1.6 现住址_____

1.7 户口地_____

1.8 工作（学习）单位_____

1.9 联系人_____，联系电话（办）_____，
（手机）_____

2. 发病情况

2.1 起病日期_____年___月___日___时 □□□□□□□□

2.2 发病地点_____

2.3 首诊时间_____年___月___日___时 □□□□□□□□

2.4 首诊单位_____

2.5 诊断医院_____

2.6 报告时间_____年___月___日___时 □□□□□□□□

2.7 是否住院 （1）是 （2）否 □

2.7.1 住院时间_____年___月___日___时 □□□□□□□□

2.7.2 出院时间_____年___月___日___时 □□□□□□□□

2.7.3 出院依据 □

（1）临床症状消失 （2）两次粪检阴性 （3）自动出院 （4）其他
_____

3. 临床资料

3.1 临床症状

3.1.1 感染类型 （1）病人 （2）带菌者 □

3.1.2 腹泻 （1）有 （2）无 □

3.1.3 每天最多腹泻次数_____ □□

3.1.4 腹泻时粪便性状 （1）水样 （2）米泔样 （3）洗肉水样

（4）大块黏膜 □

3.1.5 腹泻方式 （1）里急后重 （2）通畅 （3）失禁 （4）绞痛
□

3.1.6 腹痛 （1）轻微钝痛 （2）较重钝痛 （3）绞痛 （4）无
□

3.1.7 呕吐 （1）先泻后吐 （2）先吐后泻 （3）无 □

3.1.8 发热 （1）有 （2）无 最高体温_____℃ □

3.1.9 腓肠肌疼痛 （1）有 （2）无 □

3.1.10 失水情况 （1）重度 （2）中度 （3）轻度 （4）无 □

3.1.11 临床类型 （1）重 （2）中 （3）轻 □

3.2 诊断依据

3.2.1 感染者发现方式

（1）疫源检索 （2）腹泻病门诊 （3）乡镇级医院 （4）个体诊所

（5）其他（注明）_____ □

3.2.2 确诊依据 （1）临床 （2）病原学 □

3.2.3 采样时间_____年___月___日___时 □□□□□□□

3.2.4 送检时间_____年___月___日___时 □□□□□□□

3.2.5 送样单位_____

3.2.6 检验结果报告单位_____

3.2.7 检验结果报告时间_____年___月___日___时

□□□□□□□

3.2.8 检验结果 □

（1）O1 群小川型 （2）O1 群稻叶型 （3）O1 群彦岛型 （4）O139

群 （5）疑似霍乱弧菌

3.3 病人转归 （1）痊愈 （2）带菌 （3）死亡 □

4. 流行病学调查

4.1 传染源和传播途径的追溯（病前 5 天内）

4.1.1 外出史 （1）有 （2）无 □

4.1.1.1 去过何地_____

在该地有无下列活动

4.1.1.2 住宿 （1）有，在_____ （2）无 □

4.1.1.3 用餐 （1）有，在_____ （2）无 □

4.1.1.4 带回食品 （1）有 食品名称_____ （2）无 □

4.1.1.5 该地有无同样疾病 （1）知道，有 （2）不清楚 （3）该

地未有报告 □

4.1.2 外人来家 （1）有 （2）无 □

4.1.2.1 来自何地_____

4.1.2.2 该地同样疾病 （1）知道，有 （2）不清楚 （3）该地未

有报告 □

来后有无下列活动：

4.1.2.3 在家住宿 （1）有 （2）无 □

4.1.2.4 在家用餐 （1）有 （2）无 □

4.1.2.5 带来食品 （1）有 食品名称_____ （2）无 □

4.1.3 接触过同样病人 （1）有 （2）无 □

4.1.3.1 接触时间_____年___月___日___时 □□□□□□□

4.1.3.2 接触地点_____

接触方式：

4.1.3.3 同吃 （1）有 （2）无 □

4.1.3.4 同住 （1）有 （2）无 □

4.1.3.5 护理 （1）有 （2）无 □

4.1.3.6 其他 （1）有 （2）无 □

4.2 饮食情况（病前5天内）

4.2.1 饮生水 （1）有 （2）无 □

所饮生水种类_____

4.2.2 生活用水水源类型 （1）井水 （2）河水 （3）塘水

（4）自来水 （5）其他 □

4.2.3 吃生冷食品 （1）有 （2）无 □

4.2.4 生冷食品名称_____，购买地点_____

_____，食用地点：_____

4.2.5 熟食 （1）有 （2）无 □

4.2.6 熟食品名称_____，购买地点_____

_____，食用地点：_____

4.2.7 其他怀疑食品名称_____，购买地点_____

_____，食用地点：_____

4.2.8 在外就餐史 （1）有 （2）无 □

4.2.9 就餐地点 （1）排档 （2）个体餐馆 （3）宾馆餐厅

（4）其他 □

就餐具体地点名称_____，

就餐时间（开始）_____年___月___日___时 □□□□□□□

4.2.10 同餐人数_____人 □□□

5. 疫点处理

5.1　疾病预防控制中心接到报告时间_____年____月____日____时

　　　　　　　　　　　　　　　　　　　□□□□□□□□

5.2　疾病预防控制中心到达现场时间_____年____月____日____时

　　　　　　　　　　　　　　　　　　　□□□□□□□□

5.3　疫点_____个　　　　　　　　　　　　　　　□□

疫点具体地点（多个时均填写）：_____

5.4　范围_____户_____个　　　　　　　□□□□

5.5　解除时间_____年____月____日____时　□□□□□□□□

5.6　终末消毒时间_____年____月____日____时　□□□□□□□□

5.7　病人隔离　　（1）是　　（2）否　　　　　　　　　□

5.8　隔离地点　　（1）住院　　（2）在家　　　　　　　□

5.9　解除隔离时间_____年____月____日____时　□□□□□□□□

5.10　病人粪检情况

	第一次	第二次	第三次	第四次	第五次
时间					
结果					

6. 小结

调查者单位_____　　　调查者_____

审查者_____　　　　　调查日期_____

附表 2　霍乱病例/带菌者/接触者粪便标本送检单

第　页

标本编号	患者姓名	性别	年龄	职业	现住址及联系电话	发病日期	是否服抗生素	主要临床症状					采样日期（具体到"时"）	采样方式			
								体温℃	腹痛	腹泻	恶心呕吐	其他		粪便性状	肛试子	呕吐物	物表涂抹
													月　日　时				
													月　日　时				
													月　日　时				
													月　日　时				
													月　日　时				

备注：
患者姓名：5 岁以下患儿加注家长姓名。
粪便性状：1. 鲜血样便　2. 血便相混　3. 脓血便　4. 黑便　5. 黏液便　6. 米泔水样便　7. 水样便　8. 稀便　9. 正常便
填表人：　　　　　　　　　　　　　　填表日期：　　　年　　　月　　　日

附表3　环境标本采集送检单（样单）

第　页

标本编号	标本名称	采样地点	采样日期	保存、运输条件	备注

送检单位：　　　　　　　　　　　　　　送检人：

送检日期：　　　　　　　　　　　　　　　　年　月　日

附表4　实验室检验结果报告单

第　页

检验编号	原编号	姓名	性别	年龄	地址	标本名称	采样日期	送检单位	收样日期	检测日期	血清群型 O1群小川型	O1群稻叶型	O1群彦岛型	O139群	ctxAB 阳性	阴性

填报单位：　　　　　　　　　　　　　　填报人：

填报日期：　　　　　　　　　　　　　　　　年　月　日

附表 5　霍乱菌株上送、移交登记表（样表）

送检单位＿＿＿＿＿＿＿　　　　　　　　　　　　　　　　　　　　　　　　　　第　　页

序号	菌种号	菌株型别	菌株来源	姓名	性别	年龄	地址	发病日期	采样日期	分离日期	血清型别	主要生化	药敏结果	保存日期	保存基质与温度	备注

鉴定记录：血清型别、主要生化、药敏结果

菌株移交日期：　　　　　　年　　月　　日

上送人：　　　　　　接收人：

附表 6 疫点流调、采样、消毒登记

疫点	日期	流调		采样（件）									消毒							杀虫				用药量（公斤）			服药	
		户数	新发病人数	人群			环境			合计			总面积 m²	内环境 m²	外环境 m²	衣物件	餐具	水体	备注	总面积	内环境	外环境	漂白粉	优氯净	灭蝇蚊	人数	服药量
				阳性	阴性	合计	阳性	阴性	合计	阳性	阴性	合计															

调查人：　　　　　　　　　　　　　　　　调查时间：

附表 7　霍乱病例接触者调查登记

病人姓名：　　　　　　确诊时间：

姓名	性别	年龄	职业	单位	家庭住址	与病人关系	接触地点	接触时间	接触方式	腹泻	临床表现	服药情况	采样情况	备注

调查人：　　　　　　调查时间：

附件

附件1　霍乱病人的诊断和治疗

一、诊断

（一）诊断标准

依据患者的流行病学史、临床表现及实验室检测结果进行综合判断。流行病学史是指生活在霍乱流行区、或5天内到过霍乱流行区、或发病前5天内有饮用生水或进食海（水）产品或其他不洁食物和饮料史；或与霍乱患者或带菌者有密切接触史或共同暴露史。

1. **带菌者**　无霍乱临床表现，但粪便、呕吐物或肛拭子细菌培养分离到O1群和（或）O139群霍乱弧菌。

2. **疑似病例**　具备霍乱流行病学史及轻、中、重各型临床表现，但无病原学证据者，可以作为霍乱疑似病例。

3. **临床诊断病例**　符合下列任意一项均可判断为临床诊断病例。

（1）疑似病例临床标本霍乱弧菌快速检验阳性（制动试验、胶体金快速检测）、或霍乱毒素基因PCR检测阳性；

（2）疑似病例生活用品或家居环境标本中检出O1群和（或）O139群霍乱弧菌；

（3）在一起确认的霍乱暴发疫情中，暴露人群中出现任一型霍乱临床表现者。

4. **确诊病例**　符合下列任意一项均可判断为确诊病例。

（1）具备任一型霍乱临床表现，并且粪便、呕吐物或肛拭子细菌培养分离到O1群和（或）O139群霍乱弧菌；

（2）在疫源检索中，粪便培养检出O1群和（或）O139群霍乱弧菌者，若在前后5天内出现腹泻症状者。

（二）诊断工作要点

1. **询问病史**　应尽可能详尽，主要包括下述内容：

发病日期及时间；泻吐先后次序、次数、泻吐物性状及估计量；尿量多少；有无口渴、腓肠肌痉挛、腹痛（部位及性质）、里急后重等症状及其程度；引起发病的可疑食物及其食用时间，同膳者有无同样发病；个人生活习惯及卫生条件；最近期间家庭中或邻近地区有无同样病人；患病前是否与霍乱患者接触，接触时间及方式。最近是否去过疫区，何时、何地。

2. **体格检查** 主要检查内容如下：

（1）一般状态：如有无表情淡漠、烦躁不安、软弱、衰竭、嗜睡甚至昏迷等。

（2）脱水程度及循环衰竭：如皮肤是否无弹性，有无口唇干燥、发绀，眼窝、囟门凹陷，指纹皱瘪，音哑，尿闭以及血压、脉搏、心音等情况。

（3）其他：包括各脏器检查以及有关酸中毒、急性肾衰竭等征象。

3. **实验室检查** 按收治单位设备条件、病情轻重及治疗需要而定。

粪便培养霍乱弧菌：每日1次，于停用抗菌药物后连续2次阴性为止，必要时同时作其他肠道致病菌培养；血、尿、粪常规；尿比重及酮体；血液尿素氮（或非蛋白氮）、肌酐、二氧化碳结合力、血浆比重及蛋白定量、血钾、钠、氯、钙测定等；心电图描记。

（三）诊断命名

1. 病名 霍乱。

2. 按病原不同可称为古典霍乱、埃尔托霍乱或O139霍乱，临床分型及合并症。举例：霍乱（埃尔托），重型，代谢性酸中毒。

二、治疗

按甲类传染病隔离治疗。危重病人应先就地抢救，待病情稳定后在医护人员陪同下送往指定的隔离病房。确诊与疑似病例应分开隔离。轻度脱水病人，以口服补液为主。中、重型脱水病人，须立即进行静脉输液抢救，待病情稳定、脱水程度减轻、呕吐停止后改为口服补液。在液体治疗的同时，给予抗菌药物治疗以减少腹泻量和缩短排菌期。可根据药品来源及引起流行的霍乱弧菌对抗菌药物的敏感性，选定一种常用抗菌药物，至粪便培养检查转阴。

（一）治疗原则

1. 各级医疗单位，应设立肠道门诊，以便加强对霍乱病人的早期诊断，减少交叉感染，并对各种腹泻病人作相应的处理。

2. 病人入院（临时隔离病房或指定的医院）后，按甲类传染病隔离（确诊与疑似病例分开隔离），危重病人应先在现场抢救，等病情稳定后，在医护人员陪同下送往指定的隔离病房。

3. 预防脱水，治疗脱水。

（1）轻型脱水病人，以口服补液为主。

（2）中、重型脱水病人需立即进行输液抢救，病情稳定后可改为口服补液。

（3）霍乱病人在治疗期间尽量鼓励其饮水、进食。婴幼儿应继续母乳喂养。

（4）本病极期，暂停进食；病情好转后，先给流质饮食，以后逐渐增加。

（5）给予抗菌治疗，可缩短腹泻时间，减少排便量，缩短病程。

（二）治疗方法

1. **补液疗法** 霍乱最重要的治疗措施是及时足量的补液以纠正失水、酸中毒与电解质平衡失调，使心肾功能改善。

（1）口服补液：口服补液疗法的适应对象是轻度和中度的霍乱患者以及经静脉补液纠正休克而情况改善的重症霍乱病人。研究显示80%的患者可通过口服补液治疗得到治愈。WHO倡导使用口服补液盐（ORS）治疗霍乱，其效果已得到普遍的肯定。

使用方法是，治疗最初6小时，成人每小时口服750ml，小儿（20kg以下）每小时给250ml。以后每6小时的口服补液量为前6小时泻吐量的1.5倍。有人主张以含量为4%（117mmol/L）的蔗糖代替ORS中的葡萄糖，还有人主张用30g/L的米粉代替ORS中的糖，使ORS的渗透压降低而吸收更好。甘氨酸具有独特的吸收途径，可明显增强钠和水的吸收。因此将甘氨酸（111mmol/L）加入ORS中可避免产生渗透性腹泻而起到增强ORS的作用。ORS的配方有多种，常用的ORS简便配方是氯化钠3.5g、枸橼酸钠2.9g、氯化钾1.5g、葡萄糖20g加水至1000ml。

（2）输液治疗：由于补充液体和电解质是治疗本病的关键环节，因此对于口服补液有困难的患者静脉输液的剂量和速度尤为重要，应视病情轻重、脱水程度、血压、脉搏、尿量及血浆比重等而定。药液种类的选择，应以维持人体正常电解质与酸碱平衡为目的。根据上述肠液电解质的浓度，K^+和HCO_3^-的丢失较多，故静脉输液以"541"溶液（即1000ml液体内含氯化钠5g，碳酸氢钠4g，氯化钾1g；内含Na^+134mmol/L，Cl^-99mmol/L，K^+13mmol/L，HCO_3^-48mmol/L，与大便中丧失的电解质浓度相近）为佳，用时每1000ml中另加50%葡萄糖20ml，以防低血糖。为基层单位应用方便起见，可按0.9%氯化钠550ml，1.4%碳酸氢钠300ml，10%氯化钾10ml加10%葡萄糖140ml配制。因此，该溶液除补入适当的Na^+、Cl^-外，并可补充一定数量的K^+。现以此溶液为基础，提出轻、中、重三型静脉输液方法。在治疗中应严密观察病情变化，灵活掌握输液量、输液速度及电解质浓度。

1）成人静脉输液治疗方法

轻型：轻度脱水、口服补液有困难者，可静脉补液治疗，总计3000～4000ml/d。最初2小时，成人5～10ml/h，小儿（20kg以下）3～5ml/h。以后补充继续损失量和每天生理需要量（成人每天约2000ml）。

中型：24小时约需输入4000～8000ml。最初2小时内快速静脉输入含糖

"541"溶液或2:1电解质溶液（生理盐水2份加1.4%碳酸氢钠1份或1/6mEq乳酸钠1份，但应用后种液体时应注意K^+的补充）3000~4000ml。待血压、脉搏恢复正常后，即可减慢输液速度为每分钟5~10ml，并继续用"541"溶液。原则上应于入院8~12小时内补进入院前累计损失量及入院后的继续损失量和每天生理需要量（成人每天约2000ml），以后即按排出多少补充多少的原则，给以口服补液。

重型：24小时内输液总量约为8000~12 000ml或更多。先给予含糖"541"溶液，由静脉推注1000~2000ml，按每分钟40~80ml甚至100ml速度进行，约需时20~30分钟，以后按每分钟20~30ml的速度通过两条静脉输液管快速滴注2500~3500ml或更多，直至休克纠正为止。以后相应减慢速度，补足入院前后累计丢失量后即按每天生理需要量加上排出量的原则补液，若呕吐停止则可口服补液。

补钾与纠酸：只要腹泻仍存在即应补钾，故对严重腹泻脱水引起休克、少尿的患者也应早期应用含钾不甚高的"541"溶液。快速补液时如每小时超过2000ml则应密切注意心脏变化，如酸中毒严重则应酌情另加碳酸氢钠纠正之。

2）儿童静脉输液治疗方法

轻型：通常用口服补液疗法。不能口服者，可用静脉输液，入院后24小时输液量以每100~150ml/kg计算，给生理盐水及5%葡萄糖液，其比为2:1，并应注意补钾，输液速度为每分钟1~2ml。

中型及重型：需立即静脉输液，输液量在6~7小时内按100ml/kg计算，其间分两个阶段进行。两个阶段输液完成后需重新评估累积丢失，继续静点或口服补液。

第一阶段静脉输液方案：按20ml/kg给予等张液计算，于1小时内输入。

第二阶段静脉输液方案：按80ml/kg给予2/3张液或1/2张液计算。1岁以内患儿于6小时内输入，1岁以上患儿于5小时内输入。

补钾：低钾患儿按100~300mg/（kg·d）氯化钾计算，分3或4次口服或静点（浓度为0.15%~0.3%）。输液速度：4岁以上儿童于最初15分钟内每分钟20~30ml，婴幼儿以每分钟10ml的速度输入（必要时经股静脉或股动脉输入，或静脉切开输入），以后则按脱水及脉搏情况调整速度，待脱水、酸中毒纠正后，逐渐减慢至每分钟20~30滴左右（1~2ml）维持之。呕吐停止后改用口服补液。

（3）输液观察要点

1）入院后应随时测定体液继续丧失量（包括大小便及呕吐量），以便及时修改补液量。

2）尿量是观察补液是否充足的最好指标，成人每小时平均尿量达到 40～60ml，小儿每日尿量 400ml 以上时，表示补液已充足，再结合症状、血压、脉搏、浅静脉（主要是颈外静脉）的充盈度的改变作出判断。小儿寸脉（寸部桡动脉）清楚触及时，相当于血压开始回升；太溪穴脉（足内踝后动脉）清楚触及时为血压接近正常，此时应减慢输液速度。

3）输液须用大号针头。如浅静脉穿刺有困难，可作左锁骨下静脉穿刺或作股静脉穿刺（由操作者用手固定，经快速输液后，浅静脉恢复充盈再行穿刺），必要时作静脉切开。如速度不足，可连接空针及三通接头加压输入。大量快速输液时液体应加温至 38℃ 左右。

4）输液引起发热反应时，应立即暂停输液。寒战期可给镇静剂如苯巴比妥钠、非那根等。发热期用物理降温，小儿每日尿量 400ml 以上时，表示补液已充足，再结合症状、血压、脉搏、浅静脉（主要是颈外静脉）的充盈度的改变作出判断。小儿寸脉（寸部桡动脉）清楚触及时，相当于血压开始回升；太溪穴脉（足内踝后动脉）清楚触及时为血压接近正常，此时应减慢输液速度。

5）病人如有胸闷、烦躁不安、剧烈咳嗽、气急、发绀，为输液过快引起急性肺水肿的表现，应立即减慢速度或暂停输液，小儿、孕妇、老年人以及原有慢性心肺疾病患者更应注意。

2. **抗菌药物治疗**　抗菌药物作为补液疗法的辅助治疗，可缩短腹泻时间，减少排便量，缩短病程。抗菌药物的选择可根据各地菌株耐药情况而定。常用抗菌药物及其用法如下。

（1）喹诺酮类抗菌药：近年来，在喹诺酮类抗菌素中，由于左氧氟沙星、环丙沙星等副作用更轻的药物出现，目前已较少使用作为诺氟沙星治疗霍乱的常用药物。

1）左氧氟沙星：成人每日 2 次，每次 200mg，连服 3 天。左氧氟沙星用于幼龄动物可致关节病变，故不宜用于 18 岁以下儿童及青少年。孕妇及哺乳期妇女忌用。

2）环丙沙星：成人 250mg，一日 2 次，口服。儿童、孕妇及哺乳期妇女禁用。

（2）多西环素：成人 100mg，饭后口服，一日 2 次，连服 3 天。多西环素可沉积在牙齿和骨的钙质区，引起牙齿变色、牙釉质再生不良，抑制胎儿骨骼生长，孕妇及哺乳期妇女不宜应用，8 岁以下儿童禁用。

（3）盐酸小檗碱（黄连素）：黄连素是一种重要的生物碱，具有抑菌作用。成人每日 3 次，每次 100～300mg。小儿按 50mg/（kg·d）计算，分 3 次服，连服 3 天。

（4）三代头孢菌素：霍乱弧菌药敏研究表明，头孢曲松等三代头孢菌素敏感率近 100%，对儿童、老人及肾功能受损患者，可以静脉注射三代头孢菌素。

头孢曲松：成人静脉给药，1~2g/d，单次或分 2 次给药，最高剂量每日 4g。小儿按体重每 12 小时 25~37.5mg/kg。严重肝肾功能受损患者适当调整剂量。

目前，也有人使用肠黏膜保护剂作为本病的辅助治疗。

3. **微生态调节剂** 地衣芽胞杆菌、双歧杆菌、嗜酸乳杆菌、粪链球菌等活菌制剂，可调节肠道菌群，具有拮抗肠道致病菌的作用。按说明书口服，首次加倍。儿童剂量减半，服用时可打开胶囊，将药粉加入少量温开水或奶液混合后服用。

4. **并发症的治疗**

（1）代谢性酸中毒：应注意监测二氧化碳结合力，有条件监测血气分析变化。血浆二氧化碳结合力降低（正常值 23~31mmol/L，即 22~28mEq/L 或 50~65vol%），血浆 pH 减低。治疗要点如下：

1）轻、中型患者按上述输液方法给予含糖 "541" 溶液或 2:1 溶液，一般可纠正，不须另加碱性药物。

2）重型患者，须立即给予碱性药物注射。在估计患者体重后，可快速静脉滴入 5% 碳酸氢钠 5ml/kg 或 11.2% 乳酸钠 3ml/kg，上述剂量可提高血浆二氧化碳结合力 1.8mmol/L 左右（4~5mEq/L 或 10vol%）；患者情况若有初步改善，如神志好转、呼吸幅度减低和频率减慢、血压回升等，则继续按前述的输液计划即可；如情况无改善，1~2 小时后再给上述用量的一半或全量，或根据血浆二氧化碳结合力测定结果计算用量。

（2）急性肾衰竭

诊断要点包括：少尿（<400ml/d）或尿闭（<50ml/d）；尿比重低于 1.018，多固定于 1.010。尿常规化验有蛋白，红、白细胞，管型等。尿钠排出增多，尿素排出减少。尿素（尿/血浆）比率低于 10:1 或甚至 1:1（正常值 50:1~100:1）。血浆尿素氮（或非蛋白氮）、肌酐不断升高，二氧化碳结合力下降，代谢性酸中毒严重。

治疗要点：及时正确的输液，迅速纠正休克是预防急性肾衰竭的关键。

1）对症、支持治疗。

2）透析疗法：如有严重高血容量表现如全身水肿及肺水肿，血钾高过 7.5mEq/L 或心电图有高钾表现，严重酸中毒，二氧化碳结合力 6.74mmol/L，且用碱性药物不能纠正，血浆非蛋白氮显著增高（>142mmol/L）等情况，早期应用血液透析，效果较好。如无条件可进行腹膜透析。

（3）急性肺水肿及心力衰竭

诊断要点：胸闷、咳嗽、呼吸困难或端坐呼吸、发绀、咯粉红色泡沫状痰。颈静脉怒张，肺底或全肺湿性啰音，心率快，可有奔马律。

治疗要点：

1）暂停输液或减慢输液速度。

2）绝对卧床休息，半卧位，必要时给予镇静剂如吗啡 5~10mg 肌注，或安定（苯甲二氮䓬）5mg 或 10mg 肌注。

3）含酒精的氧吸入（将氧通过装有 20%~30% 酒精的瓶子，每次 30 分钟）。

4）速尿 20~40mg，2 分钟内静注。地塞米松 5~10mg 加 50% 葡萄糖 20ml 缓慢静注。

5）西地兰 0.4mg 加 25%~50% 葡萄糖 20ml 缓慢静注 10 分钟以上，必要时 2~4 小时后再注射 0.2~0.4mg。

6）应用血管扩张剂。

（4）低钾综合征：

诊断要点：血钾低于 3.5mEq/L。

治疗要点：中、重型病人按前述输液原则治疗，一般能预防低钾综合征的产生，如仍发生应酌情继续补钾。症状较轻且能口服者，可每日给予氯化钾或枸橼酸钾 4~6g。如有肌肉麻痹、呼吸困难、神志不清、心音低钝、心律不齐、血压降低、鼓肠、反射消失等严重缺钾表现时，可每日静脉滴注氯化钾 6~12g，用 10% 葡萄糖或 5% 葡萄糖生理盐水稀释，常用浓度为 2~4g/L。

5. 对症治疗

（1）肌痉挛：补液后可消失，亦可予以针刺治疗。

（2）腹泻剧烈：对补液 12 小时后仍腹泻严重且中毒症状加重者，可酌给地塞米松 20~40mg（小儿 10~20mg）加入液体内静滴。

（3）呕吐剧烈时，可给灭吐灵或阿托品等。

（4）腹痛如系肠痉挛所致，可用颠茄、阿托品或针刺治疗。

（5）高热，可采用以下措施：

1）采用物理降温，35% 酒精或冷水擦浴，头部放冷水毛巾或冰袋。

2）可服用对乙酰氨基酚等退热药物。

3）高热不安或有抽搐，如疑有继发性脑水肿，宜先考虑用脱水剂，可同时给予氯丙嗪（每次 1mg/kg）、10% 水合氯醛灌肠或安定肌注，必要时 1~2 小时后按半量重复注射一次。

6. 中医辨证治疗 祖国医学对霍乱的病因病机一般认为是由于感受暑湿、邪阻中焦、秽浊撩乱胃肠，遂成洞泄呕吐。吐泻重则秽浊凝滞，脉络闭塞，阳气暴伤，阴液干枯，可因心阳衰竭而死亡。中医治疗原则为根据病情进行辨证施治。主要治法如下，供临床应用中参考。

（1）泻吐期

1）暑热证

主证：吐泻骤作，吐物有腐臭，烦躁不安，口渴欲饮，小便短赤，舌苔黄糙，脉象滑数。

治法：清热避秽法，方用《霍乱论》黄芩定乱汤加减。

成药：玉枢丹（紫金片），有呕吐者先服此丹 1.5g，服后呕吐稍止，再服汤药。

2）暑湿证

主证：突然泻吐，胸脘痞闷，渴不欲饮或喜热饮，体倦思睡，舌苔白腻，脉象缓。

治法：芳香化浊，温运中阳法，方用藿香正气散加减。

成药：藿香正气水（丸），每次 2 瓶（6g），日服 2~3 次。

（2）脱水虚脱期

1）气阴两虚证

主证：吐泻较剧，气阴两伤，皮肤潮红，干瘪微汗，身热口渴，腿腹抽筋，腹胀尿闭，脉象细数，舌质淡红，苔黄或白且燥。

治法：气阴双补、扶正驱邪法。方用生脉散加减或急救回阳汤。

2）心阳衰竭证（亡阳型）

主证：面色苍白，眼窝凹陷，声音嘶哑，形寒肢冷，冷汗淋漓，手足螺瘪，筋脉痉挛，脉象沉细，舌苔白腻。

治法：以温运中阳，活血祛瘀法。方用《伤寒论》附子理中汤加减。

（3）反应期及恢复期

主证：乏力倦怠，胃纳不佳，精神不爽，午后微热，舌质偏红，苔薄黄糙，脉细。

治法：以清热扶正法。可用《温热经纬》清暑气汤加减。

三、护理常规

1. 疑似或确诊患者入院后应立即分室严密隔离与消毒，并做好宣传教育工作，严格督促检查执行。还要消除病人紧张情绪，做到医护结合。及时送出传染病确诊、疑似或更正报告。

2. 新病人入院，立即严密观察病情，测血压、呼吸、脉搏及体温，如血压下降，脉搏细速，立即准备好输液用品，按医嘱即刻执行治疗。

3. 按病情及治疗需要，及时留取化验标本送至化验室（注意防止外环境污染）。

4. 入院后 24 小时内，每 4 小时测体温、脉搏、血压 1 次，第 2~3 日每日 1 或 2 次，特殊情况者按医嘱执行。

5. 正确记录出入液量，在入院后第 1~3 日，每个中、重型患者均需记录每日吐泻量、尿量及进水量。

6. 输液过程中应注意下列事项。

（1）严格无菌操作，经常巡视有无药液外溢、针头阻塞，输液速度是否适宜。

（2）大量输液或快速输液的溶液，应适当加温，在输液过程中，应经常观察脉搏及血压，并注意患者有无不安、胸闷、心悸、气促等情况，如脉搏突然加快，每分钟脉率在 100 次以上伴有气促者，应警惕急性肺水肿的发生。

（3）大量输液后，病人循环有好转但诉四肢无力、鼓肠、脉搏不整者，应考虑有无低钾综合征，作补钾准备。

7. 做好病人保暖工作，保持病人皮肤及床铺清洁干燥。

8. 昏迷病人应定期翻身，注意口腔护理，安设护架、床栏，以防止意外及合并症（肺炎、压疮等）发生。

9. 做好药品及器械准备工作

（1）对各类药品与器材，应当分门别类定位存放，并做好器械的清洗、整理及消毒等准备工作。达到使用方便，有条不紊，随时做好补充。

（2）药品：注意有效使用期，有无变质情况，保藏妥善否。

（3）熟悉药品一般性能及给药方法，用药前认真核对。

10. 陪伴问题　病人入院后禁止陪伴，在护理人员指导下允许按时探视，婴幼儿入院后在护理人员指导下，按时喂奶。

附件2　常用的标本保存液和细菌培养基

1. Cary-Blair 培养基（C-B 半固体保存培养基）　硫乙醇酸钠 1.5g，磷酸氢二钠 1.1g，氯化钠 5.0g，琼脂 5.0g，蒸馏水 991.0ml。加热溶化，待冷至 50℃时加入新配制的 1% 氯化钙水溶液 9.0ml，调 pH 至 8.4，分装小瓶或试管。流动蒸汽灭菌 15 分钟。本培养基除保存弧菌之外，还适于保存其他肠道致病菌。

2. **碱性蛋白胨水（APW）**　蛋白胨 10g，氯化钠 10g，蒸馏水 1000ml。调整 pH 至 8.6，分装试管，每管 8~10ml，151b 20 分钟高压蒸汽灭菌。碱胨水对于霍乱弧菌既可作保存液，又可作增菌液。

3. **TCBS 琼脂**　酵母膏 5g，蛋白胨 10g，蔗糖 20g，硫代硫酸钠 10g，柠檬酸钠 10g，牛胆酸钠 3g，牛胆汁粉 5g，氯化钠 10g，柠檬酸铁 1g，溴麝香草酚蓝（2% 溶液）20ml，草酚蓝（1% 溶液）4ml，琼脂 15g。将上述成分加蒸馏水至

1000ml，混合，使全部溶解，校正 pH 为 8.6，加热煮沸，不需要高压灭菌，倾注平皿 15~20ml。

4. **庆大霉素琼脂** 主要含有蛋白胨、氯化钠、牛肉膏、无水亚硫酸钠、柠檬酸钠、蔗糖、庆大霉素、多粘菌素 B 和亚碲酸钾等成分。使用本培养基时，按说明称取制成品的干粉，置蒸馏水中，充分煮沸至完全融化，待冷却至60℃后倾注平皿备用。

5. **4 号琼脂** 主要含有蛋白胨、氯化钠、牛肉膏、十二烷基硫酸钠、柠檬酸钠、无水亚硫酸钠、猪胆粉、雷佛奴尔、亚碲酸钾、庆大霉素、琼脂等成分。制备时，除琼脂、亚碲酸钾、庆大霉素外，其他成分均加热溶解，校正 pH 至 8.0，加入琼脂煮沸溶化，待冷至60℃时加入其他成分，混匀倾倒平皿。

6. **普通琼脂、 碱性琼脂和碱性胆盐琼脂** 蛋白胨10g，氯化钠 5g，牛肉膏3g，琼脂20g，蒸馏水 1000ml。加热溶化，调整 pH 至 7.4~7.6，加热滤过后分装三角烧瓶。151b 20 分钟高压消灭菌。

普通琼脂调整 pH 至 8.4 即为碱性琼脂，再加入 0.5%牛胆酸钠即为碱性胆盐琼脂。

7. **半固体琼脂** 蛋白胨10g，氯化钠 5g，牛肉膏 3g，琼脂 4g，蒸馏水 1000ml。加热溶化，调整 pH 至 7.4，分装4~5ml 于13mm×130mm 试管，151b 高压蒸汽灭菌 15 分钟。一时用不完，为防止干燥可将培养基放在塑料袋内置冰箱（4℃）保存。为保存菌种，可在穿刺接种培养后用灭菌胶塞塞紧，放置室温保存。

8. **蛋白胨水、无盐胨水和高盐胨水** 蛋白胨10g，氯化钠 5g，蒸馏水 1000ml。加热溶化，调整 pH 至 7.4，分装 2~3ml 于小试管中，151b 15 分钟高压蒸汽灭菌。

（1）靛基质试验用的蛋白胨水选用含色氨酸丰富的蛋白胨制作。

（2）无盐胨水即不加氯化钠，高盐胨水分别加 3%、6%、8%和 10%的氯化钠制成的蛋白胨水，作盐耐受性试验用。

（3）糖发酵培养基：在 100ml 蛋白胨水中加 1.6%溴甲酚紫（BCP）酒精溶液 0.1ml，再加 0.5%的糖类，分装小试管（葡萄糖加倒管），高压蒸汽 81b 灭菌 10 分钟。

9. **葡萄糖磷酸盐蛋白胨水（ V-P 试验用 ）** 蛋白胨0.7g，葡萄糖 0.5g，磷酸氢二钾 0.5g，蒸馏水 100ml。加热溶化，调整 pH 至 7.2，分装于小试管中，151b 高压蒸汽灭菌20 分钟。

10. **山梨醇发酵液** 蛋白胨0.1g，氯化钠 0.5g，山梨醇 2.0g，0.25%酚红 1ml，蒸馏水 100ml。将蛋白胨与氯化钠加于 100ml 蒸馏水中加热溶解。调整 pH 至 8.5 后，加 0.25%酚红指示剂 1ml 和山梨醇 2.0g，溶解后分装于小试管，每管

3ml，81b 高压蒸汽灭菌 20 分钟。

0.25%酚红指示剂配制：0.25g 酚红加 0.01mol/L 氢氧化钠 70.5ml，再加蒸馏水至 100ml。

甘露醇发酵液：在使用甘露醇发酵液替代山梨醇发酵液时，甘露醇为 0.2g，其余成分和配制方法同山梨醇发酵液。

11. 氧化酶试验试剂　1%盐酸对氨基二甲基苯胺或盐酸二甲基对苯二胺水溶液。

12. 粘丝试验试剂　0.5%去氧胆酸钠水溶液。

13. 氨基酸脱羧酶试验

（1）基础培养基：蛋白胨 5g、酵母浸膏 3g、葡萄糖 1g、蒸馏水 1000ml、1.6%溴甲酚紫酒精溶液 1ml，调整 pH 至 6.8。

（2）制法

1）在每 100ml 基础培养基内分别加入 L-赖氨酸、L-精氨酸或 L-鸟氨酸 0.5g；另一份 100ml 培养基不加氨基酸，作为对照。

2）加入氨基酸后再校正 pH 至 6.8，分装小管，每管 1ml，并于每管中加入一层液体石蜡，151b 高压灭菌 20 分钟。

附件3　标本的增菌和分离培养

霍乱弧菌的实验室分离是将病人或其他如食品、水体、物品涂抹等标本在选择性培养基上进行直接培养、或经过增菌后再做培养。粪便、呕吐物等标本可直接进行分离培养或增菌后培养，水和食品等标本需进行过滤、沉淀、剪碎、稀释等处理，然后进行增菌和分离培养。对可疑菌落，以血清学特性为主，结合形态学和生化学性状进行鉴定。后续根据流行病学调查需要，进行霍乱弧菌的毒力检测、分子分型以及耐药性检测等。所用培养基配方见附件3"常用的标本保存液和细菌培养基"。

一、常见标本的增菌与分离

（一）增菌和分离培养基

霍乱弧菌的增菌一般选用碱性蛋白胨水。霍乱弧菌的选择性分离培养基有强、弱之分，强选择性的分离培养基主要包括 TCBS 琼脂、庆大霉素琼脂、4 号琼脂等；弱选择性分离培养基主要是碱性琼脂、碱性胆盐琼脂。TCBS 是 WHO 推荐并在全球应用较为广泛的分离霍乱弧菌、副溶血弧菌的强选择性培养基；庆大霉素琼脂、4 号琼脂则是我国科学工作者研制的用于分离霍乱弧菌的强选择性培养基。霍乱弧菌在不同琼脂培养基上菌落形态不同。

应注意不同厂家、批次培养基的分离培养能力差异。实验室应按照质量管理体系的规定，对新购置的培养基进行质量评价后使用。包括对选择的质量控制菌株的增殖能力、抑制生长能力（尤其是选择性培养基）、对非霍乱弧菌的肠道细菌生长抑制能力（对选择性培养基）等。

（二）粪便标本的直接分离培养和增菌

1. **直接分离培养**　在固体培养基上进行分离培养是获得霍乱弧菌纯培养物的最基本途径。当标本来自急性期、排水样便或稀便的病人时，可以不用增菌液进行前增菌，直接使用选择性平板进行分离培养。并且可在采样的同时、取其黏液絮片或用棉拭子直接在选择性培养基上划线分离培养。接种到选择性平板上的标本量要大，分区划线时区与区之间接种可不燃烧或更换接种环。应注意事项如下：

（1）接种在原始部位后，应注意用接种环划线以确保分离单个菌落。

（2）必须在平皿培养基一侧背面（而不是盖子）标上属于该样品的唯一的实验编号，并与原写于该处的样品采样编号加以区分。

（3）直接分离培养可节省增菌的时间。但进行直接分离的标本，为提高检出可能性，须同时进行增菌后分离培养，以防止因标本菌量较少导致漏检漏诊。

2. **增菌后分离培养**　病例粪便、呕吐物、尤其对来自恢复期病人以及可疑的无症状者的标本，必须用增菌液增菌和随后的选择性培养基分离。增菌液普遍使用碱性蛋白胨水，随后的选择性分离强选择性培养基有 TCBS 琼脂、庆大霉素琼脂、4 号琼脂等，弱选择性平板有碱性琼脂和碱性胆盐琼脂等。

贮存于保存液或半固体运送培养基的粪便或呕吐物标本，以灭菌吸管吸取 1ml 接种到碱性蛋白胨水中；以采样棉签采集的标本、可直接将采样棉签置于碱性蛋白胨水中，37℃培养 6~8 小时。用碱性蛋白胨水运送的样品在接种到固体培养基前应先将其转种到一支新的碱性蛋白胨水中，在 37℃增菌 6~8 小时，然后进行后续选择性培养基的分离。另外，增菌培养物还可用于快速辅助诊断试验，包括基于胶体金或上转发光的免疫层析试验、提取核酸进行核酸扩增检测等。

3. **注意事项**

（1）在进行本步骤操作时，应检查用于分离培养的选择性培养基是否准备充分，包括数量是否足够，新制备培养基平板是否经过水分蒸发等。

（2）增菌培养并不强求一定是 6~8 小时，应注意观察增菌液出现明显的细菌生长现象，即可进行分离培养。增菌时间也可适当延长，但原始样品增菌培养超过 20 小时时，样品中的大肠杆菌等可能大量繁殖，给霍乱弧菌分离带来影响较大，应考虑使用强选择性培养基分离培养。

（3）关于二次增菌：当估计样品中目标菌含量较少时，如带菌状况调查、恢复期病人检测、或使用了较大量或较长时间的抗生素，为提高检出率，可进行二次增菌。其方法是从一次增菌的 6~8 小时培养物中，吸取 0.1~0.2ml 表层培养物，接种到新鲜碱性蛋白胨水中，再次置 37℃培养 6~8 小时后，进行选择性培养基的划线分离。

（三）水体标本的增菌

水体（以及其他标本包括食品、海水产品、物品涂抹标本等）含菌量较小，并存在影响分离培养的因素，需要进行前处理，并进行增菌以及后续选择性培养基分离。必要时还可进行二次增菌。42℃增菌对霍乱弧菌选择性分离也有一定优势，可以抑制一些竞争性微生物的生长，尤其是在该温度下生长不好的非霍乱弧菌的其他弧菌，有条件的实验室还可做平行样，分别置于 37℃和 42℃增菌。增菌液转种于强选择性平板进行分离培养，同时也可用增菌液进行多种快速辅助诊断试验，包括免疫层析试验、提取核酸进行核酸扩增检测等。

根据水的来源和洁净度及水样采集方法的不同，前处理也不尽相同，各实验室可结合自身实验条件选择下列方法进行前处理和增菌培养。通常水样量越大分离到霍乱的几率越大，另外加大样品采集数量是另一种增大分离率的方法。条件许可或检测需要时，可制备平行样品，分别置于 37℃和 42℃增菌。以下方法可供选择，这些方法除了本身采集标本体积、处理方法的灵敏度的差异，还需要注意实际水体中是否含有霍乱弧菌以及含的菌量，因此需认真控制实验过程的质量，以使标本中真正含有霍乱弧菌时尽可能分离到。

1. **水标本的直接增菌培养法**：采集 450ml 水样，加入 50ml 十倍浓度碱性蛋白胨水于 37℃培养 6 小时以上（或过夜增菌）。对于海水或河口水标本，一种替代方法是，将 10ml 水样加入 90ml 标准碱性蛋白胨水中，即用标准浓度碱性蛋白胨水将水样制成 10^{-1} 和 10^{-2} 稀释度，混匀，置于 37℃培养 6 小时以上（或过夜增菌），但需注意此时直接用于增菌培养的水样体积较小。有条件时或检测需要时、还可再制备平行样培养，放在 42℃增菌 6~8 小时。

2. **水标本的吸附沉淀增菌法**：取水样 450ml，先加入 10%无菌碳酸钠溶液 2ml 及 10%硫酸亚铁溶液 1.7ml，混匀，静置 50 分钟，倾去上清液，取沉淀物约 40~50ml，置 50~100ml 二倍碱性蛋白胨水中，混匀，37℃培养 6~8 小时后接种至 TCBS 或其他选择性培养基。条件允许或需要时，可做平行样在 42℃增菌。如果是海水和河口水，取 50ml 沉淀物用碱性蛋白胨水进行系列稀释，使成 10^{-1}、10^{-2} 和 10^{-3}。将三个稀释度菌悬液均置于 37℃培养 6 小时以上（或过夜增菌）后接种至 TCBS 或其他选择性平板。如果条件允许，制备平行样，放入 42℃增菌培养。

3. **水标本的滤膜增菌法**：将泥沙等杂质较少的被检水样 300ml（或更大量的水样），注入已灭菌的滤膜（0.45μm）滤器中抽滤后，将滤膜取下，置于 100ml 碱性蛋白胨水中，37℃培养 6 小时以上（或过夜增菌）后接种至 TCBS 或其他选择性平板。如果条件允许，制备平行样，放入42℃增菌培养。若水样来自海水或河口水，将抽滤后的滤膜取下，置于100ml带有无菌玻璃珠的碱性蛋白胨水中，充分振摇以洗去滤膜上吸附的细菌。吸取10ml菌悬液加入90ml碱性蛋白胨水中，使成10-1，如此再制成10-2和10-3。将三个稀释度菌悬液均置于37℃培养6小时以上（或过夜增菌）后接种至TCBS琼脂或其他选择性平板。如果条件允许，制备平行样，放入42℃增菌培养。

4. **水标本Moore纱布集菌增菌法**：转到实验室的标本，将纱布置入300~500ml碱性蛋白胨水中。亦可再加1%亚碲酸钾1滴和1000单位/ml青霉素3滴，混匀，37℃培养6小时以上（或过夜增菌）后进行分离培养。

5. **水标本Spira纱布集菌增菌法**：该法在采水现场即已将水样加入碱性蛋白胨水中，所以实验室在收到标本后，直接将其放入37℃培养6小时以上（或过夜增菌）后进行分离培养。

（四）食品和水产品标本的增菌

1. **食品标本的增菌** 在灭菌容器中将标本剪碎或磨碎后，无菌操作称取25g标本，加入225ml碱性蛋白胨水中（相当于十倍稀释浓度），充分混匀，再分别以碱性蛋白胨水十倍稀释制成10-2和10-3浓度。将三个稀释度的标本分别置于35~37℃增菌培养6小时以上（或过夜增菌）。需要时可将每个稀释度做成平行样，分别放入37℃和42℃增菌培养6~8小时。为防止有的食品在培养过程中使培养基变为酸性影响细菌生长，可将首次增菌用的碱性蛋白胨水提高pH至9.2；需要二次增菌时，仍用pH8.6的碱性蛋白胨水。

2. **海水产品（水生动物）标本的增菌** 以无菌操作剪取部分标本进行增菌分离。贝壳类可取壳内软组织，剪碎后，连同壳内液体一起搅拌混匀。取25g此混合物加入225ml碱性蛋白胨水中（10-1浓度），再用碱性蛋白胨水制备10-2和10-3两个稀释度，三个稀释度标本均置于37℃培养6小时以上（或过夜增菌）。有条件的实验室可以做平行样，分别放在37℃和42℃培养。鱼类则剖取鳃部和肠内容物，用碱性蛋白胨水（pH9.2）制备成10-1、10-2和10-3三个稀释度，均置于37℃培养6小时以上（或过夜增菌）。有条件的实验室可以做平行样，分别放在37℃和42℃培养。某些海水产品，如牡蛎肉的某些成分对O1群霍乱弧菌的增菌有抑制性，因此一次只能处理少量牡蛎样品（10~12只），并且要尽快稀释。有条件的实验室可以做平行样，分别放在37℃和42℃培养6小时以上（或过夜增菌）。42℃增菌可以大大增加分离霍乱弧菌的几率，尤其对于牡蛎样品，更是推荐应用。

（五）其他标本的增菌

1. **物体表面涂抹标本的增菌** 将拭子置于10ml碱性蛋白胨水中，37℃增菌培养6小时以上（或过夜增菌）。需要时可制备平行样、分别放入37℃和42℃增菌培养 6 小时以上（或过夜增菌）。

2. 苍蝇标本的增菌　无菌操作研磨苍蝇标本，按标本与碱性蛋白胨水增菌液 1∶10 的比例稀释成 10-1 浓度，浸泡一段时间后，充分混匀，再依次稀释成 10-2 和 10-3，将三个稀释度的标本分别置于 37℃增菌培养 6 小时以上（或过夜增菌）。需要时可将每个稀释度做成平行样，分别放入 37℃和 42℃增菌培养 6 小时以上（或过夜增菌）。

（六）增菌液的选择性分离培养

样品经增菌培养后，增菌液有时可见较明显的絮状生长物，或在表层可见菌膜生长，但也可能未见明显细菌生长现象。以灭菌接种环从增菌液表层（此处霍乱弧菌生长最茂盛）取一接种环培养物，分区划线接种于选择性培养基平板，置 37℃培养 18~24 小时，挑取可疑菌落（见后"菌落特征"部分）进行菌株鉴定。培养时要注意及时观察菌落生长情况，霍乱弧菌在选择性培养基上培养 10~12 小时可生长出细小的菌落，16 小时菌落直径可达 2mm，足以进行菌株鉴定。有时在强选择性培养基上生长较为缓慢，可将培养时间适当延长。

分离的注意事项如下：

1. 分离培养基的选择取决于样品中非目标菌的含量及实验人员的技能水平两方面。估计样品中非目标菌的含量比例较高时，应尽可能使用强选择性培养基；而实验人员对霍乱弧菌菌落特征认识不足，则建议同时分离强、弱选择性培养基。

2. 不同选择性的培养基划线接种的菌量应有所区别，强选择性培养基的接种量一般要一大滴，而弱选择性培养基接种量较之适当减少。

3. 在培养基平板上划线接种，要确保培养出单菌落，对操作人员有技能要求。一般使用传统的分区划线方法容易获得单个菌落。单个菌落过少容易造成漏检或难于开展纯培养，而过度密集的单个菌落也给菌落的筛选带来难度。根据经验，接种环先在原始部位涂抹，然后，使接种环环面垂直于平板，环棒与平板表面形成约 30 度角，轻轻划线容易分离到较多的单个菌落。具有熟练操作技能的人员采用恰当的划线方法一般可以在一个 9cm 平板上分离出 50~100 个合适的单菌落。

4. 应强调每个平板仅用于分离一份样品，不能一个培养平板分离二份或以上的样品，这既防止交叉污染、也确保获得足够多的单个菌落。

5. 在霍乱病原学监测与应急检验中，每份样品都应进行分离培养。

二、自培养物中鉴定霍乱弧菌

分离培养物的鉴定是选取其中单个菌落，通过一系列生化实验和血清凝集试验对获得的菌株进行类别鉴定的过程。疑似霍乱弧菌菌落的选取至关重要。

在进行霍乱弧菌鉴定时，为防止漏检现象的发生，每份标本至少选取 5 个以上的单个菌落开展鉴定工作，对于不熟练的检验人员，应选取更多的菌落。对一些特殊病例有时也需要选取更多菌落、以考虑是否出现了新菌型。

（一）霍乱弧菌菌落特征

霍乱弧菌在不同的分离培养基上菌落的形态有差异，熟识菌落的特征是开展菌株鉴定的基础。

在营养琼脂及碱性琼脂上霍乱弧菌生长良好，培养 4~6 小时即可在原始部位可见菌苔生长，8~12 小时划线部位可见单个的细小菌落生长；16~20 小时菌落直径可达 2mm 以上；菌落呈圆形、边缘整齐、无色透明或半透明、表面光滑湿润、扁平或稍隆起形如水滴状（在营养琼脂上这一特征尤其明显）（见附件图 1-1）。

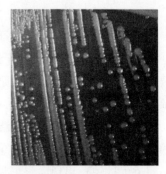

附件图 1-1　霍乱弧菌在营养琼脂上的菌落形态

在强选择性培养基上霍乱弧菌生长较碱性琼脂慢，培养时间可适当延长至 18~24 小时。在庆大霉素琼脂上，菌落生长特征与碱性琼脂基本相似，因培养基上含有亚碲酸钾而在菌落颜色上偏向于略带灰色的半透明；随着培养时间的延长，灰色现象越明显，可出现菌落中央明显的灰黑色，而边缘呈略带灰色的半透明状。在 4 号琼脂上，菌落生长特征与庆大霉素琼脂基本类似。以上述几种培养基生长的菌落做玻片凝集试验容易形成悬液，凝集良好。在 TCBS 培养基上，生长 18~24 小时的菌落直径可达 2mm 以上，因发酵蔗糖并在显色指示剂作用下而使菌落颜色为黄色（附件图 1-2），是一种边缘整齐且为稍微半透明而中央不透明的黄色圆形菌落，其表面亦呈光滑湿润，扁平或稍隆起，易与不发酵蔗糖的蓝绿色菌落（如副溶血弧菌）区别。值得注意的是，TCBS 平板上生长的菌落较粘，进行玻片凝集试验时不易形成悬液，需将可疑菌落转种到营养琼脂或碱性琼脂平板上纯培养后、再进行凝集试验。另外，注意不同厂家和批次培养基的质量。

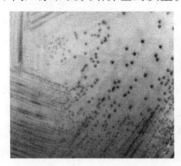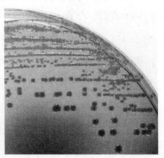

附件图 1-2　霍乱弧菌在庆大霉素琼脂（左）和 TCBS 培养基（右）上的形态

（二）霍乱弧菌的鉴定

霍乱弧菌的鉴定包括形态学、生化特征、诊断血清凝集等过程。为便捷、快速获得标本的培养检测结果，通常霍乱弧菌的鉴定是先以诊断血清（或诊断用单克隆抗体）凝集进行筛查，再对出现凝集的菌株以一些基础生化进行复查，作出判定。如基础生化符合霍乱弧菌的特性，一般无须再进行形态学检验。但当出现异常或无法解析的结果时，则应予以细菌学更细致的系统鉴定。

1. 诊断血清鉴定

（1）玻片凝集试验：用于玻片凝集的诊断血清的效价，一般应为 1∶40～1∶50（不低于 1∶32，不高于 1∶64）。即根据血清原效价作适当稀释，使其效价成为 1∶40~1∶50，如原效价为 1∶1280，可制成 1∶50 效价的血清，即稀释 1∶25（1280×1/50＝25.6）倍使用。

将稀释诊断血清滴加在洁净的玻片或平皿内，再以接种针或接种环取可疑菌落放在血清液滴近旁，磨匀，然后混入血清内制成均匀悬液，很快（一般不超过十秒钟）出现肉眼可见的明显凝集者为阳性（附件图 1-3）。凝集的菌落应同时与生理盐水混匀作对照，检查有无自然凝集。将凝集的菌落接种普通琼脂斜面或平板上，培养 6~8 小时后准备做进一步的鉴定，如菌落还有足够的剩余，亦可用来做单价血清的玻片凝集，以确定血清型。

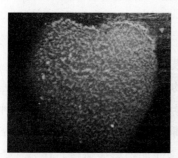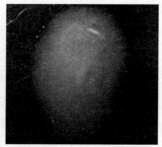

附件图 1-3　霍乱弧菌玻片凝集阳性（左）和阴性（右）结果

如果所用分离培养基为 TCBS，必须将可疑菌落转种到营养琼脂或碱性琼脂平板上，然后才能进行玻片凝集试验，因 TCBS 上的菌落在诊断血清中难以乳化。鉴于标本中可能存在 O1 群或 O139 群霍乱弧菌（甚至一些环境和食品标本中两者均有），为减少工作量及避免遗漏，推荐使用 O1 群和 O139 群混合的霍乱两价诊断血清，检出阳性时再用单价血清进一步鉴定。

霍乱诊断血清中同时有针对 O1 群的小川和稻叶血清型的诊断血清（或单克隆抗体）。O1 群霍乱弧菌的进一步血清分型，在流行病学调查上有其实际意义。分型方法是用小川型和稻叶型单价血清或单克隆抗体作玻片凝集试验，与小川型血清凝集、但与稻叶型血清不凝集者为小川型，反之为稻叶型。在两个单价血清中都有同等强度的明显凝集者为彦岛型。小川型菌株有时在稻叶型单价血清中出现弱凝集，这并非彦岛型，而是小川型含有少量 C 抗原成分的缘故。因此每次用玻片凝集试验对菌株进行血清分型时，应分别同时与小川型和稻叶型血清进行凝集试验，凝集反应最强、最快的被用于确定为相应血清型。必要时以两个单价血清的试管凝集来确定彦岛型。O139 群霍乱弧菌目前并无再分型，故作血清凝集试验，仅采用本菌的 O 血清群特异诊断血清。

另外，当分离菌落与 O1 群诊断血清弱凝集或凝集缓慢、但与小川型或稻叶型血清不凝集时，不能判为 O1 群血清型。小川型和稻叶型血清亦不应该与在 O1 群诊断血清中不凝集的菌株进行血清分型试验。

有的标本可能存在非 O1/非 O139 群霍乱弧菌，由非 O1/非 O139 群霍乱弧菌导致的腹泻病例也有报道。因此，有可疑菌落但不与 O1/O139 群诊断血清凝集时，应挑选可疑菌落进行系统生化鉴定。这对首批病人进行检验时尤应注意。有时从恢复期病人分离出菌落典型但不凝集的弧菌，这时应以霍乱粗糙型血清作玻片凝集，检查是否为本菌的粗糙型。

平皿分离未获分散的单个菌落，而在密集部位仍有可疑菌落时，应将该部分再做分离或经增菌后再做分离。

（2）试管凝集试验：对一次流行的首批病例菌株和一些需要进一步鉴定的特殊菌株（如凝集不良，或在两型单价血清中均有良好凝集等），应做试管凝集。方法是将霍乱弧菌 O1 群或 O139 群诊断血清，用生理盐水自 1∶20 开始对倍连续稀释，每管各含 0.5ml 稀释血清。然后将被检菌的 16~18 小时琼脂培养物，制成 0.2% 福尔马林生理盐水悬液（相当于标准比浊管浓度，每 ml 约含 18 亿菌体），取 0.5ml 加至各管，摇匀，置 37℃ 3 小时观察初步结果，然后放室温或 37℃ 过夜，观察最后结果。通常以肉眼看出（++）凝集的血清最高稀释倍数作为凝集滴度，生理盐水对照不应有自然凝集。凝集滴度达到或超过血清原效价的一半，均有诊断意义。达不到一半的也不轻易排除，应检查使用的血清和菌液是否合格或使用单克隆抗体做复查。必要时采用凝集素吸收试验等血清学方法，以检查是否为"低凝弧菌"，即与 O1 群或 O139 群霍乱弧菌有低度交叉凝集的非 O1/非 O139 群霍乱弧菌。

2. 形态学和生化鉴定

（1）形态学和动力检查：除不同分离培养基上不同的可疑菌落形态外，可对菌落按常规方法进行革兰染色，O1 群与 O139 群霍乱弧菌为革兰阴性。用普通半固体琼脂穿刺培养检查动力，37℃ 培养 18~20 小时，霍乱弧菌沿穿刺线扩散生长，使培养基呈现混浊，为动力阳性（附件图 1-4）。典型病例的新鲜粪便标本中，在显微镜下可见快速穿梭移动的细菌。

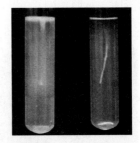

附件图 1-4　霍乱弧菌动力
阳性（左）和阴性（右）

（2）系统生化试验：通过系统生化试验来鉴定菌株是否为弧菌，目前有多种方法，如手工的和机械化的生化试验，并且有商业化的生化试剂，如生物梅里埃公司提供的 ID32 和 API-20E 以及 VITEK2 细菌鉴定仪等都可以很好地鉴定弧菌属。各实验室可以根据自身实验条件进行选择。

（3）氧化酶试验：作为弧菌菌落的简易辅助鉴定方法有其一定意义。用普通琼脂或其他无碳水化合物成分的非选择性琼脂上的新鲜菌苔进行氧化酶试验。该试验有助于弧菌属与肠杆菌科细菌的区分，前者大部分为阳性（其中仅麦氏弧菌氧化酶阴性），O1 群及 O139 群霍乱弧菌的氧化酶试验均为阳性；后者为阴性（附件图 1-5）。

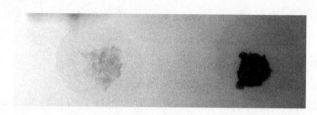

附件图 1-5　霍乱弧菌氧化酶试验阴性（左）和阳性（右）结果

进行氧化酶试验时，用铂金环（不能用含镍铬铁合金的接种环，也可用牙签、其他木制品等）从无碳水化合物成分的非选择性琼脂上取新鲜培养物，涂抹在滤纸上，取 2~3 滴氧化酶试剂（1%盐酸四甲基对苯二胺）滴加在菌苔上，20 秒钟内出现深紫色为阳性，超过 20 秒钟不应判为阳性。同时还要设立阴、阳性对照。

（4）粘丝试验：该试验有助于筛选掉非弧菌，尤其是气单胞菌。霍乱弧菌该试验呈阳性反应，而其他弧菌为阳性或弱阳性反应，气单胞菌通常为阴性。

在玻片或平皿上滴一大滴 0.5% 去氧胆酸钠水溶液，再从普通琼脂或其他非选择性琼脂上取一接种环 18~24 小时培养物，放在溶液旁研磨混匀，再与溶液混合制成浓厚悬液。阳性者很快（一分钟内）由混变清并变得很黏稠，用接种环挑取时，可以拉出细丝来（附件图 1-6）。阴性者呈均匀悬液状态，与蒸馏水对照相同。

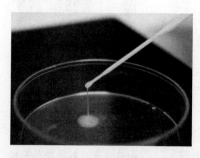

附件图 1-6　霍乱弧菌粘丝实验

（5）霍乱弧菌与有关细菌的鉴别：从腹泻病人分离的细菌，有时在菌落形态上类似弧菌，但在霍乱弧菌 O1 群、O139 群和粗糙型诊断血清中并不凝集或仅有可疑凝集，为进一步作出鉴定，特别是作出非 O1/非 O139 群霍乱弧菌的鉴定时，应与弧菌科中某些氧化酶试验阳性的类似细菌相鉴别（附件表 1-1）。

附件表 1-1　霍乱弧菌及其他致病性弧菌与弧菌科有关细菌的鉴别

项　　目	霍乱弧菌	拟态弧菌	副溶血弧菌	创伤弧菌	溶藻弧菌	河弧菌	弗尼斯弧菌	海鱼弧菌	霍利斯弧菌	麦氏弧菌	辛辛那提弧菌	鲨鱼弧菌	气单胞菌	邻单胞菌
最适生长温度	37	37	37	37	37	37	37	25	25,36	37	25,35	37	28	37
氧化酶	+	+	+	+	+	+	+	+	-	+	+	+	+	+
粘丝试验	+	+	+/-	+	+	+	+	+/-	+		+/-			-
硝酸盐还原	+	+	+	+	+	+	+	+	+	+	+	+	+	+
靛基质	+	+	+	+	+	-	-	+/-	+/-	-		+	+/-	+
V—P 试验	+	+	-	-	+/-	-	+	-			+/-	+	+	
尿素酶	+/-	-	-/+	-		-	-				+/-			
L-赖氨酸	+	+	+	+		-		-/+	+	-/+				+
L-鸟氨酸	+	+	+/-	+										+
L-精氨酸					+	+			+/-				+	+
葡萄糖产气							+	-/+					+/-	
乳糖	-/+	+/-		+					+/-			-	-/+	-
麦芽糖	+	+	+	+	+	+	+	+/-	+	+	+			+/-
D-甘露醇	+	+	+	+/-	+	+	+	+/-		+		+/-		
蔗糖	+	+	-/+	+	+	+	+	+/-	+			+/-		
L-阿拉伯糖	-	-	+			+	+	+				+		
纤维二糖	-	-		+			-/+	-/+	+/-					
水杨素	-	-		+								+/-	+/-	
明胶酶	+	+	+	+								+/-		
0% NaCl 胨水	+	+											+	+
3% NaCl 胨水	+	+	+	+								+	+	+
6% NaCl 胨水	+/-	+/-	+	+/-	+	+/-	+		+/-	+	+	+/-		
8% NaCl 胨水	-							+/-			+/-			
10% NaCl 胨水	-				+/-									
O/129-10μg	S*	S	R	S	R	R	R	S	R	S	R	R	R	R/S
O/129-150μg	S*	S	S	S	S	S	S	S	S	S	S	S	R	S

注：+阳性反应，-阴性反应，+/-或-/+不定反应，S 敏感，R 抗性，＊：O139 群霍乱弧菌为抗性

O129（二氨基二异丙基蝶啶磷酸盐）敏感试验：使用平皿法测定菌株对 O129 的敏感性。在含 0.5%氯化钠的普通琼脂平皿接种待检菌，放上每片分别含 10μg、150μg O129 磷酸盐的药敏纸片，37℃培养过夜。凡药敏纸片周围出

现抑菌圈者记录为敏感。O1 群霍乱弧菌对 10μg O129 敏感，但 O139 群霍乱弧菌大都具抗性。在含 150μg O129 时，副溶血弧菌和河弧菌敏感，而气单胞菌表现为抗性。

除部分副溶血弧菌外，多数弧菌粘丝试验阳性，邻单胞菌和多数气单胞菌为阴性，该试验对确定弧菌有帮助。气单胞菌中有的菌株发酵葡萄糖产酸产气，但不产气的菌株与非 O1 群霍乱弧菌更难区别，这要靠氨基酸分解试验来区别。邻单胞菌的特点是发酵肌醇，不发酵蔗糖、甘露糖和阿拉伯糖。近年来，在东南亚、欧洲、美洲和非洲的一些国家，从腹泻病人或疑似霍乱病人大便中分离出一群弧菌，如河弧菌（曾命名为 F 群弧菌，EF6 群弧菌）、拟态弧菌、麦氏弧菌、霍利斯弧菌等。河弧菌与气单胞菌可利用 6% 氯化钠蛋白胨水中生长与否加以鉴别。河弧菌为葡萄糖不产气株，主要从腹泻病人分离；弗尼斯弧菌为葡萄糖产气株，大多从外环境中分离。

（三）O1 群霍乱弧菌的生物型鉴定

O1 群霍乱弧菌包括了古典生物型和埃尔托生物型。虽然，古典生物型霍乱弧菌感染病例在第七次霍乱全球大流行中极为罕见，但由于古典生物型在其地方性流行区（印度次大陆）仍然存在，因此，鉴别古典生物型和埃尔托生物型仍具有流行病学意义。另外，近年来东南亚报道一些埃尔托型菌株还表现出复杂的表型变异，即同时具备古典生物型和埃尔托生物型的表型鉴别特征、以及在染色体上携带古典型 CTXΦ，称为杂合（hybrid）的埃尔托型菌株。我国也存在这类变异的埃尔托型菌株。

古典生物型和埃尔托生物型的鉴别主要依赖于第Ⅳ组霍乱弧菌噬菌体（106/ml）裂解试验、多粘菌素 B 敏感试验、鸡血球凝集试验、V-P 试验和溶血试验五项（附件表 1-2）。由于埃尔托型霍乱弧菌出现大量非溶血性菌株，溶血试验已不能作为区别两个生物型的主要方法，目前，主要依靠第Ⅳ组霍乱噬菌体常规稀释液（106/ml）的裂解试验来做鉴别，必要时辅以多粘菌素 B 敏感试验和鸡血球凝集试验，V-P 试验和溶血试验仅作参考。从附件表 1-2 可见，每种试验都有例外情况，根据几项试验综合判断较为可靠。

附件表 1-2　O1 群霍乱弧菌生物分型鉴别试验

鉴别试验	古典生物型	埃尔托生物型
1. 第Ⅳ组霍乱弧菌噬菌体（10^6/ml）裂解试验	+	−（+）
2. 多粘菌素 B 敏感试验	+	−（+）
3. 鸡血球凝集试验	−（+）	+（−）
4. V-P 试验	−（+）	+（−）
5. 溶血试验	−	+，−

注：括号内为少数菌株结果

1. **第Ⅳ组霍乱噬菌体裂解试验** 第Ⅳ组霍乱噬菌体常规稀释液（10^6/ml）一般只能裂解霍乱弧菌古典型，而不裂解埃尔托型（少数例外）。第Ⅳ组霍乱噬菌体原液（10^9/mL）对霍乱弧菌古典型和埃尔托型都能裂解，对古典型菌属增殖性裂解，对埃尔托型菌多属于外因裂解（致死作用）。然而这种现象仍具有明显特异性。因此，这项试验具有辅助鉴定意义。一旦发现不被第Ⅳ组噬菌体原液裂解的埃尔托型霍乱弧菌菌株，需要核查其是否为 O1 群霍乱弧菌。本项试验可与噬菌体-生物分型在同一平皿上进行，噬菌体-生物分型方法见后。

2. **多粘菌素 B 敏感试验** 将 1.5%普通琼脂加热溶化，待冷却至 50℃左右，按每 ml 培养基加入 50 单位多粘菌素 B，摇匀后倾注平皿，凝固后备用。在平皿背面用玻璃笔画出若干方格，9cm 直径平皿可检查 16~20 个菌株。取被检菌 2~3 小时肉汤培养物一接种环滴在培养基表面，待干后放 37℃培养过夜，观察结果。霍乱弧菌古典型为敏感型，不生长或生长不足 10 个菌落；埃尔托型（以及 O139 群）霍乱弧菌不敏感，多数菌株长出均匀菌苔。也可用多粘菌素 B 纸片（50 单位）按药敏试验常规法进行。

3. **鸡血球凝集试验** 在清洁平皿内画出方格，用直径 4mm 接种环取一滴生理盐水，滴在每个方格内，取被检菌 18 小时琼脂培养物少许，在生理盐水中制成浓厚菌悬液。再用接种环各加一滴经洗涤三次的 2.5%鸡血球生理盐水悬液，充分摇匀，肉眼观察结果。一分钟内出现血球凝集者为阳性，血球呈均匀分散状态者为阴性。霍乱弧菌埃尔托型为阳性，古典型一般为阴性。

4. **V-P 试验** 将被检菌接种于葡萄糖磷酸盐蛋白胨水，37℃培养 2~3 天。然后取出 1ml 培养物加 5%α-萘酚乙醇溶液 0.6ml，振荡 5 秒，加入 40%氢氧化钾液 0.2ml，再振荡 5 秒，去掉棉塞放室温，一般在 2~5 分钟即出现浅红色，以 1 小时内出现红色反应者为阳性。阴性者在试剂加入后逐渐出现浅褐色。霍乱弧菌古典型 V-P 试验为阴性，而埃尔托型（以及 O139 群）多为阳性。

5. **溶血试验** 取新鲜培养的被检菌肉汤 1ml，1%绵羊红血球 1ml（使用前用生理盐水洗三次，最后一次离心速度为 2000rpm/min，离心 10 分钟），混匀后放 37℃，2 小时观察初步结果，再放 4℃冰箱过夜观察最后结果。应设置已知溶血株、不溶血株和肉汤管作对照。达半数血球溶解者为溶血阳性。可疑溶血者需作复查。为证明为不耐热溶血素，可将被检菌的培养物加热 56℃ 30 分钟后再作溶血试验，O139 群霍乱弧菌的溶血试验为阴性。

（四）霍乱弧菌毒素的检测

引起霍乱全球大流行或局部地区暴发流行的霍乱弧菌菌株，均为产生霍乱毒素的菌株，因此不论从病人标本还是食品、水体、其他环境标本等，若检测出霍乱弧菌后，鉴定分离株是否产霍乱毒素有重要的公共卫生意义，至少在省级疾病预防控制中心实验室必须进行是否为产毒株的鉴定。不产生霍乱毒素的菌株，通常不致病或仅引起腹泻散发病例或局限性的暴发（如聚餐导致集中出现多个病例），也按照一般性腹泻处理。另外，从腹泻病例标本中检测到不产毒（不带毒素基因）的霍乱弧菌菌株，也需保存和记录，近年来不断有报道非产毒的 O1 群、O139 群、甚至非 O1/非 O139 群菌株引起的腹泻病例。

目前检测分离到的霍乱弧菌是否为产毒株，可通过检测产生的毒素、或检测菌株染色体上是否携带霍乱毒素基因进行鉴定。直接检测霍乱毒素的方法还较少常规使用，目前有例如 Oxiod 公司测定霍乱毒素和产毒性大肠杆菌热不稳定毒素（LT）的反向被动血凝试剂盒（VET-RPLA）可获得。对于霍乱毒素基因的检测，应用较多，见后 PCR 方法的介绍。一些方法如 GM1-ELISA 以及新研究方法，目前还缺乏标准化、或者缺乏商业化的试剂盒。另外也要注意直接检测毒素的方法、会与产毒性大肠杆菌 LT 毒素出现交叉反应。

三、快速简易的辅助检测方法

简易快速的检测方法，适于在基层实验室和现场开展快速判断，但其作用仍为辅助诊断或检测，并且要注意这些方法检测的灵敏度限制。在这些方法检测为阳性或疑似阳性，以及即便是阴性但仍怀疑存在霍乱弧菌时，需立即对标本进行霍乱弧菌的分离。

（一）制动试验

1. **原理**　急性期霍乱病人的粪便中含大量霍乱弧菌。本法的依据原理是霍乱弧菌具有活泼动力，当加入相应抗血清时，可以中止其运动。

2. **方法和结果观察**　将急性病例的水样便二滴分别滴在玻片上，直接镜检（推荐使用暗视野或相差显微镜）。如果存在霍乱弧菌，一般可见具有流星状运动的细菌。当分别加入一滴霍乱弧菌 O1 群诊断血清或 O139 群诊断血清后，如果观察到细菌运动停止，凝集成块，则判断制动试验阳性。标本应立即进行菌株分离。

根据这种特殊动力和制动试验，可在几分钟之内作出初步诊断。免疫诊断血清推荐使用不加防腐剂的。使用浓度一般为 1∶64 血清效价。在做细菌培养的同时，进行此项检查，可对 50%~80% 的阳性标本提早作出初步诊断。

（二）基于胶体金的免疫层析检测

1. **原理**　是以膜作为免疫反应固相载体的检测技术（Membrane-Based Immunoassay），在酶联免疫吸附、单克隆抗体制备、体外蛋白表达、胶体金制备等技术的基础之上发展完善，是一项快速体外诊断方法。在膜上，液体带动样品中抗原进行泳动，在遇到抗体后凝集沉淀，并通过胶体金形成的沉淀线肉眼观察结果。

2. **实验方法** 取约 0.5g 粪便样本或 0.3ml 新鲜粪便于稀释液中，用滴管反复吹打，备用；取出检测卡，在非样本端标记样本号；将检测卡平置于台面，用滴管吸取稀释液瓶内的样品液，向检测卡的样品孔内滴加样品液（约 150μl），从滴加样品开始计时，10 分钟观察结果。

3. **结果判定** 出现两条紫红色线条，C 线（质控线）和 T 线（检测线）皆显色，判断为阳性结果；仅在 C 线出现紫红色线条，判断为阴性结果；无任何线条出现或仅有 T 线显色而 C 线不显色，判为实验无效，应重新测试。

4. **注意事项** 应注意检测方法的灵敏度和适用范围。较多报道发现在标本中含 105cfu/ml 及以上浓度霍乱弧菌时，可用该方法检出。因此，必要时可将标本经增菌后进行检测，能协助进行快速判断。阳性标本需立即进行分离培养。即便结果为阴性，但仍怀疑病例感染霍乱弧菌或需鉴定其他标本中含有霍乱弧菌，也需要对标本进行霍乱弧菌的增菌和分离培养。

（三）基于上转发光的免疫层析检测

1. **原理** 上转发光免疫层析技术原理是在以上转发光材料（Up-Converting Phosphor，UCP）代替胶体金免疫层析试纸中的胶体金作为示踪物。上转发光技术（Up-Converting Phosphor Technology，UPT）实现了 UCP 颗粒作为示踪物的生物应用，即对 UCP 颗粒进行一系列的表面修饰与活化后，将其作为示踪物与多种生物活性分子共价结合，在红外光的照射下以其独特的上转发光指示生物活性分子之间高敏感特异性的识别。其基础也是基于样本中霍乱弧菌抗原与抗体的特异结合。

2. **实验方法** 对于病例粪便样本，取约 0.5g 或 1ml 新鲜粪便，加于 1ml 样品预处理液中，混匀备用；对于其他标本或病例粪便标本，进行碱性蛋白胨水增菌作为待检样品。将 10μl 预处理后的待测样品加入 90μl 样品处理液中，混匀备用；取 100μl 稀释后的待测样品加入 UPT 免疫层析试纸加样孔中，静置反应 15 分钟；将 UPT 免疫层析试纸插入 UPT 生物传感器，点击"测量"键获得定量结果。

3. **结果判定** 定性判定时，测量后的 T/C 值大于判定值判定为阳性；测量后的 T/C 值小于判定值判定为阴性结果。定量判定时，Y 后的数值为定量结果，其含义为预处理后的样品中细菌浓度为 $10Y$cfu/ml。

4. **注意事项** 应注意检测方法的灵敏度和适用范围。检测发现该方法具有与胶体金检测相当或更灵敏的检测敏感性。检测阳性标本应立即进行霍乱弧菌分离。另即便检测判断为阴性，仍需要确认时，需立即进行霍乱弧菌的增菌分离培养。

四、基于核酸扩增的检测

核酸扩增检测具有高灵敏度高特异性的特点，针对霍乱弧菌特异基因设计特异引物进行扩增检测。从扩增检测形式上，又可分为常规 PCR 以及荧光实时 PCR。目前多使用霍乱毒素基因 ctxAB、外膜蛋白基因 ompW 等作为检测靶基因，另外，针对 O1/O139 群脂多糖合成基因，也设定为检测靶基因，以快速检测标本中是否含有 O1/O139 群霍乱弧菌。

可以直接对标本、标本增菌液以及分离的菌株中提取核酸作为模板，进行 PCR 扩增检测。需注意粪便以及一些食品标本中，含有较多的 PCR 抑制因素，造成检测灵敏度下降。对这些标本先进行增菌，自增菌液中提取 DNA 作为模板，能很好地提高 PCR 检测灵敏度。另外，在进行大量标本筛查时，如对大批食品或水体标本进行霍乱弧菌尤其产毒株的筛检，可对样品增菌液进行核酸提取和扩增检测，针对阳性以及可疑阳性标本、再继续进行分离培养，可提高工作效率。但需注意实验室要对这一检测策略以及核酸扩增检测试剂进行评价。

对于霍乱弧菌病例的确认，仍以获得霍乱弧菌菌株为标准，核酸扩增检测为辅助检测方法、以及用于监测和研究。结果阳性或可疑阳性时，可立即对标本进行菌株分离。

（一）霍乱毒素基因 *ctxAB* 的检测

1. 常规 PCR 检测霍乱毒素基因

（1）引物：可使用引物对 5′-ATT TTG AGG TGT TCC ATG TG-3′和 5′-ATA AAG CAG TCA GGT GGT CT-3′。扩增产物全长 749bp。

（2）PCR 扩增反应体系：在 0.5ml 微量离心管中按顺序加入以下各种成分：纯水 12.8μl，10×PCR 缓冲液 2μl，dNTPs 0.8μl（每种 dNTPs 终浓度为 0.2mmol/L），引物 2μl（每种引物终浓度为 0.5μmol/L），Taq DNA 聚合酶 0.4μl（1.2U），最后加入提取的模板 DNA 2μl。

（3）扩增参数：94℃预变性 5 分钟；94℃，30 秒，56℃，40 秒，72℃，1 分钟，30 个循环；最后 72℃延伸 7 分钟。

（4）PCR 扩增结束后，在样本管中加入溴酚蓝载样液，通过 1.0%琼脂糖凝胶（含 0.5μl/ml 溴化乙锭）电泳，并加相应的标准分子量（Marker）样品孔，电泳结束后，通过紫外灯观察结果，并照相记录，根据扩增产物的有无和片段大小判断。

2. TaqMan 探针实时 PCR 检测霍乱毒素基因

针对 *ctxAB* 基因的 TaqMan 探针实时 PCR 检测方法，远高于普通 PCR 的灵敏度。

（1）引物和探针：可使用引物对 5'-CTT CCC TCC AAG CTC TAT GCT C-3' 和 5'-TAC ATC GTA ATA GGG GCT ACA GAG-3'，探针为 FAM-ACC TGC CAA TCC ATA ACC ATC TGC TGC TG-BHQ1。

（2）反应体系：实时 PCR 采用 20μl 反应体系，每个反应中含 10μl 通用 PCR 反应混合物（建议使用不同厂家产品时，先进行测试）、或自行配制，上下游引物（10μmol/L）各 0.4μl，探针（10μmol/L）0.4μl，去离子水 6.8μl，提取的 DNA 模板 2μl。

（3）扩增条件：95℃ 30 秒，95℃ 5 秒和 60℃ 20 秒，循环 40 次，在退火阶段检测荧光。

（4）结果判定：在样品的检测中，通常将荧光曲线的循环域值（Ct）小于 35 的样品判定为阳性（但注意样品的纯度以及反应体系的扩增效率、仪器不同时，Ct 值可有差异），而当 Ct 值大于 35 时，可进行二次检测，若二次检测的 Ct 值仍大于 35 时，可视为疑似阳性。阳性和疑似阳性的标本均需进行菌株分离鉴定。

（二）荧光 PCR 检测 O1/O139 群霍乱弧菌 *rfb* 基因

该方法可直接从核酸的角度检测标本中是否含有 O1 群或 O139 群霍乱弧菌。注意不能检测样本中是否有非 O1/非 O139 群菌株。此处为 O1 群和 O139 群霍乱弧菌双重 TaqMan 探针实时 PCR 检测体系，靶基因为两者的脂多糖抗原的 rfb 基因片段。

1. **引物和探针** 针对 O1 群脂多糖合成基因簇的引物对为 5'-GGA ATA ACT CAA GGC GAT GAA GTG-3' 和 5'-TAG AGA CTC ACC TTC GAT TTC AGC-3'，探针为 FAM-AAA CGG GTA ACG CAC CAC ACT GGA CT-BHQ1，针对 O139 群脂多糖合成基因簇的引物对为 5'-CGA TGG CGT GTT CAT TAG AAG G-3' 和 5'-TCC CTT TCC ACC TCG GTA TTT C-3'，探针为 HEX-CGG CAA ACT GGC AGC AAA CTC AGC A-BHQ1。

2. **反应体系** 采用 20μl 反应体系，每个反应中含 10μl 通用 PCR 反应混合物（建议使用不同厂家产品时，先进行测试），O1*rfb* 基因上下游引物（10μmol/L）各 0.4μl，探针（10μmol/L）0.4μl；O139*rfb* 基因上下游引物（10μmol/L）各 0.4μl，探针（10μmol/L）0.4μl，去离子水 5.6μl，提取的 DNA 模板 2μl。

3. **扩增条件** 95℃ 30 秒，95℃ 5 秒和 60℃ 20 秒，循环 40 次，在退火阶段检测荧光。实验中需要加入阳性和阴性对照菌株的染色体 DNA。

4. **结果判定** 对于 O1 群和 O139 群霍乱弧菌，阳性结果可用不同颜色的荧光曲线加以区分。如果结果中有两种颜色的扩增荧光曲线，则提示样品中同时含有 O1 群和 O139 群霍乱弧菌。

在样品的检测中，通常将荧光曲线的循环域值（Ct）小于 35 的样品判定为阳性（但注意样品的纯度以及反应体系的扩增效率、仪器不同时，Ct 值可有差异），而当 Ct 值大于 35 时，可进行二次检测，若二次检测的 Ct 值仍大于 35 时，可视为疑似阳性。阳性和疑似阳性的标本均需进行菌株分离鉴定。

用于疫情调查分析的菌株分型

自病例和其他标本中检测出霍乱弧菌，是对病例诊断、疫情确认和危险因素评估的基础。在疫情分析、流行病学调查分析、感染溯源等疫情处置和监测中，还需要对分离的菌株进行进一步的分型，包括基于核酸指纹图谱的分子分型以及噬菌体-生物分型等。这些数据可以协助判断不同病例和标本分离的菌株是否菌型一致，提出可能存在共同暴露、存在暴发与播散、确认感染来源比如污染食品等，另外可从较大范围和较长时间分析疫情菌株的变化规律，是疫情调查和监测分析的重要实验室工具和信息。

五、分子分型方法

（一）脉冲场凝胶电泳（PFGE）

PFGE 已用于多种致病菌的分子分型，以对不同来源分离株进行基于基因组水平的分子指纹图谱分析。该技术用于流行病学调查，主要基于以下原则：如果多个病例感染的菌株来自同一来源（比如同种污染食品、同一偶然污染水体等），那么这些菌株的分子分型特征相同或非常相似，对这些菌株的分子分型图谱分析，有助于发现型别成簇，提示可能有共同来源，从而开展流行病学调查，发现暴发，查找来源，通过采取公共卫生措施减少发病和抑制流行。分子分型图谱也已被用于流行病学调查中的病例定义，比如对沙门菌感染，病例很多，但为溯源某种污染食品，可以在病例描述中加入"分离到具有某种分子分型图谱的菌株的病例"。

PFGE 选用识别少见酶切位点的内切酶切割细菌染色体 DNA，获得的 DNA 大片段在外加脉冲电场的低浓度琼脂糖凝胶中分离，产生数量有限的 DNA 条带。其原理是 DNA 分子在脉冲电场中随着电泳方向的改变不断改变其分子构象，挤过凝胶间隙。小的 DNA 分子比大的分子重新定向较快，在凝胶中移动快，从而使小分子 DNA 片段与大片段相分离、同时较大的 DNA 片段也能被有效分离，在凝胶上按染色体片段长度的不同而呈现出电泳带型。

在霍乱弧菌分型的实际应用中，PFGE 显示了比其他分型方法更强的分辨力和流行病学调查能力。而且，由于 PFGE 是选用染色体 DNA，在统一设定内切酶和实验条件下，产生的结果是可重复性好，因而不同实验室的 PFGE 结果具有可比性，这是 PFGE 分型方法优于其他众多分子分型方法之处。为了使 PFGE 结果能在实验室间进行比较，有很多实验室都针对流行病学研究的目的对 PFGE 的实验条件和操作方法进行优化和标准化。目前，一些公共卫生实验室使用的用于分析霍乱弧菌分离株的 PFGE 实验方案是由美国 CDC 联合一些实验室确定的 PFGE 实验方案。

美国 CDC 于 1996 年建立了以 PFGE 技术为核心的 PulseNet，并且确定了多种细菌的 PFGE 标准实验方案，实现了不同地区实验室菌株分析和传染病实验室监测的网络化和标准化。PFGE 分型技术是目前霍乱流行病学调查中使用最普遍的分子分型方法，在近几年里，一些实验室采用此方法进行流行病学分析，显示了较高的实用价值。

我国也建立了病原细菌的分子分型实验室监测网络 PulseNet China，对于霍乱弧菌，按照国际网络 PulseNet International 的标准化方案，采用 NotI 和 SfiI 两种内切酶。一般的监测中可采用 NotI 一种酶，但在重要监测、暴发调查（协查），以及一般监测中的特别需要时，需完成两个酶的 PFGE 图谱。霍乱弧菌的 PFGE 操作标准化程序见附件 4 "霍乱弧菌 PFGE 标准操作方法"，是国际病原菌分子分型监测网络 PulseNet International 制订的霍乱弧菌 PFGE 标准方法。附件图 1-7 显示了对霍乱弧菌疫情分离菌株进行 PFGE 后的带型图谱聚类分析的结果。

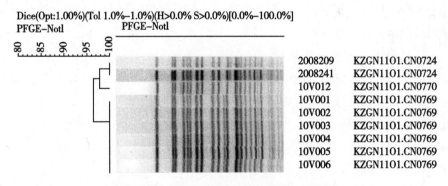

附件图 1-7　霍乱弧菌分离株的 PFGE 图谱及
相似性聚类分析示例。最右侧为带型编号

（二）其他分子分型方法

包括多位点重复序列可变数目分型（MLVA）、多位点序列分型（MLST）等，目前有多篇文章报道，但没有标准化。MLVA 用于霍乱弧菌分子分型和流行病学调查的作用还在评估中，目前的 MLST 分型主要用于细菌进化相关的定义和研究。

六、O1 群埃尔托型霍乱弧菌的噬菌体-生物分型

O1 群埃尔托生物型霍乱弧菌在 1961 年传入我国，中国医学科学院流研所（现中国疾病预防控制中心传染病所）的研究人员，利用从自然水体和病人粪便中分离出的弧菌噬菌体，筛选出五株噬菌体，于 1966 年建立了噬菌体分型方案，根据菌株被五株噬菌体裂解谱的不同，将埃尔托型霍乱弧菌分成 32 个型别。1975 年进一步提出生物分型方案，即根据菌株的溶源性、对溶源噬菌体的敏感性、山梨醇发酵试验和溶血试验等四个生物学性状，将埃尔托型菌株分成 12 个生物型。噬菌体分型与生物分型相结合，形成了埃尔托菌株的噬菌体-生物分型方案，不仅增加了菌株的分型型别，并定义了"流行株"和"非流行株"两类菌株：具有独特噬菌体-生物型别的流行株的菌株主要分离自流行期间的病人、带菌者及其污染的外环境，能引起流行或大流行；噬菌体-生物型别较分散的非流行株主要分离自疫区和非疫区的自然水中，一般不致病或仅引起散发腹泻病例。在我国霍乱防控史上，噬菌体-生物分型方案发挥了重要的作用。

（一）噬菌体-生物分型的流行病学作用

1. 按两类菌株的流行病学特点，采取区别对待的防疫对策：明确两类菌株后，重点对流行株采取霍乱的防疫措施，而对非流行株则按一般感染性腹泻处理。

2. 分析预测流行趋势　噬菌体-生物分型将埃尔托霍乱弧菌区分为流行株与非流行株和若干型别。通过菌型监测，不但可掌握疫情中菌型的动态，且对预测流行趋势有参考价值。

3. 区分两类菌株在病原学上的作用　两类菌株差别显著，在病原诊断、流行病学调查和采取相应措施方面均需要明确区分。在病原分子生物学研究发现，绝大部分流行株均具有霍乱毒素基因 *ctxAB*，属于产毒株，而非流行株则仅少数有 *ctxAB* 基因，以不产毒株为主。在无法开展毒素基因检测的地区，噬菌体-生物分型可简单地提供了产毒株与非产毒株的佐证。

（二）噬菌体分型

根据 5 株国内分离的弧菌噬菌体（VP1~VP5）将 O1 群埃尔托型霍乱弧菌分成 32 个噬菌体型（附件表 1-3）。对 5 株噬菌体全敏感的噬菌体 1 型菌株是最常见的流行菌株。2 型主要是 1 型的粗糙型，3~6 型也属流行株范畴。7 型以后（包括 7 型）属非流行株，对 5 株噬菌体全抵抗的是 32 型。非流行株仅引起散发病例，是一些疫区和非疫区自然水体中的常见菌型。具体操作见附件6 "O1 群埃尔托型霍乱弧菌噬菌体—生物分型操作方法"。

附件表 1-3 O1 群埃尔托生物学霍乱弧菌噬菌体分型表

噬菌体型	对分型噬菌体的敏感性				
	VP1	VP2	VP3	VP4	VP5
1	+	+	+	+	+
2	+	+	+		+
3	+	+		+	+
4	+		+	+	+
5		+	+	+	+
6	+	+	+	+	
7		+	+		+
8			+	+	+
9		+		+	+
10	+			+	+
11	+		+		+
12	+	+			+
13		+	+	+	
14	+			+	
15	+	+		+	
16	+	+	+		
17				+	+
18			+		+
19		+			+
20	+				+
21			+	+	
22		+		+	
23	+			+	
24		+	+		
25	+		+		
26	+	+			
27					+
28					
29					
30		+			
31	+				
32					

注："+"代表霍乱弧菌对分型噬菌体敏感，"—"代表霍乱弧菌对分型噬菌体不敏感

（三）生物分型

根据菌株的溶原性、对溶原噬菌体的敏感性、山梨醇发酵试验和溶血试验

等 4 个生物学试验，将埃尔托型霍乱弧菌分成 12 个生物型（附件表 1-4）。具体操作见附件 6 "O1 群埃尔托型霍乱弧菌噬菌体—生物分型操作方法"。

附件表 1-4　O1 群埃尔托生物型霍乱弧菌生物分型表

生物型	生物学性状			
	溶原性	对溶原噬菌体的敏感性	山梨醇发酵试验	溶血试验
a	+			+
b	+			
c		+		+
d		+		
e				+
f				
g	+		+	
h	+		+	
i		+	+	+
j		+	+	
k			+	+
l			+	

注："+"代表生物分型试验阳性，"—"代表生物分型试验阴性

a~f 生物型为流行株，g~l 型为非流行株。目前流行株中以 a~d 型常见，非流行株中 k、l 型居多。a~f 生物型为流行株，g~l 型为非流行株。a、b、g、h 型为溶原株，c、d、i、j 型为复愈株，e、f、k、l 型为非溶复株。两类菌株均有溶原株、复愈株和非溶复株。但流行株中 a~d 型常见，非流行株中 k、l 型居多。目前发现山梨醇发酵试验与霍乱弧菌流行株与非流行株两大类菌株有很好的平行关系，按照定义，流行株均为慢发酵株，非流行株均为快发酵株。另外，实验发现可用甘露醇替代山梨醇进行发酵实验，一是甘露醇使用的浓度可为 0.2%，二是在发酵实验过程中，使用甘露醇时不存在快发酵株发酵液颜色重新返回红色的现象，三是霍乱弧菌中存在利用甘露醇的系统，还没有发现利用山梨醇的系统。

（四）埃尔托型霍乱弧菌噬菌体-生物分型

是将噬菌体分型与生物分型结合起来。每个噬菌体型又可分为若干生物型，即噬菌体-生物型（如 1a、1d、8i、30k 等）。划分流行株与非流行株的标准见附件图 1-8。目前定义为噬菌体 1~6 型、生物型 a~f 的菌株为噬菌体-生物分型的"流行株"，其他型别的菌株定义为"非流行株"。常见的流行株为

噬菌体1~3型、生物型 a~d 型；最常见的是 1a、1b 和 1d 型。噬菌体 7~32 型、生物型 g~l 为非流行株。另外，埃尔托型菌株的生物分型中，a、b、g、h 型为溶原株，c、d、i、j 型为复愈株，e、f、k、l 型为非溶复株。两类菌株均有溶原株、复愈株和非溶复株。但流行株中 a~d 型常见，非流行株中 k、l 型居多。

通过对 O1 群埃尔托生物型霍乱弧菌分离株的霍乱毒素基因检测，发现噬菌体-生物分型为"流行株"的菌株几乎均为产毒株（仅发现个别的菌株为不携带毒素基因的菌株，且基因组分析发现这些菌株与流行株非常相似），"非流行株"不携带霍乱毒素基因，为非产毒株。

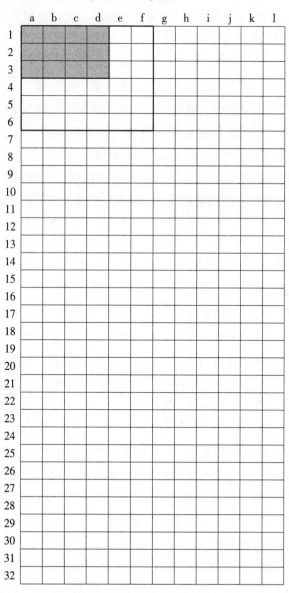

附件图 1-8　O1 群埃尔托生物型霍乱弧菌的噬菌体-生物分型表

上图的表中纵列数字为噬菌体型，横行英文字母为生物分型。噬菌体型和生物型组合成噬菌体-生物分型。噬菌体型 1~3 及生物型 a~d 的菌株（在方格表中粗线框内部分）为至目前流行的常见流行株分型；噬菌体型 4~6 及生物型 e 和 f 的菌株（方格表中较粗线框、但除粗框内灰色底纹的部分）为至目前流行的不常见流行株分型；其余部分属于非流行株分型。

附件 4　耐药性检测

测定细菌对药物的敏感程度，主要采用体外抗菌药物敏感试验，试验方法主要有定性测定的纸片琼脂扩散法（disk agar diffusion test，Kirby-Bauer test，简称 K-B 法）、定量测定的稀释法（dilution test）和浓度梯度法（E-test）。纸片扩散法（K-B 法）是最为常用的方法，成本低，操作简单，重复性好，抗菌药物的选择有很大的灵活性。稀释法包括琼脂稀释法和肉汤稀释法，是一种可靠、标准化的方法，可直接定量测出药物对待检菌株的最低（或最小）抑菌浓度（minimal inhibitory concentration，MIC）。E-test 法结合扩散法和稀释法的原理和特点，操作简便如扩散法，但可以同稀释法一样获得待检菌对药物的MIC。E-test 法成本高，使得使用受限。目前广泛采用 WHO 推荐的改良纸片扩散法。

一、纸片扩散法（K-B 法）

（一）基本原理

将含有定量抗菌药物的纸片贴在已接种待检菌的琼脂平板上，纸片中含的药物吸取琼脂中的水分溶解后会不断地向纸片周围区域扩散，形成递减的梯度浓度，在纸片周围抑菌浓度范围内待检菌的生长被抑制，从而产生透明的抑菌环。抑菌环的大小反映检测菌对测定药物的敏感程度，并与该药对待检菌的MIC 值呈负相关，即抑菌环愈大，MIC 愈小。

（二）实验操作

1. **药敏试验纸片的选则**　依据治疗肠道细菌性感染时常用抗菌药物的种类及便于各地区检出霍乱弧菌菌株对药物敏感性的比较，可参考选用下列药敏纸片：环丙沙星、诺氟沙星、吡哌酸、痢特灵、强力霉素、红霉素、新霉素、多粘菌素 B、氨苄青霉素、妥布霉素、氯霉素、庆大霉素、复方新诺明、四环素、链霉素、丁胺卡那霉素。

2. **培养基**　称取适量水解酪蛋白琼脂（Mueller-Hinton，MH）粉加蒸馏水加热溶化，调 pH 至 7.4，15lb 20 分钟高压灭菌后冷至 45~50℃，在水平试验台上制备平板。直径 9cm 的平皿，琼脂深度约为 4mm，大约需要 25ml。倾注平皿前应用 pH 计测 pH 是否正确（pH 应为 7.3）。琼脂凝固后，直接使用的平皿应在约 37℃ 的培养箱内烘 30 分钟；备用的平皿应储于培养基罐或塑料袋内，密封后置于 4~8℃ 冰箱，二周内有效。

3. **接种菌液制备**　可选用下列两种方法之一配制接种物：

（1）增菌法：用接种环挑取形态相似待检菌落 3~5 个，接种于 4~5ml 的 MH 肉汤中，35℃ 孵育 2~6 小时。增菌后的对数生长期菌液用生理盐水或 MH 肉汤校正浓度至 0.5 麦氏比浊标准，约含 $1.0×10^8$~$2.0×10^8$ cfu/ml。

（2）直接菌落悬液配制法：直接取培养 16~18 小时的纯培养菌落用生理盐水或肉汤调配成 0.5 麦氏比浊标准的菌悬液。

参比比浊管：可选用比浊管或按以下方法配制：1.175%（W/V）$BaCl_2·2H_2O$ 0.5ml，1% H_2SO_4 溶液 99.5ml。标准液应装于直径与细菌培养肉汤管一致的试管内，密封管口。置室温暗处可保存 6 个月。

4. **接种 MH 平板**　用无菌棉拭蘸取培养液，挤压去多余的液体后在琼脂表面上划线，使线条布满平皿，以确保接种菌均匀分布，最后用拭子绕琼脂平面边缘划两周，盖上皿盖，让平皿在室温中放置数分钟。

5. **贴药敏纸片**　待平板水分完全吸收后，用消毒镊子或纸片分别器将药敏纸片紧贴放于已接种的琼脂表面并轻压，各纸片中心相距不少于 24mm，离平皿边缘不少于 15mm。

6. **培养**　平板倒置于 35℃ 培养箱，叠放不超过两个，培养 16~18 小时后读取结果。

7. **结果的读取和判定**　用以毫米为单位的量具在直射光下测量抑菌圈直径，抑菌环的边缘以肉眼见不到细菌明显生长为限。结果判定按照 CLSI 出版的药敏试验指南的最新版本进行，参比菌株的敏感度在允许范围内测试菌株的结果才可报告，否则应采取措施，改进试验质量。

8. **质量控制**

（1）K-B 法使用的 MH 琼脂的质量须符合美国临床实验室标准化研究所（CLSI，以前称美国临床实验室标准委员会，NCCLS）的标准。MH 琼脂中若含有胸腺嘧啶核苷或胸腺嘧啶可逆转磺胺类、甲氧苄啶的抗菌效应，造成假耐药现象（使抑菌圈变小，模糊，甚至无抑菌圈），影响对磺胺类、甲氧苄啶的药敏结果判定。可用复方新诺明对粪肠球菌 ATCC29212 或 ATCC33186 试验，若抑菌圈≥20mm，边缘清楚，说明该 MH 培养基合格。

（2）用标准的参比菌株与待测菌平行测定药敏，常用的参比菌株有金黄色葡萄球菌（ATCC 25923），大肠埃希菌（ATCC 25922）和铜绿色假单胞菌（ATCC 27853）。参比菌株最好冷冻干燥保存，日常使用时保存于琼脂斜面，并储于 4℃ 冰箱，传代不宜超过 5 次。

（3）药敏纸片的储存：药敏纸片的含药量及有效性尤为重要，库存的药敏纸片应储于-20℃，不稳定药物最好在-40℃以下保存，少量常用的纸片可放在普通冰箱的冰盒内，都必须密封瓶口。使用时从冰箱取出，置室温 1 小时，使温度平衡，再打开使用。

二、稀释法

（一）基本原理

稀释法药敏试验用于定量测试抗菌药物对某一细菌的体外活性，分为琼脂稀释法和肉汤稀释法，肉汤稀释法又可分为常量肉汤稀释法和微量肉汤稀释法。试验时抗菌药物的浓度经过一系列的对比稀释，能抑制待测菌肉眼可见生长的最低药物浓度称为最小抑菌浓度（MIC）。

（二）实验操作

1. 琼脂稀释法

（1）抗生素贮存液的制备：药敏试验必须使用抗生素标准品或参考品，抗生素必须按照规定的温度和湿度等条件贮存，在保质期内使用。抗生素贮存液可分装无菌小瓶，-60~-20℃贮存。制备抗生素储存液的溶剂和稀释液参见 CLSI 指导文件附表。

（2）琼脂稀释平皿的制备：融化的 MH 琼脂冷却至48~50℃，加入稀释的抗生素工作液到琼脂中混匀，在水平台面上制备平板，琼脂厚度 4mm±0.5mm。凝固后装入塑料袋密封 4~8℃贮存，五天内使用。不稳定药物如氨苄西林，甲氧西林，亚安培南和克拉维酸或其他已知不稳定的 β-内酰胺/β-内酰胺酶抑制剂组合的抗微生物药的平板要临用新配。必须用质控菌株评价平皿的稳定性。

（3）制备接种菌液：接种菌液的制备同 K-B 法，先制备得到 0.5 麦氏标准浓度的菌液（1.0×10^8 ~ 2.0×10^8 cfu/ml），再用无菌肉汤或生理盐水 1：10 稀释，作为琼脂稀释法的接种液（10^7 cfu/ml）。

（4）接种琼脂平皿：在平皿上作标记，确定接种点的方位。90mm 的平板可接种 30 个点。每个点接种 2μl 菌液，接种菌量约为 10^4 cfu。配制好的菌液最好在 15 分钟内接种。首先接种不含抗生素的平板作为细菌生长对照，从最低浓度的抗生素平板开始依次接种平皿，最后接种第二块不含抗生素的平板作为生长对照，以确认接种过程有无污染。

（5）培养：接种好的平板应在室温下静置至接种点上的菌液被琼脂完全吸收，再将药敏平皿倒置，35℃孵育 16~20 小时。

（6）结果判读：结果阅读时，平板应置于黑色不反光的表面上，记录的 MIC 是完全抑制细菌生长的最低抗生素浓度，单个菌落或接种物所致的轻微的不清晰现象可忽略不计。如果在 MIC 判断终点附近有多个菌落，或者低浓度不长，高浓度生长；即跳管现象，就应该检查试验菌的纯度，有否污染菌生长，并尽可能重复试验。

（7）质控：同时用大肠埃希菌（ATCC 25922）、铜绿假单胞菌（ATCC 27853）、金黄色葡萄球菌（ATCC 29213）和粪肠球菌（ATCC 29212）作为质控菌株进行琼脂稀释药敏试验。

（8）琼脂稀释法药敏试验的优点：琼脂稀释法药敏试验比肉汤稀释法重复性好，可同时检测多种被检菌，可发现混合菌和污染菌，可观察菌落生长良好与否。

2. 常量肉汤稀释法

（1）抗菌药物贮存液制备：抗菌药物贮存液浓度不应低于 1000μg/ml（如 1280μg/ml）或 10 倍于最高测定浓度。溶解度低的抗菌药物可稍低于上述浓度。抗菌药物可直接购自厂商或相关机构。所需抗菌药物溶液量或粉剂量可用公式进行计算。例如：需配制 100ml 浓度为 1280μg/ml 的抗生素贮存液，所用抗生素为粉剂，其药物的有效力为 750μg/mg。用分析天平精确称取抗生素粉剂的量为 182.6mg。根据公式计算所需稀释剂用量为：（182.6mg×750μg/ml）/ 1280μg/ml＝107.0ml，然后将 182.6mg 抗生素粉剂溶解于 107.0ml 稀释剂中。制备抗菌药物贮存液所用的溶剂和稀释剂按说明使用。配制好的抗菌药物贮存液应贮存于 -60℃ 以下环境，保存期不超过 6 个月。

（2）药敏试验用抗菌药物浓度范围：根据 CLSI 抗菌药物敏感性试验操作标准，药物浓度范围应包含耐药、中介和敏感分界点值，特殊情况例外。

（3）培养基：CLSI 推荐使用 MH 肉汤，pH7.2~7.4。

（4）接种物的制备：接种菌液的制备同 K-B 法，先制备得到 0.5 麦氏标准浓度的菌液（$1.0×10^8 ~ 2.0×10^8$ cfu/ml），用 MH 肉汤将上述菌悬液进行 1∶100 稀释后备用。注意应在 15 分钟内接种完配制好的接种物，并取一份接种物在非选择性琼脂平板上传代培养，以检查接种物纯度。

（5）稀释抗菌药物的制备及菌液接种：取无菌试管（13mm×100mm）13 支，排成一排，除第 1 管加入 1.6ml MH 肉汤外，其余每管加入 MH 肉汤 1ml，在第 1 管加入抗菌药物原液（如 1280μg/ml）0.4ml 混匀，然后吸取 1ml 至第 2 管，混匀后再吸取 1ml 至第 3 管，如此连续倍比稀释至第 11 管，并从第 11 管中吸取 1ml 弃去，第 12 管为不含药物的生长对照。此时各管药物浓度依次为 256、128、64、32、16、8、4、2、1、0.5、0.25μg/ml。然后在每管内加入上述制备好的接种物各 1ml，使每管最终菌液浓度约为 $5×10^5$ cfu/ml。第 1 管至第 11 管药物浓度分别为 128、64、32、16、8、4、2、1、05、0.25、0.125μg/ml。

（6）孵育：将接种好的稀释管塞好塞子，置35℃孵箱中孵育16~20小时。

（7）结果判断：在读取和报告所测试菌株的MIC前，应检查生长对照管的细菌生长情况是否良好，同时还应检查接种物的传代培养情况以确定其是否污染，质控菌株的MIC值是否处于质控范围。以肉眼观察，药物最低浓度管无细菌生长者，即为受试菌的MIC。

3. 微量肉汤稀释法

（1）抗菌药物和培养基制备：同常量肉汤稀释法。

（2）MIC板制备：无菌操作，将倍比稀释后不同浓度的抗菌药物溶液分别加到灭菌的96孔聚苯乙烯板中，第1至第11孔加药液，每孔10μl，第12孔不加药作为生长对照，冰冻干燥后密封，-20℃以下保存备用。

（3）接种物制备：将用增菌法或直接菌悬液法制备的浓度相当于0.5麦氏比浊标准的菌悬液，经MH肉汤1：1000稀释后，向每孔中加100μl，密封后置35℃孵箱中，孵育16~20小时判断结果。此时，第1孔至第11孔药物浓度分别为128、64、32、16、8、4、2、1、0.5、0.25、0.125μg/ml。

（4）结果判断：以在小孔内完全抑制细菌生长的最低药物浓度为MIC。当阳性对照孔（即不含抗生素）内细菌明显生长试验才有意义。当在微量肉汤稀释法出现单一的跳孔时，应记录抑制细菌生长的最高药物浓度。如出现多处跳孔，则不应报告结果，需重复试验。通常对革兰阴性杆菌而言，微量肉汤稀释法测得的MIC与常量肉汤稀释法测得的结果相同或低一个稀释度（1孔或2倍）。

三、浓度稀释法（E-test法）

（一）基本原理

原理基本同扩散法，即浓度呈连续梯度的抗菌药物从塑料试条中向琼脂中扩散，在试条周围抑菌浓度范围内受试菌的生长被抑制，从而形成透明的抑菌圈。E-test综合了稀释法和扩散法的原理和特点，同时还弥补了二者的一些不足，可以像稀释法一样直接定量测出抗菌药物对受试菌的MIC。

（二）实验操作

1. 培养基、菌液制备和接种：同K-B法。

2. 贴E-test试验条：E-test试验条的刻度面朝上，不能贴反，一旦接触琼脂后不得再移动。直径150mm的平皿内可放置6根E试验试条，90mm者一般只能放置1根。

3. 孵育时间和温度：将平板反转放入35℃培养箱，不可放在CO_2环境中。平板在培养箱内叠放不得超过2个，否则会影响中间的平板，达不到培养温度而产生扩散的作用。平板培养16~18小时后取出读取结果。

4. 结果阅读　孵育后围绕试条可形成一个椭圆形的抑菌圈，在抑菌圈和试条的横切相交处试条上的读数刻度即是测定抗菌药物对受试菌的 MIC。阅读时应注意的问题见供应商的产品说明书。

附件 5　隔离区室的卫生与消毒

医院对收治的霍乱病人进行隔离治疗，需要防止病人排泄物、检测分离物及相关所有感染性材料的污染扩散。隔离区（室）的卫生处理，要以所有感染性材料严格消毒、不扩散到医疗机构或者隔离区之外为原则，严格执行各项消毒工作，防止病人排泄物污染扩散，并防止工作人员和家属的感染。尤其是，避免病人排泄物排出到医院之外，导致霍乱弧菌进入市政管道和进一步污染环境。

一、隔离消毒工作的基本要求

1. 医疗机构收治霍乱病人的院内感染和防污染扩散控制，需按照原卫生部《医院感染管理办法》（2006）、《医疗卫生机构医疗废物管理办法》（2003）、国务院《医疗废物管理条例》（2011 修订）的要求执行。

2. 医疗机构，做好收治霍乱病人的预案，尤其建立隔离区室的预案，在收治疑似或确诊霍乱病人时，立即建立起针对霍乱病人诊治的隔离区室。

3. 充分评价评估隔离区室以及工作流程中的医院感染、医源性感染以及污染扩散出隔离区室的所有危险因素，据此建立隔离分区、诊治工作以及消毒方案。

4. 根据医疗机构区域结构、房屋结构，合理布局隔离区室，以相对隔离、污染物流与人流相对独立为原则，应有二个或三个出入口，必要时设传递窗。

5. 隔离区内应划分清洁区、半污染区、污染区。

清洁区：包括更衣室、值班室、配膳室、库房等。清洁区应保持整洁无污染。发现有污染或污染可疑时应立即进行消毒处理。

半污染区：包括护理办公室、治疗室、走廊、病人出院卫生处理室、消毒室等。半污染区应每天用消毒液喷雾或洗擦 1~2 次。

污染区：包括病室、厕所、污染消毒室、入院卫生处理室等。设病人专用厕所。污染区内除做好经常性消毒工作外，应定期进行彻底消毒。

在各区交界处应设置洗手消毒水和擦脚垫。

6. 在灾区现场，如地震、洪涝灾区有原医疗机构被破坏不能使用的情况下，临时医疗点有霍乱病人或疑似病人需要治疗时，临时医疗点隔离病区室应距水源、码头、食堂等公共场所较远的房屋，必须与其他科室、宿舍物理隔开，隔离区室应有明显的标志。

7. 建立收治霍乱病人的隔离区室工作规章制度，建立隔离区室工作和消毒操作规程，建立医疗废弃物的消毒登记制度和表格，包括随时消毒和终末消毒。

8. 建立人员防护规程，制订意外接触污染物和怀疑污染物的处置预案与相应防护、处置物品、药品配备。

9. 明确医疗废弃物的消毒责任人和操作人员，并开展人员培训，包括卫生学、消毒知识、职业卫生防护培训等。

10. 备好所需的消毒灭菌药品和设备。按照疫点消毒和医院感染消毒的要求，配备消毒药品和设备。针对霍乱弧菌污染材料的消毒，参照第三章第三节"消毒处置"中关于病房、集中医疗点的终末消毒和随时消毒方法，以及附件1"消毒对象与消毒方法"和附件2"常用消毒剂及其选择"。

11. 隔离区室内清洁用具要分区分室专用。

12. 隔离区室指定内部医疗废弃物临时储存点，消毒与未消毒废弃物存储点严格分开，规定处理时间（即时处理和固定时间处理）和物流路线。

13. 病人吐泻物、生活用水、垃圾废物、检验室废弃物等，必须经严格消毒处理后才能向外排放、及作为医疗废弃物处理。禁止厕所冲水直接经下水道排入市政污水管道。病人用过的用具（衣服、被褥、饮食用具、医疗器械和盛病人吐泻物的容器等）每次用后，均应按照消毒→清洗→消毒的程序要求，严格处理后再行使用。

14. 检验培养基、检测试剂、不再使用的标本和菌种等，需经高压灭菌或化学消毒处理，然后作为医疗废弃物处理。

15. 运送医疗废弃物的重复使用的器具、运送工具，应在运送结束时立即进行消毒。

16. 医护人员要经常教育和指导病人遵守病室各项隔离消毒制度，病人住院期间应在指定范围内活动，不可私自外出，严格执行探望制度，不能陪伴病人。对于必要的探视，应由护理人员陪同和指导。

17. 病人出院时，应换穿清洁衣服（设备允许时可淋浴），换下来的衣服及病人带来的被褥、日用品（脸盆、毛巾、书报等），必须经消毒处理后，才能交给病人或家属带走。

18. 病人出院后，病床、床头柜等需经消毒处理。用过的被单、床单、枕套等，要全部更换，经消毒处理后再洗净备用。

19. 霍乱病人或疑似霍乱病人尸体的处理，参照第三章第三节"消毒处置"中关于霍乱病人或疑似病人尸体卫生消毒处置的方法。需要进行霍乱病人或疑似霍乱疑似病人尸体解剖查验的，工作和消毒防护按照原卫生部《传染病病人或疑似传染病病人尸体解剖查验规定》（2005）进行。涉及尸体出入境，按照原卫生部等九部（局）发布的《尸体出入境和尸体处理的管理规定》（2006）执行。

20. 建立自查制度，并接受卫生行政主管部门的监督管理。

二、工作人员的卫生要求

1. 参加隔离病区室的工作人员要相对固定。工作人员应熟悉传染病报告制度和各项隔离消毒制度，掌握相关消毒方法，掌握意外接触污染材料的处置程序和方法。

2. 病区工作人员应严格注意消化道隔离，定期进行体格检查和粪便细菌培养。哺乳期或妊娠期的工作人员不宜参加此项工作。

3. 工作人员进入病区应穿戴工作衣、鞋、帽，进入污染区护理、接触病人时要穿隔离衣、戴口罩，离开时脱去，并应消毒双手。

4. 非病区工作人员，如需进入病区，应得到允许，并严格遵守病区隔离消毒制度。

附件6　消毒对象与消毒方法

消毒对象	消毒方法
呕吐物	尽量用容器盛装，容器中事先放入500ml以上（约容器容积的1/2）有效氯浓度为10 000mg/L的含氯消毒液；直接吐在地面的呕吐物，先用快速凝固型消毒粉或漂白粉覆盖10分钟后清扫干净，放入废弃物收集袋中，再用有效氯浓度为1000mg/L的含氯消毒液擦拭地面。
排泄物	稀便与消毒剂以10∶1比例加入漂白粉干粉（含有效氯25%~32%），充分搅拌后作用2小时；成型粪便与消毒剂以1∶2比例加入含有效氯10 000~20 000mg/L含氯消毒剂，充分搅拌后作用2小时；干燥排泄物处理前应适量加水稀释浸泡软化后，再按上法消毒。
盛装排泄物、呕吐物的容器	用含有效氯1000mg/L的消毒液浸泡1~2小时。
生活污水	有效氯约50mg/L，作用1.5小时，保持余氯大于6.5mg/L。
污染地面和墙壁	泥土地面和墙壁刮去污染表土（另行消毒）后再用含有效氯2000~5000mg/L含氯消毒剂或5000mg/L过氧乙酸消毒；非泥土地面和墙壁用1000~2000mg/L有效氯或2000mg/L过氧乙酸消毒；其用量按性质不同而异，一般最低用量为100~200ml/m²，最高可用1000ml/m²，以喷洒均匀、透湿、不流水为限。

续表

消毒对象	消毒方法
厕所、便池	用1000~2000mg/L有效氯或2000mg/L过氧乙酸消毒。其用量按性质不同而异，一般最低用量为100~200ml/m²，最高可用1000ml/m²，以喷洒均匀、透湿、不流水为限。
废弃物	交医疗废物处理站集中处置，或焚烧，或压力蒸汽灭菌，或有效氯1000mg/L喷雾至内外全部湿润后作用2小时。
生活用具	有效氯500mg/L擦拭作用30分钟，或0.3%过氧乙酸作用10分钟，或250mg/L二氧化氯擦拭作用10分钟。
手	速干手消毒剂，或含有效氯250mg/L的消毒液擦拭/浸泡作用3分钟，或0.2%过氧乙酸擦拭/浸泡作用3分钟，或150mg/L二氧化氯擦拭/浸泡作用3分钟；0.5%碘伏擦拭消毒。
体温表	75%酒精擦拭或浸泡。
病人衣物床上用品	压力蒸汽灭菌；或环氧乙烷灭菌；或煮沸20分钟；或含有效氯250mg/L浸泡作用20分钟。
食品、餐饮具	煮沸20分钟；或含氯消毒剂浸泡。
饮用水	按水质加有效氯，作用30分钟后，余氯应达0.5mg/L。
医疗器械	压力蒸汽灭菌或环氧乙烷灭菌。
运输工具	可用0.5%过氧乙酸溶液或者10 000mg/L有效氯含氯消毒剂溶液喷洒至表面湿润。对密闭空间可用2%过氧乙酸进行气溶胶喷雾用量为8ml/m³。
饮用水	直接投加漂白粉消毒法：将所需量漂白粉放入碗中，加少许冷水调成糊状，再加适量水，静置10分钟。将上清液倒入井水中，用取水桶上下振荡数次，30分钟后即可使用。一般要求余氯量为0.5mg/L。井水消毒，一般每天2~3次，所需漂白粉量根据井水量、规定加氯量与漂白粉含有效氯量进行计算。持续加漂白粉法：为减少对井水频繁进行加氯消毒，并持续保持一定的余氯，可用持续消毒法。持续法常用的工具有竹筒、无毒塑料袋、陶瓷罐或小口瓶，可因地制宜选用。方法是在容器上面或旁边钻4~6个小孔，孔的直径为0.2~0.5cm。根据水量和水质情况加入漂白粉。一般竹筒装漂白粉250~300g，塑料袋装250~500g。将加漂白粉容器口塞住或扎紧，放入井内，用浮筒悬在水中，利用取水时的振荡，使容器中的氯慢慢从小孔放出，以保持井水中一定的余氯量。一次加药后可持续消毒一周左右。采用本法消毒，应有专人负责定期投加药物，测定水中余氯。由于用含氯消毒剂消毒饮用水易产生致癌的三氯甲烷，故目前主张用二氧化氯代替氯消毒，一般加入用量为5~10mg/L。

消毒对象	消毒方法
饮用水	缸水处理： 混凝沉淀时，以一水缸装原水，用明矾混凝沉淀。用一直径 3~4cm，长 1m 左右的竹筒（或其他替代物），筒底四周钻数十个小孔，竹筒装入明矾，在缸水中搅动。通常用量为每 100kg 水加明矾 50g，也可用其他混凝剂。 静置沉淀约 1 小时后，取上清水至砂滤缸内过滤。砂滤缸中细砂以 0.5mm 粒径为宜，粗砂直径宜为 0.8mm。细砂与粗砂层厚各为 15~20cm。每层用棕皮或其他材料隔开，表层与底层都放置石子。砂滤缸使用一定时间后，当滤速减慢或滤出水变浊时，将滤材取出用清水洗净后重新装入可继续使用。 将经洁治处理的水引入消毒缸中进行消毒。消毒时，可使用含溴或氯消毒剂，其用量随水的污染程度而定，一般在 4~8mg/L，作用 30 分钟。使用消毒剂片剂时，用量可按使用说明书投放。消毒后余溴（氯）在 0.3~0.5mg/L 者，即可饮用。

附件 7　消毒效果监测及消毒剂选择和使用

一、消毒效果的评价

（一）消毒过程的评价

每次消毒工作均需详细记录，认真填写消毒工作记录表，根据填写的消毒剂用量、浓度、作用时间和消毒方式等内容，与本手册提供的消毒方法进行比较，对消毒措施是否合格作出评价。

（二）消毒效果的评价

通过检测各种消毒对象消毒前后的微生物含量，计算其杀灭率，同时进行相应致病菌—霍乱弧菌的分离与鉴定。物体表面的消毒效果评价宜采用模拟现场试验和现场试验相结合，排泄物、呕吐物和水的消毒效果评价宜采用现场试验。

1. 物体表面的检测方法　病人经常接触的物品是物体表面的检测重点。例如，餐（饮）具、门把手、床头柜、便器等。

（1）现场试验

1）消毒前采样：将无菌棉拭在含 10ml 磷酸盐缓冲液（PBS）试管中浸

湿，并于管壁上挤压至不出水后，对无菌规格板框定的被检物体表面涂抹采样（采样面积为 5cm×5cm），横竖往返各 8 次，使棉拭四周都接触到物体表面，以无菌操作方式将棉拭采样端剪入原 PBS 试管内，充分振打后，进行活菌培养计数。对不适宜用规格板采样的物体表面（如门把手，热水瓶把等）可按实际面积采样。

2）消毒后采样：消毒至设定的时间后，在消毒前采样点附近的类似部位进行棉拭涂抹采样。除用采样液代替 PBS 外，其余步骤和方法与消毒前采样相同。

3）活菌计数：将消毒前、后样本 4 小时内送实验室进行活菌培养计数。菌落数计算公式：物体表面菌数（cfu/cm^2）= KN/SV。式中：K 为稀释量；N 为平板上菌落数（cfu）；S 为采样面积（cm^2）；V 为接种量（ml）。

4）计算杀灭率：

$$杀灭率 = \frac{消毒前样本菌落数 - 消毒后样本菌落数}{消毒前样本菌落数} \times 100\%$$

（2）模拟现场试验

1）染菌：以人工染菌的方式进行试验，可选择桌面、地面、墙壁等物体表面，一般可用木制桌面为代表。染菌前，先用消毒剂对需染菌表面进行消毒处理，然后将制备好的大肠杆菌（8099）菌悬液用无菌棉拭均匀涂抹于物体表面，待自然干燥后进行试验。染菌量为 $1.25×10^7 \sim 1.25×10^8$ cfu/样本（相当于 $5×10^5 \sim 5×10^6$ cfu/cm^2）。

2）消毒前采样：将无菌棉拭在含 10ml 磷酸盐缓冲液（PBS）试管中浸湿，并于管壁上挤压至不出水后，对无菌规格板框定的染菌物体表面涂抹采样（采样面积为 5cm×5cm），横竖往返各 8 次，使棉拭四周都接触到物体表面，以无菌操作方式将棉拭采样端剪入原 PBS 试管内，充分振打后，进行活菌培养计数。

3）消毒后采样：消毒至设定的时间后，在消毒前采样点附近的类似部位进行棉拭涂抹采样。除用采样液代替 PBS 外，其余步骤和方法与消毒前采样相同。

4）活菌计数：将消毒前、后样本 4 小时内送实验室进行活菌培养计数。计算方法同上。

（3）霍乱弧菌的分离与鉴定：待消毒结束后，检测物体表面是否存在相应致病菌即霍乱弧菌，方法详见第五章。

2. 排泄物、呕吐物的检测方法

（1）消毒前采样：取 1ml（或 1g）污染物放入含 9ml PBS 的试管，振荡混匀，取 0.5ml 放入另一含 4.5ml PBS 的试管内。

（2）消毒后采样：消毒至设定的作用时间时，进行消毒后采样。采样步骤和方法除用采样液代替 PBS 外，其余均与消毒前相同。

（3）活菌计数：将消毒前、后的样品 4 小时内送实验室进行活菌培养计数。计算方法同上。菌落数计算公式：排泄物呕吐物含菌量（cfu/g 或 cfu/ml）＝ KN/WV。式中：K 为稀释量；N 为平板上菌落数（cfu）；W 为试验样本重量或体积（g 或 ml）；V 为接种量（ml）。

（4）霍乱弧菌的分离与鉴定：待消毒结束后，检测排泄物、呕吐物中是否存在相应致病菌即霍乱弧菌，方法详见第四章"实验室检测分析"。

3. 水的消毒效果检测方法

（1）消毒前采样：取拟消毒水样于 2 个无菌采样瓶中，每瓶 100ml。

（2）消毒后采样：消毒至设定作用时间后，分别将消毒后水样采入 2 个装有与消毒剂相应中和剂的无菌采样瓶中，每瓶 100ml，混匀，作用 10 分钟。

（3）活菌计数：将消毒前、后的水样 4 小时内送实验室进行检测。将水样注入滤器中，加盖，在负压为 0.05MPa 的条件下抽滤，滤完后，再抽气 5s，关闭滤器阀门，取下滤器。用无菌镊子夹取滤膜边缘，移放在品红亚硫酸钠琼脂培养基平板上。滤膜的细菌截留面朝上，滤膜与培养基完全紧贴。将平皿倒置，放于 37℃恒温箱内培养 22~24 小时后观察结果。计数滤膜上生长的带有金属光泽的黑紫色大肠杆菌菌落。计算方法同上。

水中含菌量计算公式为：水中含菌量（cfu/ml）＝ KN/WV。式中：K 为稀释量；N 为平板上菌落数（cfu）；W 为试验样本重量或体积（ml）；V 为接种量（ml）。

（4）霍乱弧菌的分离与鉴定：待消毒结束后，检测水中是否存在相应致病菌（霍乱弧菌）。

4. 消毒效果的评价标准

（1）消毒后消毒对象中未检出霍乱弧菌。

（2）消毒后消毒对象中自然菌的杀灭率≥90%。

（3）消毒后物体表面上人工污染的大肠杆菌杀灭率≥99.9%。

（4）饮用水消毒后水样中大肠菌群下降至 0/100ml；污水消毒后大肠菌群≤500 个/L；连续 3 次采样未检出霍乱弧菌。

通过检验，若符合以上全部要求者，可判为消毒处理合格。

（三）消毒效果的流行病学评价

消毒结束后，在一个潜伏期内（5 天），未发生霍乱，则可判定为上次消毒合格；若在一个潜伏期内再次发生霍乱，则需进一步调查发病原因，考虑是否是消毒不合格引起。

二、常用消毒剂及其选择

(一) 常用消毒剂

用于疫源地消毒的消毒剂应具备消毒剂批准文号,使用前应详细阅读产品使用说明书,明确有效期、使用方法和注意事项。

1. 含氯消毒剂

(1) 漂白粉:漂白粉是一种混合物,代表分子式 $CaOCl_2$,主要成分是次氯酸钙,还有氢氧化钙、氯化钙、氧化钙。漂白粉为白色颗粒状粉末,有氯臭,溶于水,在光照、热、潮湿环境中极易分解。漂白粉含有效氯25%左右。

杀菌能力:革兰阳性和阴性细菌对含氯消毒剂均高度敏感,真菌和抗酸杆菌中度敏感;高浓度时,亲脂、亲水病毒及芽胞亦敏感。

剂型和使用方法:使用漂白粉前应测定有效氯的含量。有效氯含量用%(W/W)表示。用漂白粉配制水溶液时应先加少量水,调成糊状,然后边加水边搅拌成乳液,静置沉淀,取澄清液。漂白粉干粉可用于铺垫墓葬、地面和人、畜排泄物的消毒,其水溶液可用于餐具消毒、饮用水消毒、污水处理、粪便处理、用具擦拭消毒等。

影响因素有:①酸碱度:溶液 pH 越高,杀菌作用越弱;pH 升至 8 以上,可失去杀菌活性。②有机物:可消耗有效氯,明显影响含氯消毒剂的杀菌作用,尤其是消毒液浓度较低时,这种影响更为明显。③温度:每升高 10℃,杀菌时间可缩短50%~60%。

注意事项:应依测定的有效氯含量,按测定浓度用药。要注意漂白粉对织物的漂白作用和对各类物品如金属制品的腐蚀作用,操作时应做好个人防护。应保存在密闭容器内,放在阴凉、干燥、通风处。

(2) 次氯酸钙(漂粉精):分子式 $Ca(OCl)_2$,分子量 197.029,白色粉末,比漂白粉易溶于水且稳定,含杂质少,受潮易分解。有效氯含量为80%~85%。影响因素、使用方法和注意事项与漂白粉相同。

(3) 二氯异氰尿酸钠(优氯净):分子式为 $C_3O_3N_3Cl_2N_2$,分子量为219.95,白色晶粉,含有效氯60%左右,性质稳定,即使贮存于高温高湿条件下,有效氯也丧失极少。溶解度为25%,水溶液的稳定性较差,在20℃下,3天丧失有效氯5%~7%,7天丧失20%。当温度升至30℃时,1周可丧失50%。

杀菌能力:二氯异氰尿酸钠杀菌谱广,对细菌繁殖体、病毒、真菌孢子及细菌芽胞都有较强杀灭作用。

剂型和使用方法:与漂白粉相同,如水溶液可用于喷洒、浸泡、擦拭消毒,干粉可用于人、畜排泄物和地面的消毒。

影响因素:①温度:温度低时可降低二氯异氰尿酸钠的杀菌作用;②酸碱

度：酸性条件下的杀菌作用要比碱性条件下强；③有机物：可降低二氯异氰尿酸钠的杀菌能力。

注意事项：使用时应注意其腐蚀和漂白作用。操作时应做好个人防护。应保存在密闭容器内，放在阴凉、干燥、通风处。

2. **二溴海因** 化学名为二溴二甲基乙内酰脲，是一种释放有效溴的消毒剂，加有助溶剂的国产二溴海因消毒剂有效溴含量50%，易溶于水，使用时用去离子水配成所需浓度的消毒液，可用于饮用水、餐（饮）具、果蔬和各种物体表面等的消毒。

杀菌能力：能杀灭各种微生物，包括细菌繁殖体、病毒、真菌、分枝杆菌和芽胞等。

应用：对一般细菌繁殖体和病毒污染的物品，用100~200mg/L二溴海因，作用30分钟，对结核分枝杆菌和致病性芽胞菌污染的物品，用1000~2000mg/L浓度，作用30分钟。干扰物较多时应加大剂量。对污水消毒时，视水质污染情况而定，用量一般为5~10mg/L，作用30分钟。

影响因素与注意事项：

（1）二溴海因较不稳定，应用液应在使用时配制，并注意有效期，浸泡消毒时宜加盖。

（2）对金属有一定的腐蚀作用，必要时可添加少量防腐剂。

（3）有机物对其杀菌作用有一定影响，一些金属离子可影响消毒效果。

（4）用于果蔬消毒和餐（饮）具消毒时，在消毒完成后应用清水冲洗。

3. **二氧化氯** 分子式为ClO_2，性质极不稳定，常在临使用时生产或在二氧化氯稳定液中加入活化剂。二氧化氯的杀菌作用具有广谱、高效、速效等特点，用于饮用水消毒时，一般认为其不产生三卤化物，是一种较含氯消毒剂更安全的新型消毒剂。

杀菌能力：能杀灭各种微生物，包括细菌繁殖体、病毒、真菌、分枝杆菌和芽胞等。

应用：适用于医疗器械、餐（饮）具、饮用水及环境表面等消毒。常用消毒方法有浸泡、擦拭、喷洒等。对细菌繁殖体污染的物品进行消毒时，剂量为100mg/L作用30分钟；对肝炎病毒和结核杆菌污染物品进行消毒时，剂量为500mg/L作用30分钟；对细菌芽胞污染物品进行消毒时，剂量为1000mg/L作用30分钟；对饮用水进行消毒时，剂量为5mg/L作用5分钟。

影响因素和注意事项：消毒效果易受有机物影响；pH明显影响消毒效果，pH高时消毒能力下降；二氧化氯活化液和稀释液不稳定，应现用现配；对金属有腐蚀性，对织物有漂白作用，消毒完成后应及时清洗。

4. **臭氧** 分子式为O_3，是一种强氧化剂，在常温下为爆炸性气体，密度为 1.68，在水中的溶解度较低，约为 3%。臭氧具有杀菌迅速，消毒后无残留等优点，因此适用于饮用水、果蔬、餐（饮）具等的消毒。臭氧稳定性极差，在常温下可自行分解为氧，所以臭氧不能瓶装贮备，只能现场生产，立即使用。

杀菌能力：臭氧可杀灭细菌繁殖体、病毒、真菌等，并可破坏肉毒杆菌毒素。

应用：臭氧适用于饮用水、果蔬、餐（饮）具等的消毒，也可用于各种物品表面消毒和空气消毒。水消毒时一般加臭氧量 0.5~1.5mg/L，水中臭氧浓度在 0.1~0.5mg/L，维持 5~10 分钟。对于质量较差的水，加臭氧量可提高到 3~6mg/L。空气消毒时一般采用 30mg/m³ 的臭氧，作用 15~30 分钟。臭氧水用于果蔬、餐（饮）具和其他物体表面消毒时，臭氧浓度>12mg/L，作用时间 15~20 分钟。

影响因素和注意事项：

（1）多种因素可影响臭氧的杀菌作用，包括温度、相对湿度、有机物、pH、水的浑浊度、水的色度等。

（2）高浓度臭氧对人有毒，大气中允许浓度为 0.2mg/m³，工作场所允许浓度为 1.0mg/m³。

（3）臭氧为强氧化剂，对多种物品有损坏，浓度越高损害越重，可使铜片出现绿色锈斑；可使橡胶老化变色，弹性降低，以致变脆、断裂；可使织物漂白褪色。

（4）臭氧对物品表面上污染的微生物有杀灭作用，但作用缓慢。

5. **环氧乙烷**　分子式为 C_2H_4O，分子量为 44.05，沸点为 108℃，冰点为 -111.3℃，比空气重。液体环氧乙烷可与水任意比例混合，液体可溶解某些塑料。它的蒸汽压较大，对物品的穿透力强，高浓度环氧乙烷遇明火可发生爆炸。

杀菌能力：几乎各种微生物对环氧乙烷都敏感，而且细菌繁殖体和芽胞之间对环氧乙烷的敏感性差异很小，这是环氧乙烷作为灭菌剂的一个特点。

影响因素：环氧乙烷杀菌作用主要影响因素是温湿度、药物浓度和微生物的状态。

（1）温度和浓度的影响彼此相关，一般来说，45℃，450mg/L 已发挥药物的最大作用，但是实际应用中，还应考虑药物穿透包装材料时的吸收消耗，宜适当加大药物的用量，提高温度。

（2）湿度对环氧乙烷的杀菌作用有明显影响，一般以 RH 60%~80% 为宜。

（3）消毒对象对消毒效果亦有明显影响，有些材料可吸收大量环氧乙烷，对于大量吸收环氧乙烷的物品应相应加大剂量。

注意事项：环氧乙烷消毒过程中应注意防火防爆；要防止灭菌消毒袋、柜泄漏，以保证消毒过程中环氧乙烷的浓度并避免污染环境，同时控制温湿度；不适用于饮用水和食品消毒。

6. **过氧乙酸**　分子式为 $C_2H_4O_3$，分子量为 76.0518，液体透明，弱酸性，易挥发，沸点 110℃。贮存过程中易分解，尤其有重金属离子或遇热时极易分解。高浓度和高温度可引起过氧乙酸爆炸，浓度在 20% 以下一般无爆炸危险。

杀菌能力：过氧乙酸可杀灭各种微生物，温度在 0℃ 以下时，仍可保持活性。其杀菌作用强弱的顺序依次为细菌繁殖体、真菌、病毒、结核杆菌（分枝杆菌）和细菌芽胞。

应用：0.1% 的过氧乙酸 1～10 分钟可杀灭细菌繁殖体；0.5% 的过氧乙酸 5 分钟可杀灭结核杆菌和真菌，30 分钟可杀灭枯草杆菌芽胞。溶液可用于浸泡消毒餐（饮）具、便器、体温计及医务人员的手等。过氧乙酸气雾浓度达到 $1g/m^3$ 时，可杀灭物体表面的芽胞，可用于墙壁、地板、家具消毒。

影响因素：

（1）温度：一般说来，温度越高过氧乙酸的杀菌力越强，但温度在 -20℃ 时，过氧乙酸仍有明显杀菌作用。

（2）湿度：当过氧乙酸喷雾消毒时，空气的相对湿度在 20%～80% 时，湿度越大，杀菌效果越好。当相对湿度低于 20% 时，则杀菌作用较差。

（3）浓度和作用时间：过氧乙酸的杀菌作用随浓度的增高、时间的延长而增强。

（4）有机物：在用过氧乙酸消毒时，有机物对细菌繁殖体的保护作用较芽胞为明显，但是这种保护作用因菌种和有机物的种类及浓度的不同而有所差异。

注意事项：

（1）过氧乙酸性质不稳定，其稀溶液极易分解。因此，应于用前配制。配制的稀溶液应盛于塑料容器中，避免接触金属离子。

（2）对多种金属和织物有强烈的腐蚀和漂白作用，使用时应注意。接触高浓度过氧乙酸时，工作人员应采取防护措施。

（3）物品用过氧乙酸消毒后，应放置 1～2 小时，待残留在物体表面上的过氧乙酸挥发、分解后使用。

7. **碘伏**　碘伏是碘与表面活性剂（如聚乙烯吡咯烷酮、聚乙氧基乙醇）的不定型结合物。由于表面活性剂起到碘的载体和助溶作用，使碘伏溶液逐渐释放碘，延长了碘的杀菌作用时间。碘伏具有广谱杀菌作用，刺激性小，毒性低，无腐蚀性（除银、铝和二价合金）和性质稳定便于贮存等优点，而且碘伏的颜色深浅与杀菌作用成正比，便于判断其杀菌能力。

杀菌能力：革兰阳性和阴性细菌对碘伏都高度敏感，抗酸杆菌，细菌芽胞、亲脂病毒及亲水病毒等也都敏感。

影响因素：碘伏在酸性和中性条件下杀菌效果最佳，软水或硬水均可用来配制碘伏溶液。有机物对其杀菌作用的影响明显比氯小，温度超过 40℃ 可使其成为碘蒸气。

注意事项：

（1）稀释液不稳定，2 天后有效碘可降低 50%，因此宜在使用前配制。

（2）避免接触银、铝和二价合金。

（3）在用于皮肤消毒时，碘伏虽比游离碘溶液引起过敏反应的频率低、反应轻，但用于敏感组织仍需慎重。

8. 苯扎溴铵 分子式为 $C_{21}H_{38}NBr$，分子量为 384.46，具有芳香味，呈淡黄色胶状，易溶于水，具有表面活性作用，振摇可产生大量泡沫。

杀菌能力：对化脓性病原菌有良好杀灭作用，对革兰阳性细菌的杀灭作用要大于阴性细菌。

注意事项：

（1）苯扎溴铵与其他季铵盐类一样，极易被多种物体吸附，浸泡液的浓度可随消毒物品数量增多而逐渐降低，因此应及时更换消毒液。

（2）不得与肥皂或其他阴离子洗涤剂合用。

（3）不宜用于粪、尿、痰等消毒。

9. 氯己定 分子式为 $C_{22}H_{30}N_{10}Cl_2 \cdot H_2Cl$，分子量为 578.4。氯己定是阳离子双缩脲，碱性，可与有机酸、无机酸形成盐类，如双醋酸氯己定、双盐酸氯己定和葡萄糖酸氯己定等，氯己定性质稳定，难溶于水，盐酸盐基本上不溶于水而溶于醇，醋酸盐和葡萄糖酸的水中溶解度依次增加。

杀菌能力：氯己定对革兰阳性细菌的杀灭作用较革兰阴性细菌大。

影响因素与注意事项：

（1）pH 在 5.5~8.0 范围内氯己定具有杀菌活性，偏碱时活性较佳，pH 高于 8.0 时，则出现游离碱基沉淀。

（2）阴离子去污剂、肥皂可与氯己定反应，使其失活。

（3）有机物对氯己定杀菌活性有明显影响，阴离子表面活性剂对其有拮抗作用，所以不可与肥皂合用。

（4）氯己定不可用于芽胞、分枝杆菌及亲水病毒的消毒。

（二）根据病原体污染的消毒对象确定的常用消毒剂

1. 常用的物体表面消毒剂：含氯类、含溴类和过氧化物类消毒剂等。

2. 常用的空气消毒剂：过氧化物类消毒剂（如过氧乙酸、二氧化氯、过氧化氢、臭氧等）。

3. 常用的生活饮用水和污水消毒剂：含氯类、含溴类和过氧化物类消毒剂。

4. 常用的餐饮具和果蔬消毒剂：含氯类、含溴类和过氧化物类消毒剂。

5. 常用的排泄物、分泌物及尸体消毒剂：含氯类和过氧化物类消毒剂。

6. 常用的手和皮肤消毒剂：含碘类、双胍类、季铵盐类和醇类消毒剂。

（三）根据环境保护要求确定的常用消毒剂

在确保消毒效果的情况下，尽量选择过氧化物类消毒剂（如过氧化氢、过氧乙酸、二氧化氯）、季铵盐类消毒剂等对环境影响较小的消毒产品。

第二章

手足口病卫生应急处置操作手册

第一节 概 述

手足口病是由肠道病毒（以柯萨奇 A 组 16 型（CoxA16）、肠道病毒 71 型（EV71）多见）引起的急性传染病，多发生于学龄前儿童，尤以 3 岁以下年龄组发病率最高，是我国法定报告管理的丙类传染病。病人和隐性感染者均为传染源，主要通过消化道、呼吸道和密切接触等途径传播。主要症状表现为手、足、口腔等部位的斑丘疹、疱疹。少数病例可出现脑膜炎、脑炎、脑脊髓炎、肺水肿、循环障碍等，多由 EV71 感染引起，致死原因主要为脑干脑炎及神经源性肺水肿。

第二节 编制目的、依据和适用范围

为有效预防、控制手足口病疫情，指导基层医疗卫生机构有效应对手足口病疫情，最大限度地减少手足口病疫情对公众健康造成的危害，保障公众身心健康和生命安全，特制定本操作手册。

根据《中华人民共和国突发事件应对法》《中华人民共和国传染病防治法》《中华人民共和国食品安全法》《突发公共卫生事件应急条例》《国家突发公共事件总体应急预案》《国家突发公共卫生事件相关信息报告管理工作规范（试行）》《手足口病预防控制指南（2009 版）》《手足口病诊疗指南（2010版）》《手足口病聚集性和暴发疫情处置工作规范（2012 版）》等编制本操作手册。

本操作手册适用于各级卫生医疗机构在手足口病疫情发生后的现场调查和卫生应急处置工作以及应对手足口病的各项准备工作。

第三节 组织管理和应急准备

一、组织管理和职责分工

根据手足口病疫情应急处理工作的实际需要和事件的级别,卫生行政部门负责组织实施疫情调查和防控,领导与协调疾病预防控制机构、卫生监督机构和医疗机构共同做好疫情调查和处置工作。

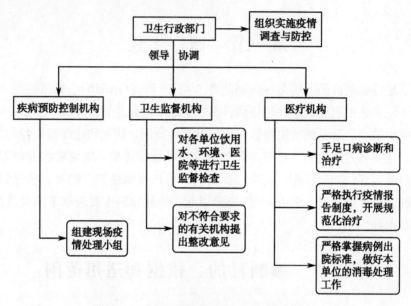

图 2-1 手足口疫情应急处置组织机构图

疾控机构应根据人民政府或卫生行政部门应急指挥机构的要求,组建现场疫情处理小组。根据疫情需要调查小组一般应由流行病学、检验、消杀、健康教育等专业人员组成,要设立负责人,组织协调整个调查组在现场的调查工作,各成员明确任务和职责。

医疗机构承担职责范围内的手足口病诊断和治疗,严格执行疫情报告和预检分诊制度,开展规范化治疗,严格掌握病例出院标准,做好院内的消毒处理工作,防止院内感染的发生。

卫生监督机构对饮用水、医院等进行卫生监督检查,对不符合卫生要求的饮用水问题以及疾病预防控制机构和医疗机构防治措施执行情况等方面出现的问题提出整改意见。

二、应急准备

1. 应急专业队伍准备 各级医疗卫生机构在当地政府和卫生行政部门的

领导下，本着"预防为主，平战结合"的原则，根据本地区手足口病卫生应急工作的实际需要，选择年富力强、具有实践经验的现场流行病、实验室检测、临床等专业的专业人员组成应急队伍，并加强培训、开展演练，提高应急队伍的实战能力和应急处置水平。

2. **技术准备**　为有效应对手足口病疫情，医疗卫生机构应根据当地发病情况和应急工作实际需要，不断修订、补充和完善手足口病应急预案和方案，总结工作中的经验和教训，协助卫生行政部门组织制订卫生应急相关的各项技术操作规范和标准，明确工作原则、程序和操作要点，使应急工作逐步科学化、规范化、标准化。

3. **培训和演练**　组织开展对卫生行政部门领导、疾控机构人员、临床医护人员等进行相关培训。同时开展专项应急处置演练，注意兼顾各项疫情控制措施，考评相结合。

4. **应急处理物品和器械准备**　现场调查组奔赴现场前应准备必需的资料和物品，详见表2-1。

表 2-1　手足口病现场调查物资准备信息表

应急处理物品和器械准备	调查和资料分析用品	手足口病个案调查表以及其他相关表格、记录本	
	标本采集和现场检测用品	标本采集记录表、无菌采便管、标本采集专用采样棉签、真空无菌采血管、无菌带垫圈的冻存管、保存液、标签和油墨耐水的记录笔等	
	现场消杀用药品和器械	常用消毒剂	包括漂白粉、漂精片、次氯酸钠、过氧乙酸、碘伏、戊二醛、环氧乙烷等
		配备的器械	包括喷雾器、刻度量杯、装药品的消毒箱等
	现场防护用品	包括一次性手套、口罩、工作服等	

第四节　疫情监测与报告

一、发现

通过常规疫情（网络直报）监测、疾病监测点、应急监测和社会信息等渠道发现病例和疫情。

二、个案报告

各级各类医疗机构应按照《中华人民共和国传染病防治法》和《传染病信息报告管理规范》的有关规定，对符合病例定义的手足口病病例要及时通过"中国疾病预防控制信息系统"进行报告。如为重症病例，在"重症患者"处选择"是"；如为实验室诊断病例，在"实验室结果"处选择相应的肠道病毒病原学分型信息。

实行网络直报的医疗机构应于 24 小时内进行网络直报，未实行网络直报的医疗机构应于 24 小时之内寄送出传染病报告卡。

三、聚集性疫情、暴发疫情病例报告

1. 定义

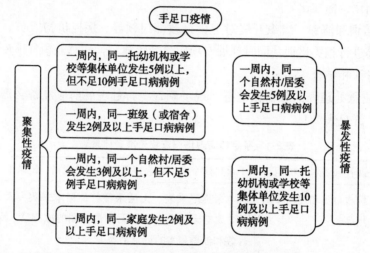

图 2-2　手足口聚集性疫情和爆发型疫情示意图

2. 报告　医疗机构、托幼机构和小学等单位发现手足口病聚集性或暴发疫情时，应当在 24 小时内向当地县（区）级疾病预防控制机构报告。

县（区）级疾病预防控制机构接到聚集性或暴发疫情报告，或在主动搜索或进行网络直报信息审核时，应当及时调查核实并做好记录。经核实确认的暴发疫情，县（区）疾病预防控制机构应当按照《国家突发公共卫生事件相关信息报告管理工作规范（试行）》的有关规定，通过突发公共卫生事件管理信息系统进行相关信息的报告。

四、病原监测

当地卫生行政部门要组织医疗卫生机构开展病原学监测，了解病原动态分布变化。所有重症和死亡病例均需采样。此外，以县（区）为单位，每月最少需采集 5 例首次就诊的普通病例标本；当月县（区）病例总数少于 5 例时，全部采样。

第五节　现场调查

发现手足口病聚集性、暴发疫情、重症或死亡病例时，县（区）级及以上卫生行政部门或疾病预防控制机构应在最短的时间内组织好相应的人员、物资和采样用品和器材，立即赶赴现场，做好流行病学调查和样本采集工作，提出预防控制措施，医疗机构要协助疾病预防控制机构对病例进行流行病学调查。

一、重症或死亡病例调查

详细了解病例的基本信息、临床症状、发病就诊治疗过程、感染传播情况、病原检测结果，以分析重症及死亡病例的主要危险因素，填写《手足口病重症或死亡病例个案调查表》（附表2）。

二、聚集性或暴发疫情调查

发生聚集性疫情，县（区）级疾病预防控制机构应当在24小时内开展调查处置。了解聚集性病例的临床表现、流行特征，以分析流行因素，为采取防控措施提供依据。要对首发或指示病例开展流行病学调查，填写《手足口病个案调查表》（附表1）。

发生暴发疫情，县（区）级疾病预防控制机构应当立即对首发病例或指示病例开展流行病学调查，开展病例搜索，时间为自首发病例发病前一周至调查之日，并填写《手足口病暴发疫情调查主要信息登记表》（附表3），通过突发公共卫生事件管理信息系统进行相关信息的报告。调查内容和方法：

1. **病例搜索和流行病学调查**　在聚集性疫情发生的单位以及当地主要医疗机构和私人诊所采用查看门诊日志、住院病历等临床资料和入村入户调查等方式主动搜索病例，对于搜索和报告的手足口病病例及时开展流行病学调查和标本的采集。调查内容包括：病例基本情况、发病经过和就诊情况、临床表现、实验室检查、诊断和转归情况、居住地及家庭背景、个人暴露史、密切接触者情况等，写《手足口病个案调查表》（附件1）。

2. **流行因素调查**

（1）分析资料：描述疾病的"三间分布"。

时间分布：通过对报告和搜索的病例发病时间的统计学描述，推算出暴露时间等。

地区分布：描述发病的地区分布，划分疫点、疫区。

人群分布：分析不同特征人群中该病的分布，寻找病例与健康者的差异，有助于提出病因假设及其他潜在的危险因素。

（2）建立病因假设，进行专题调查。

根据三间分布特点，建立有关事件的初步假设，确定与聚集性疫情发生相关的特殊暴露因素。

三、专题调查

根据当地手足口病疫情特点及流行特征，可开展专题调查，以了解当地的主要传播方式以及感染危险因素等，为制定干预措施提供依据。专题调查的方案及其内容，应根据调查目的专门设计。

第六节　标本采集、保存、运输与检测

采集病人发病 3 日内样本，每起聚集性病例至少要采集 2 例病例标本，暴发疫情至少采集 5 例病例标本进行病原学检测。所有重症和死亡病例均要采集标本，可以采集咽拭子、粪便或肛拭子、疱疹液、脑脊液、血清等，死亡病例还可采集脑、肺、肠淋巴结等组织标本。疾病预防控制机构根据本地的技术能力，对采集的标本开展核酸检测、病毒分离；不具备技术条件时，及时送上级机构进行检测（附件1）。

一、常见样本采集、保存

1. **咽拭子标本**　用专用采样棉签，适度用力拭抹咽后壁和两侧扁桃体部位，应避免触及舌部；迅速将棉签放入装有 3～5ml 保存液（含 5% 牛血清维持液或生理盐水，推荐使用维持液）的 15ml 外螺旋盖采样管中，在靠近顶端处折断棉签杆，旋紧管盖并密封。4℃暂存并在 12 小时内送达实验室，−20℃以下低温冷冻保藏，需长期保存的标本存于−70℃冰箱。

2. **疱疹液**　可同时采集多个疱疹作为一份标本。先用 75% 的酒精对疱疹周围的皮肤进行消毒，然后用消毒针将疱疹挑破用棉签蘸取疱疹液，迅速将棉签放入内装有 3～5ml 保存液（含 5% 牛血清维持液或生理盐水，推荐使用维持液）的采样管中，在靠近顶端处折断棉签杆，旋紧管盖并密封。所采集标本 4℃暂存立即（12 小时内）送达实验室，−20℃以下低温冷冻保藏，需长期保存的标本存于−70℃冰箱。

3. **粪便标本**　粪便标本采集量 5～8g/份，采集后立即放入无菌采便管内（无粪便样本可采集肛拭子标本），外表贴上带有唯一识别号码的标签，4℃暂存 12 小时内送达实验室，−20℃以下低温冷冻保藏，需长期保存的标本存于

−70℃冰箱。

4. **脑脊液标本**　出现神经系统症状的病例，可采集脑脊液标本。采集时间为出现神经系统症状后 3 天内，采集量为 1.0～2.0ml。采集后立即装入无菌带垫圈的冻存管中，4℃暂存立即（12 小时内）送达实验室，−20℃以下低温冷冻保藏，需长期保存的标本存于−70℃冰箱。

5. **血液标本**　采集急性期（发病0～7天）和恢复期（发病14～30天）血液标本，静脉采集 3～5ml 全血，置于真空无菌采血管中，自凝后，分离血清，将血清移到2ml 外螺旋的血清保存管中，外表贴上带有唯一识别号码的标签。将血清置于−20℃以下冰箱中冷冻保存。

二、标本运输

标本按 B 类包装，置于冷藏保存盒内运输，尽量缩短运输时间。但在运输过程中应采取保护措施，避免强烈震动、重力挤压等现象。

三、标本检测

实验室检测主要包括肠道病毒（CoxA16、EV71 等）特异性核酸检测，肠道病毒（CoxA16、EV71 等）分离和特异性抗体检测三类。见附件 1。

第七节　日常（散发疫情）防控措施

一、日常工作

1. 乡、村两级医疗卫生机构对本辖区居家治疗的手足口病患儿开展随访工作，掌握居家治疗患儿的病情进展情况。

2. 各级疾控机构在流行季节加强疫情网络浏览，及时发现聚集性病例。

3. 按照《手足口病预防控制指南（2009 版）》要求，各县区按月开展手足口病监测工作，采集不少于 5 例首次就诊的普通病例标本。

二、传染源的管理

医疗机构根据患儿病情，要求患儿居家或住院治疗。乡镇卫生院/社区卫生服务中心、村卫生室/社区卫生服务站等负责本辖区居家治疗的手足口病患儿的随访工作，指导居家治疗患儿的家长或监护人密切关注患儿的病情变化，当出现重症病例早期识别指征时（参见《肠道病毒 71 型（EV71）感染重症病例临床救治专家共识（2011 年版）》附件 3），应当立即前往重症病例救治定点医院就诊，同时应当尽量避免与其他儿童接触。管理时限为自患儿被发现起至症状消失后 1 周。

三、消毒措施

病家、托幼机构和小学的消毒应在当地疾病预防控制机构的指导下，由单位及时进行消毒，或由当地疾病预防控制机构负责对其进行消毒处理。医疗机构的消毒由医疗机构安排专人进行。消毒方法参见《消毒技术规范》（2002版）和《手足口病疫源地消毒指南》（附件2）。

四、健康教育

各级医疗卫生机构应在政府领导下，与当地教育、宣传、广电等部门密切合作，充分利用咨询电话、广播、电视、报纸、网络、手机短信、宣传单/宣传画等多种方式，开展手足口病防治知识的宣传工作，使 5 岁以下儿童家长及托幼机构工作人员等了解手足口病的临床症状，掌握最基本的预防措施，强调保持良好的个人卫生习惯及环境卫生措施对于有效预防手足口病的重要性，动员托幼机构老师和管理人员、儿童家长成为手足口病防控工作的主动参与者，形成群防群控。与重症或死亡病例发病前 1 周或发病后有共同生活、居住史的5 岁以下儿童，要对其家长或监护人进行健康教育，做好儿童的密切观察，出现症状要及时就诊和治疗。

五、重点人群及重点机构的预防控制措施

为降低人群手足口病的发病率，减少聚集性病例，避免医院感染，各地要做好以散居儿童为主的重点人群和以托幼机构、医疗机构为主的重点场所的预防控制工作。

1. **散居儿童的预防控制措施**

（1）饭前便后、外出回家后要用肥皂或洗手液等给儿童洗手；看护人接触儿童前、替幼童更换尿布、处理粪便后均要洗手。

（2）婴幼儿的尿布要及时清洗、曝晒或消毒；注意保持家庭环境卫生，居室要经常通风，勤晒衣被。

（3）婴幼儿使用的奶瓶、奶嘴及儿童使用的餐具使用前后应充分清洗、消毒；不要让儿童喝生水、吃生冷食物。

（4）本病流行期间不宜带儿童到人群聚集、空气流通差的公共场所；避免接触患病儿童。

（5）儿童出现发热、出疹等相关症状要及时到医疗机构就诊。

（6）居家治疗的患儿避免与其他儿童接触，以减少交叉感染；父母要及时对患儿的衣物进行晾晒或消毒，对患儿粪便及时进行消毒处理。

2. 托幼机构预防控制措施

（1）每日进行晨检，发现可疑患儿时，要采取立即送诊、居家观察等措施；对患儿所用的物品要立即进行消毒处理。

（2）出现重症或死亡病例，或1周内同一班级出现2例及以上病例，建议病例所在班级停课10天；1周内累计出现10例及以上或3个班级分别出现2例及以上病例时，经风险评估后，可建议托幼机构停课10天。

（3）教育、指导儿童养成正确洗手等良好的卫生习惯；老师要保持良好的个人卫生状况。

（4）教室和宿舍等场所要保持良好通风；定期对玩具、儿童个人卫生用具（水杯、毛巾等）、餐具等物品进行清洗消毒。

（5）定期对活动室、寝室、教室、门把手、楼梯扶手、桌面等物体表面进行擦拭消毒。

（6）托幼机构应每日对厕所进行清扫、消毒，工作人员应戴手套，工作结束后应立即洗手。

（7）托幼机构应配合卫生部门采取手足口病防控措施。

3. 医疗机构的预防控制措施

（1）各级医疗机构应加强预检分诊，专辟诊室（台）接诊发热、出疹的病例。增加候诊及就诊等区域的清洁消毒频次，室内清扫时应采用湿式清洁方式。

（2）医务人员在诊疗、护理每一位病例后，均应认真洗手或对双手消毒，或更换使用一次性手套。

（3）诊疗、护理手足口病病例过程中所使用的非一次性仪器、体温计及其他物品等要及时消毒。

（4）对住院患儿使用过的病床及桌椅等设施和物品必须消毒后才能继续使用。

（5）患儿的呼吸道分泌物和粪便及其污染的物品要进行消毒处理。

第八节　发生聚集性、暴发性疫情的处置措施

一、核实与报告

1. 核实　县（区）级疾病预防控制机构接到聚集性或暴发疫情报告，或在主动搜索或进行网络直报信息审核时，应当及时调查核实并做好记录。

2. 报告　经核实确认的暴发疫情，县（区）疾病预防控制机构应当按照《国家突发公共卫生事件相关信息报告管理工作规范（试行）》的有关规定，通过突发公共卫生事件管理信息系统进行相关信息的报告。

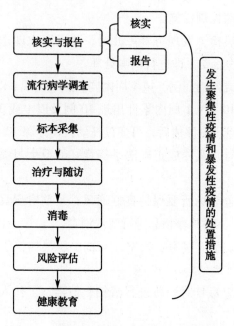

图 2-3　聚集性和爆发性疫情的处置流程图

二、流行病学调查

发生聚集性疫情，县（区）级疾病预防控制机构应当在 24 小时内开展调查处置。发生暴发性疫情，县（区）级疾病预防控制机构应当立即对首发病例或指示病例开展流行病学调查，开展病例搜索，时间为自首发病例发病前一周至调查之日，并填写《手足口病暴发疫情调查主要信息登记表》（见附表 3），上报至突发公共卫生事件管理信息系统。

三、标本采集

每起暴发疫情至少采集 5 例病例标本进行病原学检测。

四、治疗与随访

医疗机构根据患儿病情，要求患儿居家或住院治疗。乡镇卫生院/社区卫生服务中心、村卫生室/社区卫生服务站等负责本辖区居家治疗的手足口病患儿的随访工作，指导居家治疗患儿的家长或监护人密切关注患儿的病情变化，当出现重症病例早期识别指征时（见附件 3），应当立即前往重症病例救治定点医院就诊，同时应当尽量避免与其他儿童接触。住院患儿应当在指定区域内接受治疗，防止与其他患儿发生交叉感染。

五、消毒

对患儿使用过的玩具、用具、餐具等物品和活动场所的物体表面进行消毒。

六、风险评估

县（区）级疾病预防控制机构对出现聚集性和暴发疫情的托幼机构，应当进行风险评估，提出关班或关园的建议，并出具书面预防控制措施建议书，指导该托幼机构做好儿童家长或监护人的健康教育和居家儿童的健康观察。

七、健康教育

疫情发生地的卫生行政部门应当与当地教育、宣传、广电等部门密切合作，进一步加强舆情监测和风险沟通，医疗卫生机构和有关单位要加强对 5 岁以下儿童家长和监护人的健康教育和宣传。

附表

附表1 手足口病个案调查表

编号：_____   调查单位：_____

一、一般情况

姓名_____ 性别___ 出生日期_____年___月___日（阴/阳历）

职业____①散居儿童 ②幼托儿童 ③学生 ④其他_____

工作单位（就读学校或托幼机构）_____

家长姓名_____

家庭住址_____省市_____地市_____县区_____乡（镇、街办）

_____村（居）_____号

家庭电话_____

二、发病及就诊情况

1. 发病日期_____年___月___日

2. 初诊日期_____年___月___日

初诊单位_____ 单位级别：①省级 ②市级 ③县级 ④乡级

⑤村级

初步诊断_____

3. 住院治疗（是/否），如住院，则：

所住医院_____

入院日期_____年___月___日，入院诊断_____

出院日期_____年___月___日，出院诊断_____

病　　程_____天

4. 预后：痊愈/好转/未愈/死亡/其他____；后遗症（有□，____；无□）

5. 病例分类_____①重症　②普通

三、临床情况

（一）临床症状　如有请打"√"

1. 发热（有□，____℃/无□）；

2. 皮疹（有□，主要部位：_____/无□）

3. 口腔炎：口腔黏膜上出现红色溃疡型疱疹　是□　　否□

4. 呼吸系统：流涕□　咳嗽□　咽痛□　其他：_____

　消化系统：恶心□　呕吐□　腹痛□　腹泻□　其他：_____

　神经系统：头痛□　喷射状呕吐□　精神异常□　嗜睡□　意识障碍□

　　　　　　昏迷□　惊厥□

　心血管系统：心律失常：有□　无□

（二）体征

1. 颈项强直：有□　无□　　　　　巴氏症：有□　无□

　克氏症：有□　无□　　　　　　布氏症：有□　无□

2. 腱反射：正常□　亢进□　减弱□

　肌张力：正常□　亢进□　减弱□

（三）辅助检查

1. 血象：有□　无□　有则：WBC（____×10^4/L），N（____%），
L（____%）

2. 脑脊液：压力（____Pa），外观（正常/异常），细胞计数（____个），
　　　　　蛋白（____）糖含量（____）

3. X线检查结果：有□，表现为_____　无□

4. 心肌酶谱：肌钙蛋白酶_____　肌红蛋白酶_____

四、流行病学资料

（一）患儿发病前7天内与其他手足口病、病毒性脑炎、病毒心肌炎、肺水肿等患者的接触史：

无□　有□　有则填写下表：

患者姓名	性别	年龄	与患儿关系	发病时间	临床诊断	是否住院	备注

备注：1. 与患儿关系，指本调查患儿发病前与相关患者的关系。包括（填写）家人、亲戚、同班、同校、同村或其他等关系。

2. 临床诊断填写：手足口病、病毒性脑炎、病毒心肌炎、肺水肿等。

（二）患儿的密切接触者

密切接触者姓名	性别	年龄	与患儿关系	是否发病	发病时间	是否住院	临床诊断

备注：1. 密切接触者与患儿关系，填写家人、亲戚、同班、同校、同村或其他等关系。

2. 临床诊断填写：手足口病、病毒性脑炎、病毒心肌炎、肺水肿等。

（三）发病 7 天前是否到过手足口病流行地（是□，时间_____，地点_____；否/不详□）。

（四）发病前 7 天饮食（水）史：

1. 外出就餐：有□，时间_____，地点_____；无□　不详□

2. 饮用生水或使用不洁水源清洗入口食物、洗碗、漱口等：水源类型_____，地点_____。

五、实验室检测情况

1. 是否采样：否□　是□

2. 实验室检测结果：

标本类型	采样日期	检测日期	检验结果			
			核酸检测		病毒分离	
			RT-PCR	Realtime RT-PCR	RD	HEp-2

备注：1. 标本类型可填写咽拭子或咽喉洗液、粪便或肛拭子、脑脊液、疱疹液、血清以及脑、肺、脾、淋巴结等。

2. 如检测为阳性，填写具体病毒名称：EV71、CVA、CVB、ECHO 或其他。

调查人_____　　　　调查日期：_____年___月___日

附表2　手足口病重症或死亡病例个案调查表

病例分类：①重症　②死亡

病例编号：_____

一、患儿及其家庭的一般情况

患儿姓名：_____　性别：①男　②女　年龄_____岁_____月

出生日期：_____年___月___日（①阴历　②阳历）身高：_____cm

体重：_____kg

分类：①散居儿童　②幼托儿童　③学生　④其他_____

家庭现住址：_____市_____县（区）___乡（镇、街办）___村（小区）___号（楼、号）

现住地居住时间：_____年___月

户口类型：①常住人口（本地户口或居住时间≥6个月）　②流动人口（居住时间小于6个月）

现住地类型：①农村　②城乡结合部　③城区

家庭同住人口数：_____，其中14岁以下儿童数：_____

家长姓名：_____联系电话：_____

二、发病、就诊及治疗情况

1. 发病日期：_____年___月___日

2. 初次就诊日期：_____年___月___日　初诊医院名称_____

初诊医院类型：①村（个体）诊所　②乡镇（社区）医院　③县医院④市及以上医院

初诊是否诊断手足口病：0否　1是

3. 诊断重症的日期：_____年___月___日

诊断重症医院名称_____

诊断重症医院类型：①村（个体）诊所　②乡镇（社区）医院　③县医院　④市及以上医院

4. 是否去村级（个体）医疗机构就诊：0否　1是，就诊日期：_____年___月___日

治疗时间：___天　　是否诊断手足口病：0否　1是

是否给药治疗：0否　1是

给药途径：①口服　②肌注　③静点　④肛门给药　⑤其他_____

是否使用退热药物：0 否　1 是，使用日期：_____年____月____日

药物具体名称_____

是否使用地塞米松等激素类药物：0 否　1 是，使用日期：_____年
____月____日

药物具体名称_____

是否使用抗生素药物：0 否　1 是，使用日期：_____年____月____日

药物具体名称_____

是否使用抗病毒药物：0 否　1 是，使用日期：_____年____月____日

药物具体名称_____

5. 是否去乡镇（社区）医疗机构就诊：0 否　1 是，就诊日期：_____年
____月____日

治疗时间：____天　　是否诊断手足口病：0 否　1 是　　是否给药治疗：
0 否　1 是

给药途径：①口服　②肌注　③静点　④肛门给药　⑤其他_____

是否使用退热药物：0 否　1 是，使用日期：_____年____月____日

药物具体名称_____

是否使用地塞米松等激素类药物：0 否　1 是，使用日期：_____年
____月____日

药物具体名称_____

是否使用抗生素药物：0 否　1 是，使用日期：_____年____月____日

药物具体名称_____

是否使用抗病毒药物：0 否　1 是，使用日期：_____年____月____日

药物具体名称_____

其他药物_____

6. 是否去县级医疗机构就诊：0 否　　1 是，就诊日期：_____年____月
____日

治疗时间：____天　是否诊断手足口病：0 否　　1 是　是否给药治疗：
0 否　1 是

给药途径：①口服　②肌注　③静点　④肛门给药　⑤其他_____

是否使用退热药物：0 否　1 是，使用日期：_____年____月____日

药物具体名称_____

是否使用地塞米松等激素类药物：0 否　1 是，使用日期：_____年
____月____日

药物具体名称_____

是否使用抗生素药物：0 否　1 是，使用日期：_____年____月____日

药物具体名称_____

是否使用抗病毒药物：0 否 1 是，使用日期：_____年___月___日

药物具体名称_____

其他药物_____

7. 是否去市级及以上医疗机构就诊：0 否 1 是，就诊日期：_____年___月___日

治疗时间：___天 是否诊断手足口病：0 否 1 是 是否给药治疗：0 否 1 是

给药途径：①口服 ②肌注 ③静点 ④肛门给药 ⑤其他_____

是否使用退热药物：0 否 1 是，使用日期：_____年___月___日

药物具体名称_____

是否使用地塞米松等激素类药物：0 否 1 是，使用日期：_____年___月___日

药物具体名称_____

是否使用抗生素药物：0 否 1 是，使用日期：_____年___月___日

药物具体名称_____

是否使用抗病毒药物：0 否 1 是，使用日期：_____年___月___日

药物具体名称_____

其他药物_____

8. 最后入住院日期_____年___月___日

入住医院类型：①村（个体）诊所 ②乡镇（社区）医院 ③县医院 ④市及以上医院

入院时病情：①危重 ②重症 ③轻症

入院后转重日期_____年___月___日

是否入 ICU 病房：0 否 1 是，入 ICU 日期：_____年___月___日

住 ICU 时间：_____天

是否气管插管（机械通气）：0 否 1 是，开始插管（机械通气）日期：_____年___月___日

插管（机械通气）时间：_____天

死亡日期：_____年___月___日

死亡诊断：主要诊断_____

其他诊断_____

三、既往病史及其他相关信息

1. 出生时体重_____（g） 孕周_____（如孕周不详，则是否早产

0否 1是)

胎次：第_____胎第_____产 分娩方式：①剖宫产 ②自然分娩

2. 分娩时有无并发症：0无 1有（请注明_____
_____）

3. 喂养方式：①母乳 ②混合 ③奶粉 ④其他_____

4. 是否有先天性心脏病、先天畸形等先天性疾病：0否 1是，疾病名称
_____

5. 是否有免疫系统缺陷性疾病：0否 1是，疾病名称_____

6. 是否有药物或食物过敏史：0否 1是，药物/食物名称_____

7. 有无疫苗接种卡（证）：0无 1有

8. 发病前一个月是否接种疫苗（如无接种卡证，则询问家长）：0无
1有 9不详

疫苗名称	接种时间	疫苗名称	接种时间	疫苗名称	接种时间

9. 发病前一个月是否得过麻疹、水痘、流感、感冒、风疹、腮腺炎等传染性疾病：0否 1是

10. 发病日期：_____年___月___日 疾病名称：_____

11. 本次发病前三个月是否发热：0否 1是

12. 是否使用过退热药物：0否 1是

13. 是否使用以下药物（可多选）：①氨基比林 ②安乃近 ③安痛定④来比林 ⑤激素（地塞米松等）

14. 孩子在家主要由谁照看：①父母 ②（外）祖父母 ③亲属 ④保姆⑤其他_____

照看人受教育时间：___年

照看人文化程度：①文盲 ②小学 ③初中 ④高中/中专 ⑤大专及以上

15. 发病前经常与孩子玩耍的14岁以下的儿童是否发病：0否 1是，发病人数：___人

16. 患儿发病前3-7天是否因其他疾病等原因去过医院：0否 1是，去医院日期：_____年___月___日

就诊科室：_____ 就诊原因：_____

四、标本采集及检测结果

1. 是否采集标本：0否 1是

2. 标本类型：①咽拭子　②粪便　③肛拭子　④疱疹液　⑤其他

3. 检测结果：①EV71 阳性　②CoxA16 阳性　③其他肠道病毒阳性

4. 患儿本人标本类型、采样日期及检测结果

送检标本编号	标本类型	采样日期	检测日期	检验结果			
				核酸检测		病毒分离	
				RT-PCR	Realtime RT-PCR	RD	HEp-2

5. 患儿同住所有家庭成员标本类型及检测结果

送检标本编号	姓名	性别	年龄	与患儿关系*	是否发病	发病日期	标本类型	采样日期	检测日期	检验结果			
										核酸检测		病毒分离	
										RT-PCR	Realtime RT-PCR	RD	HEp-2

　　*与患儿关系：①父母　②（外）祖父母　③兄弟姐妹　④叔/婶（姨/姨夫）　⑤其他（填写具体关系）

五、临床症状及体征

1. 是否发热：0 否　1 是，开始发热日期：＿＿＿＿＿年＿＿月＿＿日
发热持续时间：＿＿＿＿天

2. 首次测量体温：＿＿＿＿℃；就诊前最高体温：＿＿＿＿℃　　　入院后最高体温：＿＿＿＿℃

3. 是否出疹：0 否　1 是，开始出疹日期：＿＿＿＿＿年＿＿月＿＿日
出疹持续时间：＿＿＿＿天

　　疹子类型：①斑疹　②丘疹　③疱疹　④其他

　　出疹部位：①手　②足　③口　④臀　⑤四肢　⑥躯干　⑦其他

　　口部有疱疹或溃疡，其部位：①颊部　②咽峡部　③其他

4. 是否咳嗽：0 否 1 是

5. 其他症状：_____

6. 各种并发症状或体征及出现日期

症状或体征	日期时间	入院前	入院时							
神经系统										
头痛										
精神差										
易惊										
烦躁不安										
抽搐										
频繁抽搐										
惊厥										
痉挛										
手足抖动										
肢体无力										
肢体瘫痪										
颈抵抗										
颈强直										
Kerning 征										
腱反射减弱										
腱反射消失										
嗜睡										
昏睡										
浅昏迷										
深昏迷										
瞳孔状态										
瞳孔对光反射										
呼吸系统										
咳嗽										
咽痛										
鼻塞										
流涕										
呼吸急促（气急）										
呼吸减慢										
呼吸困难										

续表

症状或体征	日期时间	入院前	入院时							
呼吸节律改变										
口唇发绀										
泡沫液（痰）（0 无 1 白色 2 粉红色 3 血色）										
肺部痰鸣音										
肺部湿啰音										
循环系统	日期时间	入院前	入院后							
皮肤颜色有无异常										
指、趾或口唇发绀										
面色、手、脚末端苍白发灰										
全身发绀、苍白、发灰										
皮肤花纹										
心率加快（心率>120 次/分）										
心跳节律改变（心律失常）										
脉搏浅速										
脉搏减弱										
四肢发凉										
消化系统										
呕吐										
咖啡色呕吐物										
腹胀										
腹泻										
呕血										
便血										

（填写说明：除下列症状或体征外，一律按"0 无 1 有"填写。瞳孔状态：1 等大等圆 2 缩小 3 散大；

瞳孔对光反射：0 正常 1 异常；腱反射减弱：0 无 1 单侧 2 双侧；腱反射消失：0 无 1 单侧 2 双侧）

　　调查人_____　调查单位_____　调查日期：____年__月__日

附表3　手足口病暴发疫情调查主要信息登记表

一、集体单位或社区基本信息

- 单位或社区名称及地点：_____
- 集体单位性质：①公立　②私立　③其他
- 儿童数____人，教师____人，其他人员____人
- 儿童年龄范围：____岁至____岁，其中3岁以下____人，3~5岁____人，5~10岁____人，10岁以上____人
- 集体单位班级情况：____个年级____个班
- 单位或社区联系人：_____联系电话：_____

二、调查信息

1. 病例数____个，发病时间：_____年__月__日至_____年__月__日
分布于____个年级____个班，年龄范围____岁至____岁
病例临床类型：①普通____例　②重症____例　③危重____例　④死亡____例
病例居家治疗____例，住院治疗____例

2. 病例采样数____人，其中咽拭子____份，粪便或肛拭子____份
检测为阴性____人，检测为EV71____人，CoxA16____人，其他肠道病毒阳性____人

3. 密切接触者采样数____人，其中咽拭子____份，粪便或肛拭子____份
检测为阴性____人，检测为EV71____人，CoxA16____人，其他肠道病毒阳性____人
其中儿童采样数____人，其中咽拭子____份，粪便或肛拭子____份
检测为阴性____人，检测为EV71____人，CoxA16____人，其他肠道病毒阳性____人
其中成人采样数____人，其中咽拭子____份，粪便或肛拭子____份
检测为阴性____人，检测为EV71____人，CoxA16____人，其他肠道病毒阳性____人

4. 环境采样：____份
样品名称1_____，检测指标_____，检测结果_____
样品名称2_____，检测指标_____，检测结果_____
样品名称3_____，检测指标_____，检测结果_____

三、主要处理措施

1. 关班措施：____个班级，每个班级停课____天；关园措施：关园____天

2. 疾控中心或指导集体单位采取的其他处理措施包括（可多选）：①病例搜索 ②疫点消毒 ③指导集体单位规范晨午检 ④指导加强因病缺勤登记 ⑤发放健康宣教材料 ⑥指导家长对放假儿童的健康观察 ⑦其他措施
_____

　　调查单位_____　　调查人_____　　调查日期_____

附件

附件1 手足口病检测技术方案

一、病毒分离

1. 试剂配置

（1）细胞的生长液、维持液的配制：

	生长液（GM）	维持液（MM）
Eagle液（MEM）	86.5ml	92.5ml
3% L-谷氨酰胺 200mM	1.0ml	1.0ml
胎牛血清	10.0ml	2.0ml
7.5% $NaHCO_3$ 溶液	2.5ml	3.5ml
青、链霉素（各 10 000U/ml）	1.0ml	1.0ml

（2）粪便标本和肛拭子的处理液

完全 PBS 液中加入 P.S 溶液，终浓度为青霉素 100 单位/ml，链霉素为 100μg/ml。

完全 PBS 液的配制：取以下 1 份 B 液和 1 份 C 液加到 8 份 A 液中即为完全 PBS 工作液。

A 液：

试剂品名	加入量
NACl	8.00g
KCl	0.20g
Na_2HPO_4（无水）	0.91g
KH_2PO_4	0.12g

用 600 ~ 800ml 蒸馏水溶解以上盐类，加蒸馏水补至 1000ml，10psi（70kPa）15 分钟高压灭菌，即为不完全 PBS 工作液（不含钙、镁离子）。

B 液：

试剂品名	加入量
$MgCl_2 \cdot 6H_2O$	0.10g

溶解于 100ml 蒸馏水中，10psi（70kPa）15 分钟高压灭菌。

C 液：

试剂品名	加入量
$CaCl_2$	0.10g

溶解于 100ml 蒸馏水中，10psi（70kPa）15 分钟高压灭菌。

2. 病毒分离细胞系 许多细胞系可支持人肠道病毒（如 EV71、CVA16）生长。

对于检测手足口病的病原来说，建议所有怀疑含 EV71、CVA16 等肠道病毒感染的标本均需接种到以下两种细胞系：

（1）RD 细胞，来源于人横纹肌肉瘤细胞。

（2）HEp-2 细胞，来源于人喉癌上皮细胞。

3. 标本的处理

（1）粪便标本和肛拭子的处理

操作步骤：

1）在离心管上标记标本号。

2）每管中加入 10ml PBS、1g 玻璃珠、1ml 氯仿。

3）在生物安全柜中将每一份粪便标本取大约 2g 加入标记好的离心管中（确保离心管上的标号与原始标本的标号一致）；肛拭子为 2ml。

4）剩余的原始标本最好留在原容器中，冻存于-20℃。

5）确保拧紧离心管，用机械振荡器剧烈振荡 20 分钟。

6）在确保离心机的盖子盖好和离心桶密封的情况下，用冷冻离心机在 1500g 条件下离心 20 分钟。

7）在生物安全柜中将每 1 份标本的上清液分别吸入 2 个有外螺旋盖的冻存管中（如果上清液不清澈，应再用氯仿处理 1 次）。

8）1 管粪便悬液冻存于-20℃作为备份，另 1 管存于 4~8℃以备接种。

（2）疱疹液标本的处理：疱疹液标本通常直接用于 RNA 提取或病毒分离。

（3）脑脊液标本的处理：脑脊液标本通常直接用于病毒分离。

（4）咽拭子标本的处理：咽拭子要在标本运输（保存）液中充分搅动（至少 40 下），以洗下拭子上黏附的病毒及含有病毒的细胞等，用于病毒分离时，需要冻融一次（防止多次冻融），使细胞破裂，释放病毒颗粒。然后在 4℃条件下，10 000rpm 离心 20 分钟，用上清接种到细胞上或直接提取 RNA。如果发现有细菌污染，须用滤器过滤除菌。

4. 接种和观察（病毒分离）

（1）通常使用 8ml 的斜面试管培养细胞，传细胞时，每管加细胞培养液 1.5ml。显微镜下观察单层细胞，以确保细胞是健康、无污染的。一个健康的单层细胞会在传代后 48 小时左右形成。

（2）倒掉生长液（GM），换上 1~1.2ml 的维持液（MM）。

（3）每一份标本需要同时接种 2 支 RD 细胞和 2 支 HEp-2 细胞，正确标记每支细胞培养管（包括标本的编号、日期、传代数）。

（4）每一种细胞至少标记一管作为阴性对照。

（5）每支试管接种 0.2ml 的标本悬液，培养温度要求 36℃。

或者使用吸附的方法接种病毒：接种标本前，倒掉生长液（GM），每支试管接种 0.2ml 的标本悬液，培养温度为 36℃；吸附 1 小时后，换上 1.5ml 的维持液（MM）。同样每份标本需同时接种 2 支 RD 细胞和 2 支 HEp-2 细胞。

（6）使用倒置显微镜每天观察细胞培养管，以观察有特征性的肠道病毒致细胞病变效应（CPE）的出现（如细胞变圆，折光增强并脱离管壁等）。

（7）记录接种管和对照管细胞所发生的变化至少一周，记录 CPE（1+~4+）、提示细胞受毒性反应、老化或污染的影响而发生的变化（1+，<25%；2+，25%~50%；3+，50%~75%；4+，75%~100%）。

（8）如果有特征性的肠道病毒 CPE 出现，要如实记录，并观察直到 75% 的细胞发生变化（3+CPE），然后储藏在−20℃以备二次传代。

（9）第一代培养见可疑细胞病变时应继续传代，待细胞病变稳定出现后 −20℃或−70℃冻存。

（10）一代阳性分离物再传二代，如果又有明显的 CPE 出现，将病毒保存在−20℃冰箱（二代病毒）。因二代病毒滴度高于一代病毒，所以选用二代病毒进行鉴定。

（11）如果 7 天之后没有 CPE 出现，那么盲传 1 代继续观察 7 天（注意：同一病例标本的细胞培养物不能混在一起再传代，例如：不同细胞的培养物应单独传代）。

（12）盲传两代后，仍然没有出现 CPE 的，则判定为阴性。

（13）注意：如果接种后 24 小时内出现 CPE，很可能是标本中的非特异性成分导致的毒性反应。取 100μl 阳性分离物传二代，继续观察；或者在接种标本吸附 1 小时后用维持液清洗细胞层，可能会降低毒性反应。

（14）几个概念：

A：毒性反应：如果在接种后 1~2 天内细胞快速凋亡，这可能是由于标本中含有毒性物质而导致的非特异性毒性反应。这些已接种标本的试管应在 -20℃冻存，融化后取 0.2ml 接种到同一类型细胞中（此时是第二代）。如果又出现了毒性反应，那么应该取原始标本用 PBS 稀释 10 倍，再次接种到同种细胞中。这时应被认为是第一代。

B：微生物污染：由于细菌污染而造成培养液混浊或细胞死亡经常使病毒造成的 CPE 无法确定或根本无法出现。重新取原始标本，用氯仿或抗生素处理，按上述步骤重新接种到新鲜细胞上。

C：盲传：有时一周之后传代细胞会老化，甚至细胞对照也出现了病变。这时已接种标本的试管应在-20℃冻存，融化后取 0.2ml 接种到同一类型的新鲜单层细胞中，再观察 7~10 天。如果盲传两代后仍然没有产生 CPE，那么认为这个标本是阴性的。

5. **病毒分离结果解释** RD 细胞支持 HFMD 的主要病原体——CVA16 和 EV71 等多种肠道病毒的复制，CVA16 和 EV71 均能在 RD 细胞培养中引起特殊的肠道病毒致细胞病变效应（CPE），表现为细胞圆缩、分散、胞浆内颗粒增加，最后细胞自管壁脱落。但相同滴度的 CVA16 和 EV71 在 RD 细胞中生长的速度不同，EV71 的生长速度要快于 CVA16，表现为 EV71 感染 RD 细胞后出现 CPE 的时间比 CVA16 早，EV71 接种细胞后出现 CPE 很快，但 CVA16 一般要经过 2 次以上传代才出现明显的 CPE。

若在使用 RD 细胞分离的同时再增加 HEp-2 细胞，可提高肠道病毒的分离率（分离出其他可能致 HFMD 的病原体，如一些柯萨奇 B 组病毒）。但 CVA16 和 EV71 在 HEp-2 细胞中均不繁殖。

二、测定人双份血清标本的中和抗体滴度

比较患者急性期血清与恢复期血清中和抗体滴度，可作为肠道病毒感染的血清学诊断方法，最常用的是中和实验，即用微量板法测定抗体滴度，是目前人肠道病毒抗体检测的最常用方法，该方法精确且具有型特异性。

作为肠道病毒感染的诊断方法之一，可以测定血清中肠道病毒中和抗体的滴度，通常用急性期血清与恢复期血清滴度进行比较，抗体滴度 4 倍或 4 倍以上增高证明病毒感染。但是，肠道病毒隐性感染也很常见，所以在评估检测结果时就要小心一些。在中和实验中，一般要用人肠道病毒参考毒株（即原型株，EV71 原型株为 BrCr 株，CVA16 原型株为 G-10 株）或流行株，有时同时（或单独）使用临床分离株会有助于得到更准确的检测结果。

使用对肠道病毒敏感的细胞，如 RD 细胞。用病毒（血清）稀释液（下面液体配制中的 C 液，可用维持液代替）稀释血清和制备病毒悬液，因为是用病毒来确定血清中抗体的滴度，所以要使用参考病毒（原型株），但有时使用所分离到的毒株（临床分离株）有助于得到更准确的检测结果，但分离株的滴度（100 $CCID_{50}$/0.05ml）要事先测定。

中和实验的检测原理：病毒感染敏感靶细胞后，引起细胞形态学变化，出现 CPE，特异性中和抗体与病毒结合后，可使病毒颗粒失去感染性，抑制 CPE 的出现。

1. 液体配制

A 液：血清处理液：（100ml 中含下列试剂成分）

MEM	85ml
3% L-谷氨酰胺	1ml
7.5%碳酸氢钠	2ml
胎牛血清	2ml
青、链霉素（各 10 000U/ml）	10ml

B 液：细胞营养液：（按生长液配方配制，100ml 中含下列试剂成分）

MEM	85ml
3% L-谷氨酰胺	1ml
7.5%碳酸氢钠	2ml
HEPES	1ml
胎牛血清	10ml
青、链霉素（各 10 000U/ml）	1ml

C 液：病毒（血清）稀释液：（按维持液配方配制，100ml 中含下列液体）

MEM	93ml
3% L-谷氨酰胺	1ml
7.5%碳酸氢钠	2ml
HEPES	1ml
胎牛血清	2ml
青、链霉素（各 10 000U/ml）	1ml

2. 攻击病毒 $CCID_{50}$ 滴定和滴度梯度制备

（1）将增殖后的病毒悬液冻融 3 次，然后在 4℃、12 000rpm 条件下离心 10 分钟，取上清液分装于 10 支冻存管中，每管 1.5ml，一般每管应在一次试验中用完，有剩余应高压后废弃。

（2）加 Eagle 液 10 倍系列稀释为 10^{-1} 至 10^{-8} 病毒液，各加入细胞板内，每孔 50μl，每稀释度 4 孔细胞。

（3）每孔加细胞悬液 50μl，同时设细胞对照（50μl 稀释液+50μl 细胞悬液），36℃培养 7 天，观察细胞病变。

（4）按 Behrens-Kärber 公式计算出分离病毒株的 $CCID_{50}$。

$\log CCID_{50} = L - d (S - 0.5)$，其中：

L=实验中使用的最低稀释度的对数值；

d=稀释梯度的对数值；

S=终判时阳性部分的总和（即出现 CPE 的细胞孔所占的比例之和）。

（5）正式试验前应先滴定攻击病毒 2~3 次，取其平均值，求出每 0.05ml 中含 100 $CCID_{50}$ 的病毒载量。

（6）按照计算好的稀释比例配制攻击病毒，求出试验所需的病毒总量（即 100 $CCID_{50}$/0.05ml）。

（7）取 3 支小试管，每只加病毒稀释液（液体配制中的 C 液）0.9ml。

（8）用带滤芯的吸尖（ART 吸尖）吸 0.1ml 已经稀释好的攻击病毒液（即 100 $CCID_{50}$/0.05ml）到第一支小试管中，换另一支 ART 吸尖，轻轻并彻底地混匀，避免产生大量气溶胶，按照此方法依次稀释至 1 $CCID_{50}$/0.05ml 和 0.1 $CCID_{50}$/0.05ml。

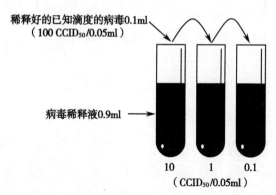

附件图 2-1

3. 稀释血清

（1）发病 1~3 天内采取患者急性期血清，发病后 2~4 周采取恢复期血清，分别冻存在-20℃备检。

（2）取无菌小试管若干支（每份血清使用一支）置试管架上，每管加血清处理液（上面液体配制中的 A 液）0.3ml，加待测血清 0.1ml，盖紧塞子，震摇混匀，放 4℃冰箱过夜，即为 1：4 稀释血清。次日 56℃、30 分钟灭活。

（3）打开独立无菌包装 48 孔组织培养板，纵向使用，每孔加血清稀释液（上面液体配制中的 C 液）0.3ml，每份血清使用一排，每排 4 孔。使用移液器吸取处理过的血清 0.1ml 加入第一孔（即为 1：16），吹吸 8~10 次，吸

0.1ml 加入第二孔（即为1：64），依次至1：1024，血清稀释的过程中不必更换吸尖。即每份血清标本进行4倍比稀释，即1：4、1：16、1：64、1：256、1：1024。

（4）每份血清标本的每个稀释度都要平行做两孔。

4. 病毒中和抗体测定的操作步骤

（1）取一块96孔板横向使用，每块板可以做8份（4对）待测血清，版面设计如下图所示。A1-A2孔（B1-B2、C1-C2、D1-D2、E1-E2、F1-F2、G1-G2、H1-H2）中每孔加入1：1024稀释度的待测血清0.05ml，不必更换吸尖，在A3-A4孔（B3-B4、C3-C4、D3-D4、E3-E4、F3-F4、G3-G4、H3-H4）中每孔加入1：256稀释度的待测血清0.05ml，A5-A6孔（B5-B6、C5-C6、D5-D6、E5-E6、F5-F6、G5-G6、H5-H6）中每孔加入1：64稀释度的待测血清0.05ml，A7-A8孔（B7-B8、C7-C8、D7-D8、E7-E8、F7-F8、G17-G8、H7-H8）中每孔加入1：16稀释度的待测血清0.05ml，A9-A10孔（B9-B10、C9-C10、D9-D10、E9-E10、F9-F10、G9-G10、H9-H10）中每孔加入1：4稀释度的待测血清0.05ml，A11-A12孔（B11-B12、C11-C12、D11-D12、E11-E12、F11-F12、G11-G12、H11-H12）为每份待测血清对照孔，每孔中补加稀释液0.05ml。

（2）上述孔中分别加入病毒0.05ml（病毒滴度事先已经稀释为100 $CCID_{50}/0.05ml$）。

（3）盖好盖子后用微量板混匀器混匀，放入36℃ CO_2 孵箱中孵育2小时。

附件图 2-2

（4）另取一块96孔板纵向使用，做100 $CCID_{50}/0.05ml$ 病毒滴度的核实（每次实验都必须做）。每孔先加病毒稀释液（试剂配制中的C液）0.05ml，然后从0.1 $CCID_{50}/0.05ml$ 加起，每孔0.05ml，每个稀释度8孔，不必更换吸尖，一直加至 100 $CCID_{50}$/0.05ml；同时留出 4 孔做为细胞对照孔，每孔加入 0.1ml 病毒稀释液，然后放入 4℃冰箱中暂存。

标本检测	1:1024		1:256		1:64		1:16		1:4		1:4血清对照	
	1	2	3	4	5	6	7	8	9	10	11	12
1号标本　A	●	●	●	●	●	●	●	●	●	●	○	○
2号标本　B	●	●	●	●	●	●	●	●	●	●	○	○
3号标本　C	●	●	●	●	●	●	●	●	●	●	○	○
4号标本　D	●	●	●	●	●	●	●	●	●	●	○	○
5号标本　E	●	●	●	●	●	●	●	●	●	●	○	○
6号标本　F	●	●	●	●	●	●	●	●	●	●	○	○
7号标本　G	●	●	●	●	●	●	●	●	●	●	○	○
8号标本　H	●	●	●	●	●	●	●	●	●	●	○	○

附件图 2-3

（5）在孵育期间，用消化液消化细胞，准备细胞悬液，细胞悬液的浓度为 $2×10^5$ 个/ml，每块 96 孔板至少需要准备 10ml。

（6）孵育结束后每个待测血清孔、血清对照孔（待检标本板）和病毒回滴孔和细胞对照孔（病毒回滴板）分别加入 0.1ml 细胞悬液，然后用微量板混匀器混匀，放入 36℃ CO_2 孵箱中孵育培养。

（7）使用倒置显微镜每天观察 CPE，并记录病毒滴定结果，以不产生细胞病变的血清最高稀释度的倒数为终点效价。当 100 $CCID_{50}$/0.05ml 的病毒对照孔出现完全病变时，判定最终结果（约 5~7 天）。

（8）注意：如果病毒对照结果（病毒回滴）不在 32~320 $CCID_{50}$/0.05ml 的范围内，实验无效，就要重复实验。

5. **结果判定**　当最高稀释度血清的 2 孔中有 1 孔出现细胞病变，另一孔不出现细胞病变，该稀释度的倒数计即为该血清标本的中和抗体效价；当高稀释度 2 孔完全病变，相邻低稀释度 2 孔完全不病变，则两者平均稀释度的倒数即为该血清标本的中和抗体效价；当两个相邻稀释度血清均出现 1 孔细胞病变，另 1 孔不出现细胞病变，则两者平均稀释度的倒数即为该血清标本的中和抗体效价。

对于 HFMD 的双份血清中和实验结果来说，如果恢复期血清较急性期血清 EV71 或 CVA16 中和抗体滴度出现 4 倍或 4 倍以上增高即可确诊；如果恢复期血清较急性期血清其他肠道病毒中和抗体滴度出现 4 倍或 4 倍以上增高可证实该肠道病毒感染，是否为病因需要其他相关实验证实；如果单份血清中和抗体滴度大于 1 : 256 也有诊断意义，血清中和抗体滴度为 1 : 128 判定为可疑阳性。

三、逆转录-聚合酶链反应（RT-PCR）

1. **RNA 提取**　可使用多种商业化试剂盒来提取 RNA，针对临床标本应选择质量较高的"用于临床标本病毒 RNA 提取的试剂盒"，也可使用全自动 RNA 提取仪进行提取。针对病毒分离物，核酸提取比较容易，大部分商业化 RNA 提取试剂盒都可有效的提取到 RNA。RNA 提取依据使用的试剂不同，严格按说明书进行操作。

2. **逆转录-聚合酶链反应（RT-PCR）**

（1）引物序列合成：国家脊灰实验室自行设计 3 对引物，分别为人肠道病毒通用引物、EV71 特异性引物和 CVA16 特异性引物。各省 CDC 依据引物序列在质量有保证的公司合成，引物合成后，需要做预实验，保证引物合成没有质量问题后，分发给地市级 CDC。

1）人肠道病毒（包括 EV71、CVA16）核酸检测通用引物序列：

PE2（上游）：5′-TCC GGC CCC TGA ATG CGG CTA ATC C-3′

PE1（下游）：5′-ACA CGG ACA CCC AAA GTA GTC GGT CC-3′

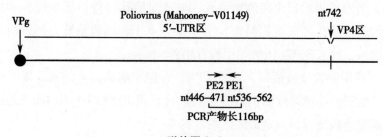

附件图 2-4

2）EV71 核酸检测引物序列

EV71-S（上游）：5′-GCA GCC CAA AAG AAC TTC AC-3′

EV71-A（下游）：5′-ATT TCA GCA GCT TGG AGT GC-3′

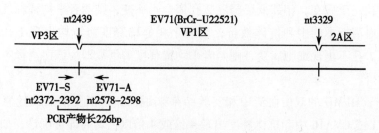

附件图 2-5

3）CVA16 核酸检测引物序列：

CVA16-S（上游）：5′-ATT GGT GCT CCC ACT ACA GC-3′

CVA16-A（下游）：5′-TCA GTG TTG GCA GCT GTA GG-3′

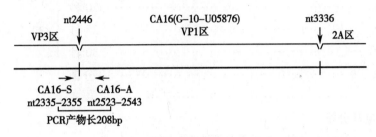

附件图 2-6

（2）实验设计

1）在 PCR 记录纸（实验记录纸）上记录本次实验操作者姓名，实验日期，所鉴定标本的名称以及标本的顺序，与 PCR 仪排列的顺序一致。

2）标记好加标本和对照的 PCR 管（阳性对照，阴性对照和试剂对照）。

A：阳性对照：参比 RNA，省级 CDC 提供（只是在初次使用，常规不建议使用，以防污染）。

B：阴性对照：使用正常细胞 RNA 或临床标本肠道病毒阴性的 RNA（每次实验要设立）。

C：试剂对照：用去离子水代替标本（试剂初次使用时必须做）。

（3）RT-PCR 扩增反应和条件

1）从临床标本或病毒中提取的 RNA 和各种 RT-PCR 试剂应该一直放在冰浴盒上；

2）配下列试剂主溶液：

10×PCR Buffer	5.0μl
dNTPs（2.5mM each）	2.0μl
上游引物（0.1μg/μl）	1.0μl
下游引物（0.1μg/μl）	1.0μl
RNA 酶抑制剂（RNasin，40U/μl）	0.5μl
Taq DNA 聚合酶（5U/μl）	0.5μl
AMV 逆转录酶（10U/μl）	1.0μl
模板 RNA	3.0μl
RNase Free dH$_2$O	36.0μl
	50.0μl

3）在 PCR 仪上进行 RT-PCR 反应，反应步骤如下：

42℃	45 分钟
95℃	3 分钟
95℃	20 秒 ⎫
45℃	25 秒 ⎬ ×32 个循环
72℃	30 秒 ⎭
72℃	10 分钟
4℃	Soak

3. 电泳分析

（1）将已经聚合的 3% 的琼脂糖凝胶放在电泳装置上。

（2）在帕拉膜（Parafilm）上加上 6× 电泳载样缓冲液（每个反应需 1μl）。再加上 5μl 的 PCR 反应产物与之混合。

（3）将电泳缓冲液倒在电泳装置中，用吸尖将样品与载样缓冲液的混合溶液加到孔中。

（4）盖上盖子，接通电源，以 10V/cm 电压（恒定电压）电泳，大约 35～40 分钟，直到溴酚蓝跑到凝胶的底部的时候，停止电泳。

（5）将胶取出，并注意保持凝胶的方向。

（6）在 1μg/ml 的溴化乙锭溶液中染色 15 分钟。

注意：溴化乙锭溶液是有毒、致畸、并且致肿瘤的物质，操作时要加小心，并戴双层手套。如果储存在避光的容器中，溴化乙锭溶液可以重复使用。溴化乙锭废弃物按医疗废弃物中化学品的有关规定处理。

（7）在蒸馏水中涮一下凝胶。

（8）在紫外透射仪下观察 PCR 产物电泳结果，并照相作记录。

有条件的实验室可以使用全自动电泳分析仪。

4. 结果解释

使用全自动电泳分析仪的实验室可以通过仪器自动读取 PCR 产物大小，来判断结果。通过琼脂糖凝胶做 PCR 产物电泳的实验室，需要参照 DNA 分子量对照，比较标本的 PCR 产物与阳性对照的 PCR 产物在凝胶上的位置以及大小来解释结果。

附件表 2-1　RT-PCR 实验结果解释表

待检标本 RT-PCR 结果	鉴定结果
HEV（-），EV71（-），CVA16（-）	非肠道病毒（NEV）
HEV（+），EV71（-），CVA16（-）	非 EV71、CVA16 的其他肠道病毒
HEV（+），EV71（+），CVA16（-）	EV71
HEV（+），EV71（-），CVA16（+）	CVA16

四、Real-time RT-PCR（rRT-PCR）

1. 病毒核酸提取

参考常规 RT-PCR 病毒核酸提取步骤和注意事项。

2. Real-time RT-PCR（rRT-PCR）

依据不同厂家的试剂盒，严格按相应说明书操作和判断结果。有 5 种试剂盒，分别为 One Step Real-time PCR 法检测 EV71 病毒核酸（单通道检测）；One Step Real-time PCR 法检测 CVA16 核酸（单通道检测）；One Step Real-time PCR 法检测肠道病毒核酸（单通道检测）；One Step Real-time PCR 法同时检测 EV71 和 CVA16 核酸（双通道检测）；One Step Real-time PCR 法同时检测 EV71 和肠道病毒核酸（双通道检测）。下面举 2 个例子来说明单通道检测和双通道检测的操作规程和注意事项。

（1）One Step Real-time PCR 法检测 EV71 病毒核酸（单通道检测）

①反应体系配置：反应体系共 25µl，模板量可根据样本情况自行决定（临床标本通常使用 5µl 的 RNA 模板量），不够部分以水补足。如选用另外试剂盒，反应体系及条件随之变化。

a. 从试剂盒中取出相应的试剂，反应液在室温融化后，瞬时离心，按 n+1 配置反应体系（n=样本数+1 管阳性对照+1 管阴性对照），每个测量反应体系配置：

试剂组成	1 份样品的量
荧光 RT-PCR 反应液	12.5µl
逆转录酶	0.5µl
Taq 酶	0.5µl
引物和探针	1.5µl
H_2O	5.0µl

b. 将上述反应液混匀离心后，按照每管 20µl 分装于各荧光 PCR 仪适用的 PCR 管中。

c. 加样：将提取好的样本 RNA，分别加入上述分装好的 PCR 反应管中，模板量可根据样本情况自行决定（临床标本通常使用 5ul 模板量），不够部分以水补足。总反应体积 25µl。

②荧光 RT-PCR 循环条件设置

程序	循环数	温度	反应时间
1	1	42℃	30 分钟
2	1	95℃	2 分钟
3	40	95℃	10 秒
		60℃	35 秒
		60℃时收集荧光信号	

③对照设置

阴性对照：核酸提取时以灭菌双蒸水代替标本，每次实验应设立。

阳性对照：由省级实验室提供 EV71 阳性核酸（只在评价试剂时使用）

④结果分析条件设定和结果判断

阈值设定

原则以阈值线刚好超过正常阴性对照扩增曲线的最高点，结果显示阴性为准，或可根据仪器噪音情况进行调整。

Ct 值≤35.0 的样本为阳性。

38.0>Ct 值>35.0 的样本为临界值。

Ct 值≥38.0 的样本或无数值的标本为阴性。

（2）One Step Real-time PCR 法同时检测 EV71 和 CVA16 核酸（双通道检测）

双通道可以同时检测 EV71 和 CVA16 核酸，在提取核酸后短时间（2.5 小时）内检测到标本中是否含 EV71 或 CVA16 核酸。

①反应体系配置

反应体系共 25μl，模板量可根据样本情况自行决定（临床标本通常使用 5μl 模板量），不够部分以水补足。如选用另外试剂盒，反应体系及条件随之变化。

a. 先将试剂解冻，从试剂盒中取出相应的试剂，反应液在室温融化后，瞬时离心，按 n+1 配置 25μl 反应体系（n＝样本数+1 管阳性对照+1 管阴性对照），每个测量反应体系配置如下表：

b. 将下述反应液混匀离心后，按照每管 20μl 分装于适用的 PCR 管中。

试剂组成	1 份样品的量
荧光 RT-PCR 反应液	12.5μl
逆转录酶	0.5μl
Taq 酶	0.5μl
引物和探针	3.0μl
H_2O	3.5μl

c. 加样：将提取好的样本 RNA，分别加入上述分装好的 PCR 反应管中，模板量可根据样本情况自行决定（临床标本通常使用 5ul 模板量），不够部分以水补足。总反应体积 25μl。

②荧光 RT-PCR 循环条件设置

程序	循环数	温度（摄氏度）	反应时间
1	1	42℃	30 分钟
2	1	95℃	2 分钟
3	40	95℃	10s
		60℃	35s
		60℃时收集荧光信号	

③结果分析条件设定和结果判断

阴性对照：核酸提取时以灭菌双蒸水代替标本。

阳性对照：提取好的阳性核酸作为模板 RNA。

阈值设定原则以阈值线刚好超过正常阴性对照扩增曲线的最高点，结果显示阴性为准，或可根据仪器噪声情况进行调整。

Ct 值≤35.0 的样本为阳性。

Ct 值无数值的标本和 Ct 值≥38.0 的样本为阴性样本。

38.0>Ct 值>35.0 的样本为临界值。

注：荧光 PCR 同时读取 FAM 和 HEX，进行双通道检测，FAM 荧光 Ct 值为 CVA16 的结果，HEX 荧光 Ct 值为 EV71 的结果。

五、生物安全

根据 2006 年 1 月 11 日原卫生部制定的《人间传染的病原微生物名录》，柯萨奇病毒、埃可病毒、EV71 型和目前分类未定的其他肠道病毒均属于危害程度第三类的病原微生物。因此在保证安全的前提下，对临床和现场的未知样本检测操作可在生物安全Ⅱ级或以上防护级别的实验室进行，涉及病毒分离培养的操作，应加强个体防护和环境保护。

操作粪便、脑脊液和血液等临床标本时要特别注意生物安全，要在Ⅱ级生物安全柜中进行标本处理、病毒分离和病毒鉴定，无脊灰疫苗免疫史的人员要进行脊灰疫苗免疫。

灭活后的血清抗体检测与 PCR 检测可在生物安全Ⅰ级实验室进行。

所有操作应遵守国家相关法律法规。

附件表 2-2 手足口病病例临床标本采样登记表

采样单位：_____ 填表人：_____ 填报日期：_____ 联系方式：_____

编号	Lab ID	姓名	性别	年龄	现住址	发病日期	临床诊断		标本类型						采样日期
							轻型	重型	便	咽拭子	疱疹液	血	尸检标本	其他	

附件表 2-3 省手足口病病例临床标本检测结果登记表

报告单位：_____ 填表人：_____ 填报日期：_____ 联系方式：_____

编号	Lab ID	姓名	性别	年龄	现住址	发病日期	临床诊断		标本类型						采样日期	检测日期	实验结果									
																	RT-PCR			Realtime-RT-PCR			病毒分离			
							轻型	重型	便	咽拭子	疱疹液	血	尸检标本	其他			HEV 71	CVA 16	其他 HEV	HEV 71	CVA 16	其他 HEV	RD	HEp-2		

注释：1. 凡是检测的标本不论结果是否阳性均应填写本表；表中每一项内容均要填写完整。
2. 如同一病例采集 2 份以上标本时，每一份标本填写一行，检测结果为阴性的标本也要上报。

附件2　手足口病疫源地消毒指南

一、消毒原则

1. **消毒范围和对象**　以病原体可能污染的范围为依据确定消毒范围和对象，一般不必对室外环境开展大面积消毒，防止过度消毒现象的发生。

2. **消毒持续时间**　以手足口病流行情况和病原体监测结果为依据确定消毒的持续时间。

3. **消毒方法的选择**　应选择中效或高效消毒剂如含氯（溴）消毒剂、碘伏、过氧乙酸、过氧化氢、二氧化氯、戊二醛和甲醛等进行消毒，并尽量避免破坏消毒对象的使用价值和造成环境的污染。

4. **注意与其他传染病控制措施配合**　搞好饮用水、污水、食品的消毒及卫生管理，搞好环境卫生及粪便无害化管理。必要时灭蝇、灭蚤、灭蟑螂后再消毒处理。加强易感人群的保护。

二、消毒措施

（一）随时消毒

1. 随时消毒是指对患儿污染的物品和场所及时进行的消毒处理。患儿居家治疗的，不可在传染期前往托幼机构或学校，也不可与其他儿童接触，患病期间应做好病家的随时消毒。医疗机构应设立手足口病专门病区，患儿住院期间，做好随时消毒。随时消毒特别要注意下列物品和场所：分泌物或排泄物（粪便、疱疹液等）及其污染的场所和物品、生活用具、手、衣服、被褥、生活污水、污物。

2. 医护人员和陪护应做好卫生防护，诊疗、护理工作结束后应洗手并消毒。

3. 儿科门诊、儿科病房、发热门诊、感染性疾病科等诊疗患儿场所可采取通风（包括自然通风和机械通风），也可采用循环风式空气消毒机进行空气消毒，无人条件下还可用紫外线对空气消毒，不必常规采用喷洒消毒剂的方法对室内空气进行消毒。

（二）终末消毒

终末消毒是指传染源（包括患儿和隐性感染者）离开有关场所后进行的彻底的消毒处理，应确保终末消毒后的场所及其中的各种物品不再有病原体的存在。终末消毒特别要注意病家、托幼机构、小学和病房。

1. **病家消毒**　当患儿住院、康复或死亡后，应及时做好病家的终末消毒。

病家终末消毒的对象包括：住室地面、墙壁，桌、椅等家具台面，门把手，患儿奶嘴、奶瓶、餐饮具、衣服、被褥等生活用品，学习用品，玩具，厕所、卫生间，垃圾，污水等。

2. **托幼机构和小学**　发生疫情的托幼机构和小学停课后应及时做好终末消毒，包括：校区内室内外地面、墙壁（墙壁可只消毒至 2 米高），门把手、楼梯及其扶手，场所内的各种物品表面，特别要注意患儿的衣服、被褥，学习用品，玩具，奶瓶和食饮具，厕所、卫生间，污水、垃圾等。

3. **医疗机构**　医疗机构儿科门诊、发热门诊、手足口病门诊等每日工作结束后，以及手足口病患者病房在患者康复、死亡或离开后，均应做好终末消毒工作，包括：地面、墙壁，桌、椅、床头柜、床架等物体表面，患者衣服、被褥，洗脸盆、便盆等生活用品，厕所等。

（三）预防性消毒

1. **家庭**　在手足口病流行期间，无患病儿童的家庭，应注意家庭成员个人卫生和环境卫生。个人卫生应注意勤洗手、洗澡，勤换洗衣物，勤晾晒被褥。每天开窗通风 2～3 次，每次不少于 30 分钟。家庭地面和桌、椅、床、柜、门把手等各种物体表面应做好卫生清洁。婴儿奶嘴、奶瓶煮沸消毒 20 分钟后使用。儿童玩具定期清洗。搞好厨房、卫生间卫生。特别是有小孩的家庭，家庭成员回家后应及时洗手、更衣，有客来访后，对相关物品进行清洁处理，必要时进行消毒。

2. **托幼机构和小学**　在手足口病流行期间，没有发生手足口病疫情的托幼机构和小学应做好预防性消毒工作。做好环境卫生及粪便无害化处理。保育员、教师要保持手部清洁，并教育指导儿童养成正确洗手的习惯。幼儿活动室、教室和宿舍等要保持良好通风。活动室、教室、宿舍等地面每天湿式拖扫，每周末用含有效氯 500mg/L 消毒液拖地一次。门把手、桌、椅等各种物体表面每天用清水擦拭，每周末用含有效氯 500mg/L 消毒液擦拭消毒一次。玩具保持清洁。搞好食饮具消毒和食品卫生。

3. **医疗机构**　在手足口病流行期间，医疗机构应按照《消毒技术规范》（2002 版）的要求做好常规消毒工作。儿科门诊、发热门诊、儿科病房等还要注意做到如下消毒工作。

（1）诊疗用品

体温表：做到一人一用一消毒，可使用 500mg/L 含氯消毒剂浸泡 15 分钟，清水冲洗干净后备用。

压舌板：应使用一次性压舌板；非一次性压舌板采用高压蒸汽灭菌，一人一用一消毒。

非一次性用品：诊疗、护理患者过程中所使用的非一次性的仪器、医疗物品（如听诊器、血压计等）可用含有效氯 500mg/L 消毒剂溶液擦拭，可以浸泡消毒的医疗器械等物品使用 500mg/L 含氯消毒剂浸泡消毒 15 分钟，需要灭菌的器械要做好清洗、灭菌工作。

（2）手消毒：医护、陪护人员在接触患者后均应严格洗手，手的消毒用 0.5% 碘伏溶液或 0.05% 过氧乙酸消毒液涂擦或浸泡，作用 2~3 分钟。特别需要注意常规的免洗手消毒液对肠道病毒无效。

（3）环境表面消毒：地面、墙壁、桌、椅、工作台面每天用含有效氯 500mg/L 消毒液或 0.5% 过氧乙酸溶液喷洒或擦拭消毒，作用 15 分钟。

三、常见污染对象的消毒方法

1. **室内空气**　应注意开窗通风，保持室内空气流通。每日通风 2~3 次，每次不少于 30 分钟。病家、托幼机构和小学以自然通风为主，无法自然通风的可采用空调等机械通风措施。医疗机构应加强通风，可采取通风（包括自然通风和机械通风），也可采用循环风式空气消毒机进行空气消毒，无人条件下还可用紫外线对空气消毒，不必常规采用喷洒消毒剂的方法对室内空气进行消毒。

2. **地面、墙壁**　对污染地面、墙壁用含有效氯（溴）1000mg/L 消毒剂溶液喷洒消毒，作用 15 分钟。泥土墙吸液量为 150~300ml/m²，水泥墙、木板墙、石灰墙为 100ml/m²。对上述各种墙壁的喷洒消毒剂溶液不宜超过其吸液量。地面消毒先由外向内喷雾一次，喷药量为 200~300ml/m²，待室内消毒完毕后，再由内向外重复喷雾一次。以上消毒处理，作用时间应不少于 15 分钟。

3. **物体表面**　对门把手、楼梯扶手、床围栏、桌椅台面、水龙头等物体表面用含有效氯（溴）500mg/L 消毒液擦拭或喷洒消毒，作用 15 分钟，必要时用清水擦拭干净以免腐蚀损坏。

4. **污染物**　患者的排泄物、呕吐物等最好用固定容器盛放，稀薄的排泄物、呕吐物，每 1000ml 可加漂白粉 50g 或含有效氯 20000mg/L 消毒剂溶液 2000ml，搅匀放置 2 小时。成形粪便不能用干漂白粉消毒，可用 20% 漂白粉乳剂（含有效氯 5%），或含有效氯 50000mg/L 含氯消毒剂溶液 2 份加于 1 份粪便中，混匀后，作用 2 小时。

盛排泄物或呕吐物的容器可用含有效氯（溴）5000mg/L 消毒剂溶液浸泡 15 分钟，浸泡时，消毒液要漫过容器。

被排泄物、呕吐物等污染的地面，用漂白粉或生石灰覆盖，作用 60 分钟后清理。

5. **衣物、被褥等织物**　患儿的衣服、被褥需要单独清洗，用 70℃ 以上热水浸泡 30 分钟，患儿所用毛巾、擦手巾、尿布等每次清洗后煮沸 5 分钟。

6. **奶瓶和食饮具**　患儿的奶瓶、奶嘴应充分清洗并煮沸消毒 20 分钟后使用。食饮具每天煮沸消毒 20 分钟或用二星级消毒碗柜消毒，也可用含有效氯 250mg/L 的消毒液浸泡 30 分钟后再用清水冲洗干净。

7. 玩具、学习用品　患儿接触过的玩具、学习用品用含有效氯 500mg/L 的消毒液擦拭或浸泡，作用 15 分钟后用清水擦拭、冲洗干净。

8. 手　手的消毒用 0.5% 碘伏溶液作用 2~3 分钟后清水冲洗干净。看护人在给患儿换尿片、处理粪便，或直接接触患儿分泌物、皮肤疱疹前后要按正确方法洗手，或进行手消毒。特别需要注意常规的免洗手消毒液对肠道病毒无效。

9. 厕所、卫生间　患儿使用后的便盆、便池、坐便器先投入 50g 漂白粉，作用 60 分钟后再冲水。坐便器表面用含有效氯 500mg/L 的消毒液喷雾、擦拭消毒，作用 15 分钟。厕所、卫生间使用的拖把采用 1000mg/L 含氯消毒液浸泡 15 分钟后再用清水清洗，厕所、卫生间的拖把应专用。

10. 垃圾　垃圾喷洒含有效氯 10 000mg/L 消毒剂溶液，作用 60 分钟后收集并进行无害化处理。

11. 污水　污水按每升加 4g 漂白粉或 2 片消毒泡腾片搅匀，作用 60 分钟。

四、注意事项

1. 使用获得卫生部许可批件的消毒产品，凡获批准的消毒产品在其使用说明书和标签上均有批准文号。

2. 使用消毒剂前详读说明书。一般消毒剂具有毒性、腐蚀性、刺激性。消毒剂应在有效期内使用，仅用于手、皮肤、物体及外环境的消毒处理，切忌内服。消毒剂应避光保存，放置在儿童不易触及的地方。

3. 疫源地消毒应在当地疾病预防控制机构的指导下，由有关单位及时进行消毒，或由当地疾病预防控制机构负责对其进行消毒处理。在医院中对传染病病人的终末消毒由医院安排专人进行。非专业消毒人员开展疫源地消毒前应接受培训。采取正确的消毒方法并做好个人防护，必要时应戴防护眼镜、口罩和手套等。

附件3　肠道病毒 71 型（EV71）感染重症病例临床救治专家共识

（2011 年版）

手足口病是由肠道病毒引起的急性传染病。重症病例多由肠道病毒 71 型（EV71）感染引起，病情凶险，病死率高。2010 年 4 月，原卫生部印发了《手足口病诊疗指南（2010 年版）》，指导医疗机构开展手足口病医疗救治工作。随后，原卫生部手足口病临床专家组制定了《肠道病毒 71 型（EV71）感染重症病例临床救治专家共识（2011 年版）》，作为《手足口病诊疗指南（2010 版）》的补充，供医疗机构和医务人员参考使用。

一、临床分期

根据发病机制和临床表现，将 EV71 感染分为 5 期。

第 1 期（手足口出疹期）：主要表现为发热，手、足、口、臀等部位出疹（斑丘疹、丘疹、小疱疹），可伴有咳嗽、流涕、食欲不振等症状。部分病例仅表现为皮疹或疱疹性咽峡炎，个别病例可无皮疹。此期病例属于手足口病普通病例，绝大多数病例在此期痊愈。

第 2 期（神经系统受累期）：少数 EV71 感染病例可出现中枢神经系统损害，多发生在病程 1~5 天内，表现为精神差、嗜睡、易惊、头痛、呕吐、烦躁、肢体抖动、急性肢体无力、颈项强直等脑膜炎、脑炎、脊髓灰质炎样综合征、脑脊髓炎症状体征。脑脊液检查为无菌性脑膜炎改变。脑脊髓 CT 扫描可无阳性发现，MRI 检查可见异常。此期病例属于手足口病重症病例重型，大多数病例可痊愈。

第 3 期（心肺功能衰竭前期）：多发生在病程 5 天内。目前认为可能与脑干炎症后自主神经功能失调或交感神经功能亢进有关，亦有认为 EV71 感染后免疫性损伤是发病机制之一。本期病例表现为心率、呼吸增快，出冷汗、皮肤花纹、四肢发凉，血压升高，血糖升高，外周血白细胞（WBC）升高，心脏射血分数可异常。此期病例属于手足口病重症病例危重型。及时发现上述表现并正确治疗，是降低病死率的关键。

第 4 期（心肺功能衰竭期）：病情继续发展，会出现心肺功能衰竭，可能与脑干脑炎所致神经源性肺水肿、循环功能衰竭有关。多发生在病程 5 天内，年龄以 0~3 岁为主。临床表现为心动过速（个别患儿心动过缓），呼吸急促，口唇发绀，咳粉红色泡沫痰或血性液体，持续血压降低或休克。亦有病例以严重脑功能衰竭为主要表现，肺水肿不明显，出现频繁抽搐、严重意识障碍及中枢性呼吸循环衰竭等。此期病例属于手足口病重症病例危重型，病死率较高。

第 5 期（恢复期）：体温逐渐恢复正常，对血管活性药物的依赖逐渐减少，神经系统受累症状和心肺功能逐渐恢复，少数可遗留神经系统后遗症状。

二、重症病例早期识别

EV71 感染重症病例诊疗关键在于及时准确地甄别确认第 2 期、第 3 期。下列指标提示可能发展为重症病例危重型：

1. **持续高热** 体温（腋温）大于 39℃，常规退热效果不佳。

2. 神经系统表现 出现精神萎靡、呕吐、易惊、肢体抖动、无力、站立或坐立不稳等，极个别病例出现食欲亢进。

3. 呼吸异常 呼吸增快、减慢或节律不整。若安静状态下呼吸频率超过30~40次/分（按年龄），需警惕神经源性肺水肿。

4. 循环功能障碍 出冷汗、四肢发凉、皮肤花纹，心率增快（>140~150次/分，按年龄）、血压升高、毛细血管再充盈时间延长（>2秒）。

5. 外周血 WBC 计数升高 外周血 WBC 超过 $15 \times 10^9/L$，除外其他感染因。

6. 血糖升高 出现应激性高血糖，血糖大于 8.3mmol/L。

7. 可疑神经系统受累的病例应及早进行脑脊液检查。 EV71 感染重症病例甄别的关键是密切观测患儿的精神状态、有无肢体抖动、易惊、皮肤温度以及呼吸、心率、血压等，并及时记录。

三、治疗要点

EV71 感染重症病例从第 2 期发展到第 3 期多在 1 天以内，偶尔在 2 天或以上。从第 3 期发展到第 4 期有时仅为数小时。因此，应当根据临床各期不同病理生理过程，采取相应救治措施。

附件4　手足口病聚集性和暴发疫情处置工作规范

（2012 版）

本规范适用于各级卫生行政部门、疾病预防控制机构和医疗机构开展未达到突发公共卫生事件标准的手足口病聚集性和暴发疫情处置工作。

第一条　聚集性疫情是指一周内，同一托幼机构或学校等集体单位发生 5 例以上，但不足 10 例手足口病病例；或同一班级（或宿舍）发生 2 例及以上手足口病病例；或同一个自然村/居委会发生 3 例及以上，但不足 5 例手足口病病例；或同一家庭发生 2 例及以上手足口病病例。

第二条　暴发疫情是指一周内，同一托幼机构或学校等集体单位发生 10 例及以上手足口病病例；或同一个自然村/居委会发生 5 例及以上手足口病病例。

第三条　医疗机构、托幼机构和小学等单位发现手足口病聚集性或暴发疫情时，应当在 24 小时内向当地县（区）级疾病预防控制机构报告。

县（区）级疾病预防控制机构接到聚集性或暴发疫情报告，或在主动搜索或进行网络直报信息审核时，发现聚集性或暴发疫情时，应当及时调查核实并做好记录。

经核实确认的暴发疫情，县（区）疾病预防控制机构应当按照《国家突发公共卫生事件相关信息报告管理工作规范（试行）》的有关规定，通过突发公共卫生事件管理信息系统进行相关信息的报告。

第四条 发生聚集性疫情，县（区）级疾病预防控制机构应当在 24 小时内开展调查处置。

第五条 发生暴发疫情，县（区）级疾病预防控制机构应当立即对首发病例或指示病例开展流行病学调查，开展病例搜索，时间为自首发病例发病前一周至调查之日，并填写《手足口病暴发疫情调查主要信息登记表》（见附表），上报至突发公共卫生事件管理信息系统。每起暴发疫情至少采集 5 例病例标本进行病原学检测。

第六条 医疗机构根据患儿病情，要求患儿居家或住院治疗。乡镇卫生院/社区卫生服务中心、村卫生室/社区卫生服务站等负责本辖区居家治疗的手足口病患儿的随访工作，指导居家治疗患儿的家长或监护人密切关注患儿的病情变化，当出现重症病例早期识别指征时（参见《肠道病毒 71 型（EV71）感染重症病例临床救治专家共识（2011 年版）》），应当立即前往重症病例救治定点医院就诊，同时应当尽量避免与其他儿童接触。住院患儿应当在指定区域内接受治疗，防止与其他患儿发生交叉感染。

第七条 出现聚集性和暴发疫情的托幼机构应当加强晨午检和缺课追因等工作，对患儿使用过的玩具、用具、餐具等物品和活动场所的物体表面进行消毒。

第八条 县（区）级疾病预防控制机构对出现聚集性和暴发疫情的托幼机构，应当进行风险评估，提出关班或关园的建议，并出具书面预防控制措施建议书，指导该托幼机构做好儿童家长或监护人的健康教育和居家儿童的健康观察。

第九条 疫情发生地的卫生行政部门应当与当地教育、宣传、广电等部门密切合作，进一步加强舆情监测和风险沟通，医疗卫生机构和有关单位要加强对 5 岁以下儿童家长和监护人的健康教育和宣传。

第十条 当地发生多起聚集性疫情或发生暴发疫情时，卫生行政部门应当根据疫情形势，组织相关部门开展评估，达到突发公共卫生事件标准时，应当及时启动相应应急响应机制。

附件5 手足口病诊疗指南

（2012 年版）

手足口病是由肠道病毒（以柯萨奇 A 组 16 型（CoxA16）、肠道病毒 71 型（EV71）多见）引起的急性传染病，多发生于学龄前儿童，尤以 3 岁以下年龄组发病率最高。病人和隐性感染者均为传染源，主要通过消化道、呼吸道和密切接触等途径传播。主要症状表现为手、足、口腔等部位的斑丘疹、疱疹。少数病例可出现脑膜炎、脑炎、脑脊髓炎、肺水肿、循环障碍等，多由 EV71 感染引起，致死原因主要为脑干脑炎及神经源性肺水肿。

一、临床表现

潜伏期：多为 2~10 天，平均 3~5 天。

（一）普通病例表现

急性起病，发热，口腔黏膜出现散在疱疹，手、足和臀部出现斑丘疹、疱疹，疱疹周围可有炎性红晕，疱内液体较少。可伴有咳嗽、流涕、食欲不振等症状。部分病例仅表现为皮疹或疱疹性咽峡炎。多在一周内痊愈，预后良好。部分病例皮疹表现不典型，如：单一部位或仅表现为斑丘疹。

（二）重症病例表现

少数病例（尤其是小于 3 岁者）病情进展迅速，在发病 1~5 天左右出现脑膜炎、脑炎（以脑干脑炎最为凶险）、脑脊髓炎、肺水肿、循环障碍等，极少数病例病情危重，可致死亡，存活病例可留有后遗症。

1. **神经系统表现：** 精神差、嗜睡、易惊、头痛、呕吐、谵妄甚至昏迷；肢体抖动，肌阵挛、眼球震颤、共济失调、眼球运动障碍；无力或急性弛缓性麻痹；惊厥。查体可见脑膜刺激征，腱反射减弱或消失，巴氏征等病理征阳性。

2. **呼吸系统表现：** 呼吸浅促、呼吸困难或节律改变，口唇发绀，咳嗽，咳白色、粉红色或血性泡沫样痰液；肺部可闻及湿啰音或痰鸣音。

3. **循环系统表现：** 面色苍灰、皮肤花纹、四肢发凉，指（趾）发绀；出冷汗；毛细血管再充盈时间延长。心率增快或减慢，脉搏浅速或减弱甚至消失；血压升高或下降。

二、实验室检查

（一）血常规

白细胞计数正常或降低，病情危重者白细胞计数可明显升高。

（二）血生化检查

部分病例可有轻度谷丙转氨酶（ALT）、谷草转氨酶（AST）、肌酸激酶同工酶（CK-MB）升高，病情危重者可有肌钙蛋白（cTnI）、血糖升高。C 反应蛋白（CRP）一般不升高。乳酸水平升高。

（三）血气分析

呼吸系统受累时可有动脉血氧分压降低、血氧饱和度下降，二氧化碳分压升高，酸中毒。

（四）脑脊液检查

神经系统受累时可表现为：外观清亮，压力增高，白细胞计数增多，多以单核细胞为主，蛋白正常或轻度增多，糖和氯化物正常。

（五）病原学检查

CoxA16、EV71 等肠道病毒特异性核酸阳性或分离到肠道病毒。咽、气道分泌物、疱疹液、粪便阳性率较高。

（六）血清学检查

急性期与恢复期血清 CoxA16、EV71 等肠道病毒中和抗体有 4 倍以上的升高。

三、物理学检查

（一）胸 X 线检查

可表现为双肺纹理增多，网格状、斑片状阴影，部分病例以单侧为著。

（二）磁共振

神经系统受累者可有异常改变，以脑干、脊髓灰质损害为主。

（三）脑电图

可表现为弥漫性慢波，少数可出现棘（尖）慢波。

（四）心电图

无特异性改变。少数病例可见窦性心动过速或过缓，Q-T 间期延长，ST-T 改变。

四、诊断标准

（一）临床诊断病例

1. 在流行季节发病，常见于学龄前儿童，婴幼儿多见。

2. 发热伴手、足、口、臀部皮疹，部分病例可无发热。

极少数重症病例皮疹不典型，临床诊断困难，需结合病原学或血清学检查作出诊断。

无皮疹病例，临床不宜诊断为手足口病。

（二）确诊病例

临床诊断病例具有下列之一者即可确诊。

1. 肠道病毒（CoxA16、EV71 等）特异性核酸检测阳性。

2. 分离出肠道病毒，并鉴定为 CoxA16、EV71 或其他可引起手足口病的肠道病毒。

3. 急性期与恢复期血清 CoxA16、EV716 或其他可引起手足口病的肠道病毒中和抗体有 4 倍以上的升高。

（三）临床分类

1. **普通病例：** 手、足、口、臀部皮疹，伴或不伴发热。

2. **重症病例**

（1）重型：出现神经系统受累表现。如：精神差、嗜睡、易惊、谵妄；头痛、呕吐；肢体抖动，肌阵挛、眼球震颤、共济失调、眼球运动障碍；无力或急性弛缓性麻痹；惊厥。体征可见脑膜刺激征，腱反射减弱或消失。

（2）危重型：出现下列情况之一者

①频繁抽搐、昏迷、脑疝。

②呼吸困难、发绀、血性泡沫痰、肺部啰音等。

③休克等循环功能不全表现。

五、鉴别诊断

（一）其他儿童发疹性疾病

手足口病普通病例需要与丘疹性荨麻疹、水痘、不典型麻疹、幼儿急疹、带状疱疹以及风疹等鉴别。可根据流行病学特点、皮疹形态、部位、出疹时间、有无淋巴结肿大以及伴随症状等进行鉴别，以皮疹形态及部位最为重要。最终可依据病原学和血清学检测进行鉴别。

（二）其他病毒所致脑炎或脑膜炎

由其他病毒引起的脑炎或脑膜炎如单纯疱疹病毒、巨细胞病毒（CMV）、EB病毒、呼吸道病毒等，临床表现与手足口病合并中枢神经系统损害的重症病例表现相似，对皮疹不典型者，应根据流行病学史尽快留取标本进行肠道病毒，尤其是EV71的病毒学检查，结合病原学或血清学检查作出诊断。

（三）脊髓灰质炎

重症手足口病合并急性弛缓性瘫痪（AFP）时需与脊髓灰质炎鉴别。后者主要表现为双峰热，病程第2周退热前或退热过程中出现弛缓性瘫痪，病情多在热退后到达顶点，无皮疹。

（四）肺炎

重症手足口病可发生神经源性肺水肿，应与肺炎鉴别。肺炎主要表现为发热、咳嗽、呼吸急促等呼吸道症状，一般无皮疹，无粉红色或血性泡沫痰；胸片加重或减轻均呈逐渐演变，可见肺实变病灶、肺不张及胸腔积液等。

（五）暴发性心肌炎

以循环障碍为主要表现的重症手足口病病例需与暴发性心肌炎鉴别。暴发性心肌炎无皮疹，有严重心律失常、心源性休克、阿斯综合征发作表现；心肌酶谱多有明显升高；胸片或心脏彩超提示心脏扩大，心功能异常恢复较慢。最终可依据病原学和血清学检测进行鉴别。

六、重症病例早期识别

具有以下特征，尤其3岁以下的患者，有可能在短期内发展为危重病例，应密切观察病情变化，进行必要的辅助检查，有针对性地做好救治工作。

1. 持续高热不退。

2. 精神差、呕吐、易惊、肢体抖动、无力。

3. 呼吸、心率增快。

4. 出冷汗、末梢循环不良。

5. 高血压。

6. 外周血白细胞计数明显增高。

7. 高血糖。

七、处置流程

门诊医师在接诊中要仔细询问病史，着重询问周边有无类似病例以及接触史、治疗经过；体检时注意皮疹、生命体征、神经系统及肺部体征。

1. 临床诊断病例和确诊病例按照《传染病防治法》中丙类传染病要求进行报告。

2. 普通病例可门诊治疗，并告知患者及家属在病情变化时随诊。

3岁以下患儿，持续发热、精神差、呕吐，病程在5天以内应密切观察病情变化，尤其是心、肺、脑等重要脏器功能，根据病情给予针对性的治疗。

3. 重症病例应住院治疗。危重病例及时收入重症医学科（ICU）救治。

八、治疗

（一）普通病例

1. **一般治疗**　注意隔离，避免交叉感染。适当休息，清淡饮食，做好口腔和皮肤护理。

2. **对症治疗**　发热等症状采用中西医结合治疗。

（二）重症病例

1. **神经系统受累治疗**

（1）控制颅内高压：限制入量，积极给予甘露醇降颅压治疗，每次 0.5 ~ 1.0g/kg，每 4 ~ 8 小时一次，20 ~ 30 分钟快速静脉注射。根据病情调整给药间隔时间及剂量。必要时加用呋噻米。

（2）酌情应用糖皮质激素治疗，参考剂量：甲泼尼龙 1 ~ 2mg/（kg·d）；氢化可的松 3 ~ 5mg/（kg·d）；地塞米松 0.2 ~ 0.5mg/（kg·d），病情稳定后，尽早减量或停用。个别病例进展快、病情凶险可考虑加大剂量，如在 2 ~ 3 天内给予甲泼尼龙 10~20mg/（kg·d）（单次最大剂量不超过 1g）或地塞米松 0.5~1.0mg/（kg·d）。

（3）酌情应用静脉注射免疫球蛋白，总量 2g/kg，分 2~5 天给予。

（4）其他对症治疗：降温、镇静、止惊。

（5）严密观察病情变化，密切监护。

2. 呼吸、循环衰竭治疗

（1）保持呼吸道通畅，吸氧。

（2）确保两条静脉通道通畅，监测呼吸、心率、血压和血氧饱和度。

（3）呼吸功能障碍时，及时气管插管使用正压机械通气，建议呼吸机初调参数：吸入氧浓度 80%~100%，PIP 20~30cm H_2O，PEEP 4~8cm H_2O，f 20~40 次/分，潮气量 6~8ml/kg 左右。根据血气、X 线胸片结果随时调整呼吸机参数。适当给予镇静、镇痛。如有肺水肿、肺出血表现，应增加 PEEP，不宜进行频繁吸痰等降低呼吸道压力的护理操作。

（4）在维持血压稳定的情况下，限制液体入量（有条件者根据中心静脉压、心功能、有创动脉压监测调整液量）。

（5）头肩抬高 15°~30°，保持中立位；留置胃管、导尿管。

（6）药物应用：根据血压、循环的变化可选用米力农、多巴胺、多巴酚丁胺等药物；酌情应用利尿药物治疗。

（7）保护重要脏器功能，维持内环境的稳定。

（8）监测血糖变化，严重高血糖时可应用胰岛素。

（9）抑制胃酸分泌：可应用胃黏膜保护剂及抑酸剂等。

（10）继发感染时给予抗生素治疗。

3. 恢复期治疗

（1）促进各脏器功能恢复。

（2）功能康复治疗。

（3）中西医结合治疗。

（三）中医治疗

1. 普通病例

肺脾湿热证

主症：发热，手、足和臀部出现斑丘疹、疱疹，口腔黏膜出现散在疱疹，咽红、流涎，神情倦怠，舌淡红或红，苔腻，脉数，指纹红紫。

治法：清热解毒，化湿透邪。

基本方药：甘露消毒丹加减。

连翘、金银花、黄芩、青蒿、牛蒡子、藿香、佩兰、通草、生薏米、滑石（包煎）、生甘草、白茅根。

用法用量：根据患儿的年龄、体重等酌定药物用量。水煎100～150ml，分3～4次口服。

加减：

（1）便秘加大黄；

（2）咽喉肿痛加元参、板蓝根；

中成药：蓝芩口服液、小儿豉翘清热颗粒、金莲清热泡腾片、抗病毒口服液等。

2. 普通病例

湿热郁蒸证

主症：高热，疹色不泽，口腔溃疡，精神萎顿，舌红或绛，少津，苔黄腻，脉细数，指纹紫暗。

治法：清气凉营、解毒化湿。

基本方药：清瘟败毒饮加减。

连翘、栀子、黄芩、黄连、生石膏、知母、丹皮、赤芍、生薏米、川草薢、水牛角。

用法用量：根据患儿的年龄、体重等酌定药物用量。日一剂，水煎100～150ml，分3～4次口服，或结肠滴注。

中成药：紫雪丹或新雪丹等；热毒宁注射液、喜炎平注射液、丹参注射液等。

3. 重型病例

毒热动风证

主症：高热不退，易惊，呕吐，肌肉瞤动，或见肢体痿软，甚则昏矇，舌暗红或红绛，苔黄腻或黄燥，脉弦细数，指纹紫滞。

治法：解毒清热、熄风定惊。

基本方药：羚羊钩藤汤加减。

羚羊角粉（冲服）、钩藤、天麻、生石膏、黄连、生栀子、大黄、菊花、生薏米、全蝎、白僵蚕、生牡蛎。

用法用量：根据患儿的年龄、体重等酌定药物用量。日一剂，水煎100～150ml，分3～4次口服，或结肠滴注。

中成药：安宫牛黄丸、紫雪丹或新雪丹等；热毒宁注射液、痰热清注射液、喜炎平注射液等。

4. 危重型病例

心阳式微　肺气欲脱证

主症：壮热不退，神昏喘促，手足厥冷，面色苍白晦暗，口唇发绀，可见粉红色或血性泡沫液（痰），舌质紫暗，脉细数或沉迟，或脉微欲绝，指纹紫暗。

治法：回阳救逆。

基本方药：参附汤加味。

人参、炮附子、山萸肉。

用法用量：根据患儿的年龄、体重等酌定药物用量。每日一剂，浓煎鼻饲或结肠滴注。

中成药：参麦注射液、参附注射液等。

5. 恢复期

气阴不足　余邪未尽

主症：低热，乏力，或伴肢体痿软，纳差，舌淡红，苔薄腻，脉细。

治法：益气养阴，化湿通络。

基本方药：生脉散加味。

人参、五味子、麦冬、玉竹、青蒿、木瓜、威灵仙、当归、丝瓜络、炙甘草。

用法用量：根据患儿的年龄、体重等酌定药物用量。每日一剂，水煎分3~4次口服。

针灸按摩：手足口病合并弛缓型瘫痪者，进入恢复期应尽早开展针灸、按摩等康复治疗。

6. 外治法

口咽部疱疹：可选用青黛散、双料喉风散、冰硼散等，每日2~3次。

第三章

群体性预防接种反应事件应急处置指南

为及时发现、判定和妥善处理疫苗预防接种工作中发生的群体性预防接种反应事件，有效开展应急医疗救治和卫生学调查，保护疫苗受种者的身体健康，预防、减少和平息事件产生的不良影响，增强公众对预防接种的信心，保证免疫规划正常实施，依据《中华人民共和国传染病防治法》《突发公共卫生事件应急条例》《疫苗流通和预防接种管理条例》《预防接种工作规范（修订稿）》《全国疑似预防接种异常反应监测方案》《预防接种异常反应鉴定办法》和《全国疾病预防控制机构突发公共卫生事件应急工作规范》等规定，制定本指南。

第一节 概　　述

随着免疫规划工作的深入开展，人们对疫苗接种的关注重点也正逐渐由对疾病的预防效果向预防接种的安全性转移，预防接种不良反应，特别是一些群体性疑似预防接种异常反应不仅直接危害人体的健康，而且一旦未能及时、妥善处理，可能会在当地产生不良社会影响，直接、间接影响当地免疫规划及其他疫苗接种工作的正常开展。

一、疑似预防接种异常反应

疑似预防接种异常反应（adverse event following immunization，AEFI）是指在预防接种后发生的怀疑与预防接种有关的反应或事件。疑似预防接种异常反应经过调查诊断分析，按发生原因分成以下五种类型：

1. **不良反应**　不良反应指合格的疫苗在实施规范接种后，发生的与预防接种目的无关或意外的有害反应，包括一般反应和异常反应。

（1）一般反应：在预防接种后发生的，由疫苗本身所固有的特性引起的，对机体只会造成一过性生理功能障碍的反应，主要有发热和局部红肿，同时可能伴有全身不适、倦怠、食欲不振、乏力等综合症状。

（2）异常反应：合格的疫苗在实施规范接种过程中或者实施规范接种后

143

造成受种者机体组织器官、功能损害，相关各方均无过错的药品不良反应。异常反应是由疫苗本身所固有的特性引起的相对罕见、严重的不良反应，与疫苗的毒株、纯度、生产工艺、疫苗中的附加物如防腐剂、稳定剂、佐剂等因素有关。

2. **疫苗质量事故** 疫苗质量事故指由于疫苗质量不合格，接种后造成受种者机体组织器官、功能损害。疫苗质量不合格是指疫苗毒株、纯度、生产工艺、疫苗中的附加物、外源性因子、疫苗出厂前检定等不符合国家规定的疫苗生产规范或标准。

3. **接种事故** 接种事故指由于在预防接种实施过程中违反预防接种工作规范、免疫程序、疫苗使用指导原则、接种方案，造成受种者机体组织器官、功能损害。

4. **偶合症** 受种者在接种时正处于某种疾病的潜伏期或者前驱期，接种后巧合发病。偶合症不是由疫苗的固有性质引起的。

5. **心因性反应** 在预防接种实施过程中或接种后因受种者心理因素发生的个体或者群体的反应。心因性反应不是由疫苗的固有性质引起的。

严重疑似预防接种异常反应（serious adverse event following immunization）指疑似预防接种异常反应中有下列情形之一者：导致死亡；危及生命；导致永久或显著的伤残或器官功能损伤。严重疑似预防接种异常反应包括过敏性休克、过敏性喉头水肿、过敏性紫癜、血小板减少性紫癜、局部过敏坏死反应（Arthus反应）、热性惊厥、癫痫、臂丛神经炎、多发性神经炎、吉兰-巴雷综合征、脑病、脑炎和脑膜炎、疫苗相关麻痹型脊髓灰质炎、卡介苗骨髓炎、全身播散性卡介苗感染、晕厥、中毒性休克综合征、全身化脓性感染等。

二、群体性疑似预防接种异常反应

群体性疑似预防接种异常反应（adverse event following immunization cluster）是指短时间内同一接种单位的受种者中，发生的2例及以上相同或类似临床症状的严重疑似预防接种异常反应；或短时间内同一接种单位的同种疫苗受种者中，发生相同或类似临床症状的非严重疑似预防接种异常反应明显增多。以下简称为"群体性预防接种反应"。

最常见的群体性疑似预防接种反应事件包括接种疫苗后感染、接种事故和群体性心因性反应三种类型。

1. **接种疫苗后感染** 接种疫苗后感染多是由于一次性注射器或针头重复使用、注射器或针头消毒不当、疫苗或稀释液被污染、稀释后疫苗搁置时间过长等原因所致，可引起注射部位局部化脓、脓肿、蜂窝织炎，全身性感染、脓毒病、中毒性休克综合征、感染乙型肝炎等血液传播性疾病等。

2. **接种事故**　接种事故除因疫苗质量问题外，大多是因为接种工作人员责任心不强，造成接种途径错误、接种剂量过大或误将卡介苗作为其他疫苗和药物使用等所致。可引起接种局部红肿、溃疡、淋巴结肿大和溃烂，少数人可伴有体温升高、乏力、烦躁不安、食欲减退等全身症状。

3. **群体性心因性反应**　群体性心因性反应是指在一个特定的群体中，由于接受了同一种"刺激因子"，如接种同一种疫苗，服用同一种预防性药物，由于个别人出现躯体异常不适反应，而导致一批人同时或先后发生类似的连锁反应，是一种心理因素造成的接种反应。

几乎所有的疫苗在群体性接种时都有可能引起群体性心因性反应。群体性心因性反应是一种心理因素造成的精神反应，不是一种器质性疾病，各种现有检查查不出异常、症状与体征不符是其特点。

群体性心因性反应为预防接种后多人同时或先后发生的，多数表现相同或相似的临床症状见表 3-1。

表 3-1　群体性心因性反应临床表现

反应类型	主要临床表现
自主神经系统紊乱	头痛、头晕、恶心、面色苍白或潮红、出冷汗、肢冷、阵发性腹痛等
运动障碍	阵发性抽搐、下肢活动不便，四肢强直等
感觉障碍	肢麻、肢痛、喉头异物感
视觉障碍	视觉模糊、一过性复视
精神障碍	翻滚、嚎叫、哭闹
其他	嗜睡（阵发性）

临床类型呈多样化，发病者以主观症状为主，可以同时出现多个系统的症状，但体检无阳性体征。具有以下特点。

（1）群体发病：有明显的精神诱发，多数起病急骤，可有发作性和持续性两种临床经过。

（2）暗示性强：在他人的语言，动作和表情的启发下，或看到某种事物"触景生情"，并可相互影响，诱发症状。

（3）发作短暂：绝大多数病人症状持续时间较短。一般运动障碍 5~20 分钟，精神、感觉障碍 10~30 分钟。自主神经系统紊乱可达 1 小时或更长。

（4）患者症状可反复发作，表现可以完全一样，发作次数 2~10 次不等，少数发作次数更多。

（5）症状与客观检查不符，无阳性体征。

（6）年长儿童居多，发病者均属同一区域，处同一环境、同一年龄组在同一时间发作，并受同一种精神刺激引起。

（7）预后良好。

三、群体性疑似预防接种异常反应事件分级

按照《国家突发公共卫生事件应急预案》要求和有关规定：预防接种出现人员死亡的属于重大突发公共卫生事件（Ⅱ级）；预防接种出现群体心因性反应或不良反应的属于较大突发公共卫生事件（Ⅲ级）。

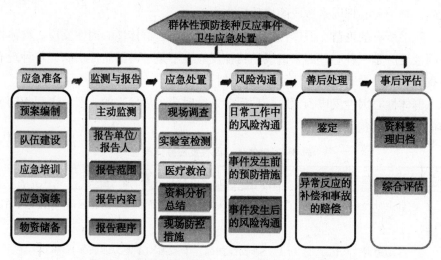

图 3-1　群体性预防接种反应事件卫生应急处置流程

第二节　卫生应急准备

一、卫生应急预案编制

卫生行政部门要按照《突发公共卫生事件应急条例》《国家突发公共卫生事件应急预案》《疫苗流通和预防接种管理条例》《全国疑似预防接种异常反应监测方案》等相关规定和要求，制定和完善本地区群体性预防接种反应卫生应急预案和应急技术处理方案，并加强国内外的技术交流与合作，做好群体性预防接种反应卫生应急处理的技术保障工作。

二、卫生应急队伍建设

按照统一领导、分级负责的应急工作原则，卫生行政部门成立群体性预防接种反应事件卫生应急处理领导小组。应急处理领导小组由卫生、食品药品监督管理、宣传、教育、公安、财政、新闻办等部门负责人构成。其职责主要

有：①领导、组织、协调群体事件应急处理工作；②负责群体事件应急处理重大事项的决策；③负责发布群体事件的重要信息；④审议批准应急处理工作报告等重要事宜；⑤向人民政府及食品药品监督管理局等有关部门报告群体事件情况。

卫生行政部门建立群体性预防接种反应事件鉴定专家库，专家库成员应包括临床医学、流行病学、疾病控制、药品监督、生物制品、卫生法学、免疫规划等与预防接种相关学科的专家。鉴定前，按照相关法律法规和原卫生部《预防接种异常反应鉴定办法》的有关规定，从专家库中随机抽取相关专家成立群体性预防接种反应事件鉴定专家小组，负责事件的鉴定工作。

卫生行政部门成立调查诊断和技术支持小组，由流行病学、临床医学、疾病控制、卫生统计学、实验室检验、药学、生物制品、药品监督、免疫预防、卫生法学、疾病心理学、教育心理学等专业人士组成。负责对群体性预防接种反应事件进行调查诊断，并为相关技术问题提供咨询支持，为领导组决策提供依据。

疾病预防控制机构成立应急小分队。应急小分队由卫生应急处理、临床医学、流行病学、实验室检验、免疫规划、心理学等专业人员组成，负责在第一时间赶到现场，初步进行医学救治、流行病学调查、标本提取、信息收集等工作。

三、卫生应急培训

定期组织对各类专业卫生人员进行预防接种异常反应突发事件处理技能等防治知识的培训，培训内容包括群体性预防接种反应和群体性药物反应的概念和常见类型、应对措施及其方法、临床治疗等，培训方法包括多媒体应用、案例分析、小组讨论等，使其掌握预防接种异常反应突发事件处理的基本知识和技能，能够及时发现、报告并正确处置群体性预防接种异常反应事件。

四、卫生应急演练

1. **演练分类** 按组织形式划分，卫生应急演练可分为桌面演练和实战演练。按内容划分，卫生应急演练可分为单项演练和综合演练。按目的与作用划分，卫生应急演练可分为检验性演练、示范性演练和研究性演练。

2. **演练步骤**

第一阶段：演练准备。

通过明确演练目标和评估演练资源来确定演练形式，然后制订演练计划，演练计划可以包括背景介绍、组织领导、演练形式、演练内容和情景、演练单位和人员、演练时间和地点、演练观摩人员安排、经费预算等部分。演练考核机构或组织人员根据演练计划编制演练方案和评估方案。

卫生机构可编写群体性预防接种反应应急处置演练方案，并进行实战演练，帮助参加演练的各个部门、各个专业的人员熟悉专业技能、提高管理水平、体验实战感受，提高群体性预防接种反应的卫生应急工作能力。群体预防接种反应事件卫生应急处置实战演练方案内容可包括事件发生和报告、病人转运与救治、现场调查与处置、事件原因分析、健康教育与心理咨询、媒体沟通、事件评价等，可参考安徽医科大学群体性预防接种反应卫生应急处置演练方案（见附件 1）。

第二阶段：演练实施。

演练正式启动前一般要进行简短仪式，一般由演练总指挥宣布演练开始并启动演练活动，同时由演练的讲解员用解说形式介绍演练目的、场景安排以及参演人员，使得来观摩的领导和群众对本次演练有一个基本了解。演练开始执行后，一般分为事件的发现与报告、启动应急指挥系统、现场应急处置、医疗救援、临床救治等几个步骤。演练完毕，由总策划发出结束信号，演练总指挥宣布演练结束。演练过程中要安排专门人员，采用文字、照片和音像等手段记录演练过程。

第三阶段：演练总结和评估。

演练评估包括现场总结和事后总结。现场总结是由演练总指挥和评估专家在现场有针对性地进行评估和总结。事后总结是在演练结束后，由文案组根据演练记录、评估报告、应急预案、现场总结等资料，对演练进行系统和全面的总结，并形成演练总结报告。对演练中暴露出来的问题，演练单位应及时采取措施予以改进。

五、应急物资储备

各地、各有关医疗卫生机构应做好应对群体性预防接种反应事件的卫生应急物资保障工作。所有疫苗预防接种点都应储备一定数量的 1∶1000 肾上腺素、地塞米松、阿托品、5%～10% 葡萄糖水等抢救物资。各级卫生行政部门和有关医疗卫生机构应按照《卫生应急基本物资储备目录》协助地方有关部门做好相应物资的储备，应对可能发生的群体性预防接种反应事件。

第三节　监测与报告

一、监测

各级疾病预防控制机构建立、健全常态化的疫苗预防接种异常反应监测报告系统，将全省所有疫苗接种单位纳入监测与报告网络，形成完备的省、市、县、乡四级监测体系。及时、动态收集疫苗预防接种异常反应信息，及时报告、分析、评估，为早期防范、及时处理提供信息支撑。

群体性预防接种反应事件发生后，需加强对当地疫苗预防接种异常反应的应急监测工作，卫生行政部门和药品监督管理部门主动到辖区内疾控机构、接种单位和疫苗生产批发企业搜索群体性预防接种反应有关信息。对当地人群和医院开展主动搜索工作，指定群体性预防接种反应事件的监测医院（并按事件发展需要适时调整监测点的设置）。各监测医院要根据群体性预防接种反应事件的症状特点和诊断标准开展病例监测，每日定时报告监测情况及收治病人的动态情况。

其他各级各类医疗卫生机构要按照群体性预防接种反应事件的症状特点和诊断标准，开展病人筛选，发现有可疑症状的病人要及时按要求报告。

根据群体性预防接种反应事件的级别和发展进程，由卫生应急处理领导小组决定何时撤消群体性预防接种反应事件的应急监测工作。

二、报告

1. **报告单位和报告人** 医疗机构、接种单位、疾病预防控制机构、药品不良反应监测机构、疫苗生产企业、疫苗批发企业及其执行职务的人员为群体性预防接种异常反应的责任报告单位和报告人。

2. **报告范围** 疑似预防接种异常反应报告范围按照发生时限分为以下情形：

——24 小时内：如过敏性休克、不伴休克的过敏反应（荨麻疹、斑丘疹、喉头水肿等）、中毒性休克综合征、晕厥、癔症等。

——5 天内：如发热（腋温 ≥38.6℃）、血管性水肿、全身化脓性感染（毒血症、败血症、脓毒血症）、接种部位发生的红肿（直径>2.5cm）、硬结（直径>2.5cm）、局部化脓性感染（局部脓肿、淋巴管炎和淋巴结炎、蜂窝织炎）等。

——15 天内：如麻疹样或猩红热样皮疹、过敏性紫癜、局部过敏坏死反应（Arthus 反应）、热性惊厥、癫痫、多发性神经炎、脑病、脑炎和脑膜炎等。

——6 周内：如血小板减少性紫癜、吉兰-巴雷综合征、疫苗相关麻痹型脊髓灰质炎等。

——3 个月内：如臂丛神经炎、接种部位发生的无菌性脓肿等。

——接种卡介苗后 1~12 个月：如淋巴结炎或淋巴管炎、骨髓炎、全身播散性卡介苗感染等。

——其他：怀疑与预防接种有关的其他严重疑似预防接种异常反应。

3. 报告内容 主要包括姓名、性别、出生日期、儿童监护人姓名、现住址、接种疫苗名称、剂次、接种时间、发生反应时间和人数、主要临床经过、初步临床诊断、就诊单位、报告单位、报告人、报告时间等。

4. 报告程序 疑似预防接种异常反应报告实行属地化管理。责任报告单位和报告人发现属于报告范围的疑似预防接种异常反应（包括接到受种者或其监护人的报告）后应当及时向受种者所在地的县级卫生行政部门、药品监督管理部门报告。发现怀疑与预防接种有关的群体性疑似预防接种异常反应时，责任报告单位和报告人应当在发现后 2 小时内向所在地县级卫生行政部门、药品监督管理部门报告；县级卫生行政部门和药品监督管理部门在 2 小时内逐级向上一级卫生行政部门、药品监督管理部门报告。

责任报告单位和报告人应当在发现怀疑与预防接种有关的群体性疑似预防接种异常反应时，在 2 小时内填写《疑似预防接种异常反应个案报告卡》（表3-2）和群体性疑似预防接种异常反应登记表（表3-3），以电话等最快方式向受种者所在地的县级疾病预防控制机构报告。县级疾病预防控制机构经核实后立即通过全国预防接种信息管理系统进行网络直报。各级疾病预防控制机构和药品不良反应监测机构应当通过全国预防接种信息管理系统实时监测疑似预防接种异常反应报告信息。

对于死亡或群体性疑似预防接种异常反应，同时还应当按照《突发公共卫生事件与传染病疫情监测信息报告管理办法》的有关规定进行报告，即：

"第十九条 获得突发公共卫生事件相关信息的责任报告单位和责任报告人，应当在 2 小时内以电话或传真等方式向属地卫生行政部门指定的专业机构报告，具备网络直报条件的要同时进行网络直报，直报的信息由指定的专业机构审核后进入国家数据库。不具备网络直报条件的责任报告单位和责任报告人，应采用最快的通讯方式将《突发公共卫生事件相关信息报告卡》报送属地卫生行政部门指定的专业机构，接到《突发公共卫生事件相关信息报告卡》的专业机构，应对信息进行审核，确定真实性，2 小时内进行网络直报，同时以电话或传真等方式报告同级卫生行政部门。

接到突发公共卫生事件相关信息报告的卫生行政部门应当尽快组织有关专家进行现场调查，如确认为实际发生突发公共卫生事件，应根据不同的级别，及时组织采取相应的措施，并在 2 小时内向本级人民政府报告，同时向上一级人民政府卫生行政部门报告。如尚未达到突发公共卫生事件标准的，由专业防治机构密切跟踪事态发展，随时报告事态变化情况。"

表 3-2　疑似预防接种异常反应个案报告卡

1. 编码　　　　　　　＿＿＿＿＿＿＿＿＿＿＿　□□□□□□□□□□□□□□

2. 姓名*　　　　　　＿＿＿＿＿＿＿＿＿＿＿

3. 性别*　　　　　　1 男　2 女　　　　　　　　　　　　　　□

4. 出生日期*　　　　＿＿＿＿年＿＿月＿＿日　　　□□□□/□□/□□

5. 职业　　　　　　　＿＿＿＿＿＿＿＿＿＿＿　　　　　　　　□□

6. 现住址　　　　　　＿＿＿＿＿＿＿＿＿＿＿

7. 联系电话　　　　　＿＿＿＿＿＿＿＿＿＿＿

8. 监护人　　　　　　＿＿＿＿＿＿＿＿＿＿＿

9. 可疑疫苗接种情况（按最可疑的疫苗顺序填写）

	疫苗名称*	规格（剂/支或粒）	生产企业*	疫苗批号*	接种日期*	接种组织形式*	接种剂次*	接种剂量（ml或粒）*	接种途径*	接种部位*
1										
2										
3										

10. 反应发生日期*　　＿＿＿＿年＿＿月＿＿日　　　□□□□/□□/□□

11. 发现/就诊日期*　＿＿＿＿年＿＿月＿＿日　　　□□□□/□□/□□

12. 就诊单位　　　　　＿＿＿＿＿＿＿＿＿＿＿

13. 主要临床经过*　　＿＿＿＿＿＿＿＿＿＿＿

　　发热（腋温℃）*　　1 37.1~37.5　2 37.6~38.5　3 ≥38.6　4 无　　　□

　　局部红肿（直径cm）*　1 ≤2.5　　2 2.6~5.0　　3 >5.0　　4 无　　　□

　　局部硬结（直径cm）*　1 ≤2.5　　2 2.6~5.0　　3 >5.0　　4 无　　　□

14. 初步临床诊断　　　＿＿＿＿＿＿＿＿＿＿＿　　　　　　　□□

15. 是否住院*　　　　1 是　　2 否　　　　　　　　　　　　□

16. 病人转归*　　　　1 痊愈　2 好转　3 后遗症　4 死亡　5 不详　　□

17. 初步分类*　　　　1 一般反应　2 待定　　　　　　　　　□

18. 反应获得方式　　　1 被动监测　　2 主动监测　　　　　　□

19. 报告日期*　　　　＿＿＿＿年＿＿月＿＿日　　　□□□□/□□/□□

20. 报告单位*　　　　＿＿＿＿＿＿＿＿＿＿＿

21. 报告人　　　　　　＿＿＿＿＿＿＿＿＿＿＿

22. 联系电话　　　　　＿＿＿＿＿＿＿＿＿＿＿

说明：＊为关键项目。

表3-3 群体性疑似预防接种异常反应登记表

群体性疑似预防接种异常反应编码：县国标码□□□□□□-首例发生年份□□□□-编号□□

疫苗名称*：_____ 生产企业*：_____ 规格(剂/支或粒)：_____

接种人数：_____ 反应发生人数*：_____ 报告单位：_____

发生地区：_____

接种单位：_____

联系电话：_____

有无批签发合格证：_____ 报告人：_____

编码	姓名*	性别*	出生日期*	疫苗批号*	接种日期*	接种组织形式	接种剂次*	接种剂量	接种途径*	接种部位*	反应发生日期*	发现/就诊日期*	是否住院*	病人转归	反应获得方式	报告日期*	调查日期*	发热(腋温℃)*	局部红肿(直径*cm)*	局部硬结(直径*cm)*	作出结论的组织	组织级别	反应分类	最终临床诊断

说明：*为关键项目。

第四节 应急处置

一、现场调查

1. 调查目的

（1）发现、纠正和防止预防接种实施过程中出现的差错；发现某批次或某种疫苗存在的质量问题。

（2）查明反应发生与预防接种的关系，是属于疫苗反应还是属于预防接种事故、偶合症、心因性反应等；明确诊断或提出其他诊断，确定事件后果。

（3）掌握当地特定人群中的特殊预防接种不良反应发生率，并与疫苗临床试验时发生率及国际上其他资料进行比较（引进的新疫苗）。评估预防接种不良反应发生的强度及影响。

（4）采取必要措施防止事件进一步发展，防止或减少今后类似事件发生。通过对群体性预防接种反应的良好应对，保持儿童家长和社会对预防接种工作的信心。

2. 调查工作要求

（1）群体性疑似预防接种异常反应应由市级或省级疾病预防控制机构在接到报告后立即组织预防接种异常反应调查诊断专家组进行调查。

（2）由于调查对象与事件有关，配合程度往往不佳；同时，公众及媒体的过度关注，容易误导调查工作而产生偏倚。因此，调查者的语言、态度、行为都必须十分谨慎。

（3）现场调查工作必须及时实施；应同时关注调查过程与结果。根据事件特点，综合应用合理的描述性、分析性流行病学方法开展调查。调查与处理工作应同时开展；为了应对可能出现的长期影响，需建立适时控制和长期干预系统。

3. 调查步骤和内容 现场调查可分为以下几个步骤：

（1）第一步：现场通气会。

现场工作组一旦到达现场，应立即与当地有关部门一起召开有关会议，了解情况，交流意见，安排布置有关工作。主要内容包括：

1）听取汇报：①了解事件发生、发展过程，以及最新情况；②了解当地过去有无类似事件发生；③发病地区人群近期与事件相关的生产、生活、娱乐等相关活动情况；④共同暴露或接触人群；⑤已采取的措施及其效果；⑥周边地区或单位有无类似病例发生。

2）确定现场工作计划：商讨现场工作思路，列出现场必须完成的工作项目；确定联络人和现场工作例会制度。

3）商议初步的预防控制措施实施计划：根据对已有资料的分析和已采取的措施效果，形成初步的预防控制方案，商议落实实施计划。

（2）第二步：核实报告。

县级疾病预防控制机构在接到报告后，与参与诊治的临床医生和现场调查人员进行访谈，核实出现反应者的基本情况、主要临床表现、初步诊断、疫苗接种情况、发生反应的时间和人数等，依据群体性预防接种反应事件的概念和分级标准判定是否为群体性预防接种反应事件。完善相关资料，做好深入调查的准备工作。

（3）第三步：设计调查表，确定病例定义。

根据事件性质，采用现有《疑似预防接种异常反应个案调查表》（表3-4）或根据现场具体情况进行补充修订或重新拟订。在病因还未明确的情况下，调查表的内容应该全面和详尽。

流行病学个案调查表应包括以下内容：①基本信息：姓名、性别、年龄、职业、住址、工作单位、联系方式等；②临床相关信息：发病日期、就诊日期、既往预防接种异常反应史、过敏史、临床症状、体征、就诊和治疗情况、临床检查和化验结果等，以及病情的进展或转归；③预防接种相关信息：疫苗使用、接种实施、接种同批次疫苗其他人员的反应情况、当地相关疾病发病情况；④采样、检测情况及结果。

在初步调查的基础上建立病例定义，定义应包括时间、地点，人群范围界限，以及临床表现，实验室检测结果等基本内容。病例定义可分为确诊病例、临床诊断病例、疑似病例。在现场调查早期或搜索病例阶段，建议使用敏感性高的病例定义；在病因研究阶段应使用特异性高的病例定义。

表3-4 疑似预防接种异常反应个案调查表

一、基本情况

1. 编码*   _____   □□□□□□□□□□□□

2. 姓名*   _____

3. 性别*   1 男 2 女   □

4. 出生日期*   _____年___月___日   □□□□/□□/□□

5. 职业   _____   □□

6. 现住址   _____

7. 联系电话   _____

8. 监护人   _____

二、既往史

1. 接种前患病史   1 有 2 无 3 不详   □

续表

  如有，疾病名称　　　　_____

2. 接种前过敏史　　　　1 有　　2 无　　3 不详　　　　　　　□

  如有，过敏物名称　　_____

3. 家族患病史　　　　　1 有　　2 无　　3 不详　　　　　　　□

  如有，疾病名称　　　　_____

4. 既往异常反应史　　　1 有　　2 无　　3 不详　　　　　　　□

  如有，反应发生日期　_____年____月____日　　□□□□/□□/□□

  接种疫苗名称　　　　　_____

  临床诊断　　　　　　　_____

三、可疑疫苗情况（按最可疑的疫苗顺序填写）

	疫苗 1	疫苗 2	疫苗 3
1. 疫苗名称*	_____	_____	_____
2. 规格（剂/支或粒）	_____	_____	_____
3. 生产企业*	_____	_____	_____
4. 疫苗批号*	_____	_____	_____
5. 有效日期	_____	_____	_____
6. 有无批签发合格证书	_____	_____	_____
7. 疫苗外观是否正常	_____	_____	_____
8. 保存容器	_____	_____	_____
9. 保存温度（℃）	_____	_____	_____
10. 送检日期	_____	_____	_____
11. 检定结果是否合格	_____	_____	_____

四、稀释液情况	疫苗 1	疫苗 2	疫苗 3
1. 稀释液名称	_____	_____	_____
2. 规格（ml/支）	_____	_____	_____
3. 生产企业	_____	_____	_____
4. 稀释液批号	_____	_____	_____
5. 有效日期	_____	_____	_____
6. 稀释液外观是否正常	_____	_____	_____
7. 保存容器	_____	_____	_____
8. 保存温度（℃）	_____	_____	_____
9. 送检日期	_____	_____	_____
10. 检定结果是否合格	_____	_____	_____

五、注射器情况	疫苗 1	疫苗 2	疫苗 3
1. 注射器名称	_____	_____	_____

155

续表

	疫苗1	疫苗2	疫苗3
2. 注射器类型			
3. 规格（ml/支）			
4. 生产企业			
5. 注射器批号			
6. 有效日期			
7. 送检日期			
8. 检定结果是否合格			
六、接种实施情况	疫苗1	疫苗2	疫苗3
1. 接种日期*			
2. 接种组织形式*			
3. 接种剂次*			
4. 接种剂量（ml 或粒）*			
5. 接种途径*			
6. 接种部位*			
7. 接种单位			
8. 接种地点			
9. 接种人员			
10. 有无预防接种培训合格证			
11. 接种实施是否正确			

七、临床情况

1. 反应发生日期* _____年___月___日 □□□□/□□/□□

2. 发现/就诊日期* _____年___月___日 □□□□/□□/□□

3. 就诊单位 _____

4. 主要临床经过* _____

    发热（腋温℃）* 　1 37.1~37.5　2 37.6~38.5　3 ≥38.6　4 无　□

    局部红肿（直径 cm）* 　1 ≤2.5　　2 2.6~5.0　　3 >5.0　　4 无　□

    局部硬结（直径 cm）* 　1 ≤2.5　　2 2.6~5.0　　3 >5.0　　4 无　□

5. 初步临床诊断 _____ □□

6. 是否住院* 　1 是　2 否　□

    如是，医院名称 _____

    病历号 _____

    住院日期 _____年___月___日 □□□□/□□/□□

    出院日期 _____年___月___日 □□□□/□□/□□

7. 病人转归* 　1 痊愈　2 好转　3 后遗症　4 死亡　5 不详　□

续表

如死亡，死亡日期	＿＿＿年＿＿月＿＿日	□□□□/□□/□□
是否进行尸体解剖	1 是　2 否	□
尸体解剖结论	＿＿＿＿＿＿＿＿＿＿＿＿＿	

八、其他有关情况

1. 疫苗流通情况及接种组织实施过程　＿＿＿＿＿＿＿＿＿＿＿＿＿

2. 同品种同批次疫苗接种剂次数及反应发生情况　＿＿＿＿＿＿＿＿＿＿＿＿＿

3. 当地类似疾病发生情况　＿＿＿＿＿＿＿＿＿＿＿＿＿

九、报告及调查情况

1. 反应获得方式　　　　1 被动监测　　2 主动监测　　　　　　□

2. 报告日期*　　　　　　＿＿＿＿年＿＿月＿＿日　　　　□□□□/□□/□□

3. 报告单位*　　　　　　＿＿＿＿＿＿＿＿＿＿＿＿＿

4. 报告人　　　　　　　＿＿＿＿＿＿＿＿＿＿＿＿＿

5. 联系电话　　　　　　＿＿＿＿＿＿＿＿＿＿＿＿＿

6. 调查日期*　　　　　　＿＿＿＿年＿＿月＿＿日　　　　□□□□/□□/□□

7. 调查单位　　　　　　＿＿＿＿＿＿＿＿＿＿＿＿＿

8. 调查人　　　　　　　＿＿＿＿＿＿＿＿＿＿＿＿＿

十、结论

1. 作出结论的组织*　　　1 医学会　2 调查诊断专家组　3 疾控机构
　　　　　　　　　　　4 医疗机构　5 接种单位　　　　　　　　□

　　组织级别*　　　　　1 省级　2 市级　3 县级　4 乡级　5 村级　　□

2. 反应分类*　　　　　　1 一般反应　2 异常反应　3 疫苗质量事故
　　　　　　　　　　　4 接种事故　5 偶合症　6 心因性反应　7 待定　　□

　　如为异常反应，机体　＿＿＿＿＿＿＿＿＿＿（参照《医疗事故分级标
　　损害程度　　　　　　准》）　　　　　　　　　　　　　　　　□

3. 最终临床诊断*　　　　＿＿＿＿＿＿＿＿＿＿＿＿＿　　□□

4. 是否严重疑似预防接种异常反应　1 是　2 否　　　　　　　□

　　是否群体性疑似预防接种异常反应　1 是　2 否　　　　　□

　　如是，群体性疑似预防接种异常反应编码　＿＿＿□□□□□□□□□□□

说明：* 为关键项目。

157

（4）第四步：搜索病例。

按照确定的病例定义开展病例搜索，填写《群体性疑似预防接种异常反应登记表》（表3-3），并对病例进行流行病学个案调查。

除在事件发生地通过医院、社区调查、接触者追踪进行病例搜索外，还需要了解周边地区或单位有无类似病例发生。同时可建立临时的监测系统，动态收集新发病例资料。

（5）第五步：流行病学调查

1）个案调查。

对发现并核实后的每一个病例都应及时地进行详尽的流行病学调查，完整地逐项地填写个案调查表。在进行个案调查时应注意对调查表中虽然没有列入，但在调查中发现有流行病学意义的内容（线索）应进行详细追问和描述，特别要注意收集指征病例和特殊病例的资料。调查主要内容包括：病例一般情况（年龄、性别、单位等），了解病人或死者的预防接种史、接受本次预防接种时的身体健康状况、既往疾病史、既往预防接种反应情况、免疫性疾病家族史或变态反应史，调查初次发病时间与预防接种时间的关系。通过询问、体检以及咨询病例主治医生、查阅病历记录等了解病例主要临床症状和体征，有关的实验室检查结果、已采取的治疗措施和效果等相关资料。必要时，根据病例临床表现等，采集相关标本；如病例已死亡，应建议进行尸体解剖。

2）专题调查。

在个案调查的基础上，根据需要，有针对性地开展某些专题调查。专题调查应有针对性，针对某一情况进行深入的调查，调查前应设计专用调查表和调查提纲，在调查过程中要注意采集有价值的标本。调查内容主要包括：疫苗分发、供应及冷藏储存运输情况，接种实施情况，近期当地疫情流行情况。

（6）第六步：标本采集、运输和检测。

根据调查情况，采集患者、疫苗等标本，及时进行实验室血清学和病原学检测，明确病因或病因线索。

患者样品采集后要按样品运输管理规定尽快送实验室，实验室在接到样品后要立即进行检测，综合患者的临床症状及流行病学调查结果，以最快的速度出具检测报告。能在现场完成检测的标本应进行现场快速检测。

疫苗样品按规定温度储存运输，必要时，由药监部门送检。

（7）第七步：描述性分析，提出假设。

在全面调查的基础上，对调查资料进行整理归纳分析，选用恰当的统计图表，以形象、直观、明了的方式展示疾病三间分布状况。必要时，建立和提出病因假设。病因假设应具有合理性，可解释各种分布的特征；被调查中的事实所验证；能够解释大多数的病例情况。通过以下问题可能有助于建立假设：

①这种反应的发生率如何（常见/罕见/无报道）？②已知类似反应与传染病同时发生吗？③已知这种反应与疫苗有关吗？④这种反应可用疫苗的生物特性解释吗？⑤疫苗一般反应的时间间隔符合吗？⑥患者过去有类似症状吗？⑦患者在接种疫苗的同时或以前使用过其他药物治疗吗？⑧患有任何伴随或既往情况吗？⑨有何其他起作用的因素吗？

（8）第八步：提出防控措施建议。

事件发生初期，即使没有明确的与病因有关的流行病学证据，也要提出并采取特定的公共卫生措施。首先，应对疫苗接种与疾病之间的危险度进行初步评估，在此基础上以减少发病和死亡为目的，根据以下原则采取相应的紧急措施：

根据事件的起因、发生发展途径，以及事件的特征确定控制和预防措施。现场控制措施主要包括暂停接种同批号的疫苗，暂停事发地的预防接种，开展卫生救援，控制事态的进一步发展。在现场处置过程中，工作人员应做好：

1）开展卫生救援，协助救治病人。

2）对疑似病例进行追踪和医学观察。

3）必要时，针对性地开展健康教育和行为干预。

4）在现场及周边地区开展主动监测，必要时实行日报、零报。

5）承担卫生行政部门委托的流行病学、标本采集和检测等工作，提出防控措施建议，评价措施效果。

（9）第九步：进一步深入的流行病学调查。

针对可能的危险因素、传播途径和暴露人群，应用病例-对照研究、队列研究（大多为回顾性队列研究）等分析流行病学研究方法，对病因假设、传播规律等进行调查。

（10）第十步：撰写现场工作报告。

现场调查报告可以分为初次报告、进程报告、阶段报告、结案报告。在暴发疫情应急处理过程中要及时完成相应的现场报告。

1）发生（初次）报告。

发生报告是指在事件发生后或到达现场对事件进行初步核实后，根据事件发生情况及初步调查结果所撰写的调查报告。报告强调时效性，要求快速、内容简要。

①主要针对事件的发生、发现过程及事件的诊断或特征进行扼要的描述，简要分析对事件性质、波及范围以及危害程度的判断等。

②简要介绍已经掌握的事件相关特征资料，如病例的时间、人群、地区分布。

③简要分析事件可能的发展趋势，如疫情可能的走向。

④初步分析事件的原因（可疑因素）。

⑤下一步要采取的措施或开展的相关工作等。

2）进程报告。

进程报告主要用于动态反映某事件调查处理过程中的主要进展、预防控制效果及发展趋势，以及对前期工作的评价和对后期工作的安排或建议。进程报告强调持续性。

①在获取新的信息后及时完成，否则就失去了该类报告撰写的意义，应在开始调查后每隔1~2天完成一份，对出现的新情况进行报告。

②随着调查工作的开展和现场控制措施的落实，如果事件趋于逐步稳定，没有什么新的变化，在现场调查处理的中后期，进程报告的时间间隔可根据情况相应延长。

③进程报告要有连续性，可有多次。

3）阶段报告。

阶段报告是在事件调查处理持续较长时间时，每隔一段时间对调查事件所进行的阶段性总结报告，主要用以对前期调查研究工作进行全面总结回顾，对事件处理情况进行阶段性评价，并对事件发展趋势及后期工作进行展望。

4）结案报告。

结案报告是在事件调查处理结束后，对整个事件调查处理工作的全面回顾与总结，包括事件的发现、病人的救治、调查研究工作的开展及其结果、预防控制措施及其效果、事件发生及调查处理工作中暴露出的问题、值得总结的经验教训、做好类似工作或防止类似事件发生的建议等。

二、实验室检测

1. **疫苗** 现场采集异常反应涉及的疫苗（包括接种单位、上级供应单位冷库采集疫苗），采集后按规定温度运输保存；必要时，交付给当地药监部门，送国家药品生物制品检定所检测。

2. **病例** 根据流行病学调查和病例的临床表现等，确定实验室检测项目，采集相应样本进行检测。

3. **尸体解剖** 对于死亡病例，征得死者家属的同意后，及时予以解剖，为明确病因、死因提供依据。

4. **其他** 必要时，对相关预防接种门诊工作人员、接种器械进行采样检测。

三、医疗救治

在开展全面调查的同时，卫生应急处理技术小组应组织相关专家，根据所掌握的情况，对预防接种异常反应进行诊断，并指定医疗机构收治出现的预防接种异常反应者，进一步明确诊断、及早救治，减少危害。

1. 接种疫苗后感染　接种疫苗后感染多发生在同一接种地点、由同一原因所引起的多人感染。

（1）局部化脓性感染治疗

①炎症初起时，应禁止热敷。有条件者可配合理疗。

②局部可外涂百多邦、金霉素软膏或鱼石脂软膏，也可用中药或中药提取物（如欧莱凝胶），以减轻局部炎症的症状。

③脓肿形成后，可用注射器反复抽脓；一般不切开引流，脓液稠厚时则应切开引流。脓肿切开或自行破溃后，可按普通换药处理。

④脓液细菌培养，用抗生素经验治疗（开始时）与针对性治疗（根据药敏结果）。

⑤全身抗感染治疗，可使用抗生素，同时可内服具有清热解毒、化瘀消痈功能的中药，外敷化毒膏等。

（2）全身性化脓感染治疗

①应早期、足量先用敏感抗生素治疗，一般可先选青霉素钠静滴，剂量应加倍。以后可根据情况更换抗生素。

②早期彻底处理局部感染病灶，切开引流，保持通畅。

③对症处理：退热、镇静、补液，维持内环境及代谢稳定和各器官系统功能；严重贫血者可酌情输血及其他支持疗法。

④调整机体应激性，毒血症症状严重者可在应用有效抗生素基础上，考虑少量激素治疗。

2. 接种事故　因造成接种事故原因多样，有用错疫苗、剂量过大或重复注射、接种途径错误、接种部位错误、继发感染、接种技术不规范、接种对象选择不当等。因此，在发现接种事故时，应及时报告、停止接种、及时调查、查明原因，并采取针对性治疗措施，积极救治患者。日常工作中，要加强培训、树立良好的工作责任心，接种前仔细阅读并遵守使用说明或规程，正确掌握禁忌证，认真做好安全注射，控制并降低接种事故的发生。目前接种事故的发生多见于卡介苗接种，其治疗原则如下：

（1）全身治疗

①口服异烟肼，如同上加服利福平，则效果更好。

②反应较重者可肌内注射链霉素。

③适当补充营养和维生素。

（2）局部治疗

①立即用链霉素作局部封闭，越快越好，可使局部不发生溃疡或淋巴结肿

大等异常反应。

②溃疡面较严重者，在用异烟肼液冲洗后，可撒异烟肼粉或利福平粉于溃疡面上。

③淋巴结肿大或破溃者的治疗：

干酪型：局部热敷，同时口服异烟肼，直至淋巴结缩小稳定为止。

脓肿型：用无菌注射器将脓液抽出，并用5%异烟肼溶液冲洗，同时注入链霉素10~20mg，必要时隔7~10日重复抽脓冲洗。

窦道型：用20%对氨基水杨酸软膏或5%异烟肼软膏局部涂敷，通常1~3个月可痊愈。

④在治疗局部溃疡或淋巴结脓疡时，肉芽组织增生会影响创面愈合，可用枯矾少许撒于创面上包好，创面即成清洁的较浅溃疡，再以1%金霉素软膏外敷，创面渐平，且肉芽组织不再增生而收口，也可用硝酸银棒腐蚀或剪除，在创面撒5%异烟肼粉。

3. 群体性心因性反应　群体性心因性反应的治疗处理，应在尽快消除疑虑，分散管理的前提下，迅速开展以下工作：

（1）了解掌握病情，及时选派当地有影响的临床、流行病学专家进行现场调查，掌握发病情况和可能的诱因，及时处理首发病例。

（2）妥善处置和治疗患者，建立良好的医患关系，合理解释；可采用心理治疗，用语言暗示并配合适当理疗或按摩，催眠疗法、解释性心理疗法，引导患者及其家长正确认识和对待致病的精神因素，帮助其认识疾病性质。

（3）若诊断明确后，应避免重复检查和不良暗示，并对症治疗。

（4）争取当地相关部门的支持与配合，对事发地政府及有关部门的领导、儿童家长、学校老师，特别是在群体中起"核心"作用的人物，进行心理卫生知识的宣传；相关单位要向儿童家长耐心解释本病发生的原因，答复问题应明确肯定，解除可能有任何后遗症的顾虑。

（5）除对有临床表现的预防接种反应者进行必要的诊治外，不要对所有受种者采取检查和给予生活补助，不要对学校采取停课、放假等措施，以防止少数人聚集不明真相的群众闹事。尽快恢复正常的学习、生活秩序，减少紧张气氛，缩短"非常状态"的时间，尽快使学习、生活转入正常化，有利于病例症状消失后回到一个安全的环境，不致再发。

（6）防止人为渲染，在调查和控制事件的过程中，要防止宣传媒体和人员的盲目参与，扩大事态，参加现场调查的人员应保持镇定和良好的秩序，以防人为的渲染、扩大，加重患者的心理负担。

对于其他群体性预防接种异常反应的诊治可参考附件3。

四、资料分析与总结

1. **资料整理分析**　根据调查收集的资料，描述发生（疑似）预防接种反应病例的三间分布特征，与接种单位（点、实施预防接种医护人员等）的关联情况、非接种人群中相同症状病例发生率等。运用病例-对照、队列研究等方法思想，分析出现的反应与预防接种在时间上的关联性、接种疫苗至出现反应平均间隔时间及趋势、报告发生率与可能的预期发生率的比较、接种人群与非接种人群事件发生危险性差异，判断反应是否与预防接种有关；如与预防接种无关，哪些是出现反应的可能原因。同时对实验室检测结果进行整理统计，为寻找病因提供依据。

2. **专家诊断**　省级、市级和县级疾病预防控制机构应建立本级预防接种异常反应调查诊断专家库，为本辖区内的预防接种异常反应调查诊断提供专家。专家库由流行病学、临床医学、药学、免疫规划、实验室检验等学科的专家组成，原则上每一学科的专家3~5人。各地可以根据当地实际情况，对学科种类和专家数量进行适当调整。

疾病预防控制机构接到本级卫生行政部门、药品监督管理部门调查诊断的指令后，应立即成立调查诊断专家组负责预防接种异常反应调查诊断。调查诊断专家组原则上由各相关学科的5人以上单数专家组成，专家从当地专家库抽取，组长由被抽取的成员推选产生。

调查诊断专家组成员有下列情形之一的，应当回避：①受种者的亲属；②接种单位的工作人员；③与预防接种异常反应调查诊断结果有利害关系的人员；④其他可能影响公正调查诊断的人员。

调查组成员应根据自己专业的特点，在讨论时应充分发表意见，互相交流，逐步达成共识。必要时，邀请其他专业相关专家参加讨论分析。调查组、专家成员未经允许，不得以个人名义以任何方式对外公布调查内容和结论。

3. **调查诊断**　群体性疑似预防接种异常反应由市级调查诊断专家组进行调查诊断，出现较大规模群体性疑似预防接种异常反应，由省级调查诊断专家组进行调查诊断。

收集全部材料后10日内，调查诊断专家组应当依据法律、行政法规、部门规章和技术规范，结合临床表现、医学检查结果和疫苗质量检验结果等，进行综合分析，作出调查诊断结论，并形成疑似预防接种异常反应调查诊断结论书。调查诊断结论应当按半数以上专家组成员的一致意见形成。

调查诊断专家组成员在诊断结论书上签名。成员对诊断结论的不同意见，应当予以注明。

调查诊断结论类别包括：①异常反应；②一般反应；③偶合症；④心因性

反应；⑤无法调查诊断。

调查诊断怀疑引起疑似预防接种异常反应的疫苗有质量问题的，药品监督管理部门负责组织对相关疫苗质量进行检验，出具检验结果报告。药品监督管理部门或药品检验机构应当及时将疫苗质量检测结果向相关疾病预防控制机构反馈。

4. **调查报告**　对群体性预防接种反应，特别是出现死亡而引起公众高度关注的事件，县级疾病预防控制机构应当在调查开始后 7 日内完成初步调查报告，及时将调查报告向同级卫生行政部门、上一级疾病预防控制机构报告，向同级药品不良反应监测机构通报。药品不良反应监测机构向同级药品监督管理部门、上一级药品不良反应监测机构报告。

调查报告应包括以下内容：

（1）对群体疑似预防接种异常反应的描述。

（2）对群体疑似预防接种异常反应病例的诊断、治疗及实验室检查。

（3）疫苗和预防接种组织实施情况。

（4）群体疑似预防接种异常反应发生后所采取的措施。

（5）群体疑似预防接种异常反应的原因分析。

（6）对群体疑似预防接种异常反应的初步判定及依据。

（7）撰写调查报告的人员、时间等。

五、现场防控措施

1. **适度处置，避免过度处理**　群体反应人员复杂，个体差异也较大，应注意接种反应之外的偶合症，并及时报告家长及学校，要求积极配合做好治疗工作。临床医生除进行适度的诊治外，不要对轻症患者进行脑电图，头颅 CT 或磁共振等检查，不要对无需补液者进行输液等，同时不要夸大患者的病情。

2. **疏散病人，就地、分散治疗**　一旦发生群体性预防接种反应，应及时就地、分散治疗，如轻症病人在家治疗，较重者在社区医院或乡镇卫生院治疗，或分散到其他较大医院治疗，避免病人集中在一起相互感应，造成连锁反应。除病情较重病例外，不要把轻症病人集中送往县级及以上医院。

3. **正确处理新闻媒体报道宣传**　新闻媒体传播速度快、覆盖面广。媒体关于事件报道、宣传的口径、导向会对群众的认识、事件的发展产生直接的影响。应根据事件的病因、发展、影响及媒体关注情况，适时地通过相关新闻媒体进行相关知识的健康教育宣传工作。对一些失实的新闻报道应及时通过相关部门进行交涉，消除不良的社会影响。

4. **其他针对性措施**

（1）如果事件与疫苗接种相关，确由某批号疫苗引起，应由当地卫生行政部门决定，暂停该批号疫苗的使用。

（2）如在无其他病因情况下，确定事件与某接种门诊存在强关联，应由当地卫生行政部门决定，暂停该门诊预防接种工作，根据事件性质及严重程度，确定整顿、改进及处罚的措施。

（3）如果事件并非接种疫苗所引起，而是偶合某传染性疾病流行，则需积极开展相关宣传工作，消除群众对预防接种的误解，同时根据流行的传染性疾病特点，及时开展综合性预防控制措施。

第五节　风 险 沟 通

一、卫生部门日常工作中的风险沟通

群体性预防接种反应事件风险沟通工作要做到关口前移，通过开展日常的沟通工作，防止群体性预防接种反应事件的发生或降低事件的负面影响。具体要开展以下工作：

1. **做好舆情监测**　通过监测媒体报道、互联网信息、公众反映等，及时发现舆论热点，掌握舆情走势，进行分析研判，以备及时、准确回应。在政府的统一领导下，卫生行政部门要与药品监督、宣传、教育、等有关部门加强信息沟通，各负其责，加强对预防接种异常反应的监测工作，实行常态化管理。加强卫生应急防治体系建设，增强应对群体性预防接种反应事件的能力。

2. **主动议程设置**　结合重大政策和工作举措的出台以及卫生宣传日等，主动设置议程，策划宣传活动，提高风险沟通的针对性和有效性。

3. **及时开展信息发布**　通过新闻发布会、媒体沟通会、新闻稿、媒体采访等形式开展信息发布，加强免疫规划、预防接种相关政策解读，正确引导舆论。

4. **加强知识宣传**　对于预防接种相关话题，以公众喜闻乐见的形式，普及预防接种知识，提高公众健康素养。

5. **做好会商沟通**　建立卫生部门内部议事会商制度、卫生部门与同级新闻宣传主管部门及新闻媒体的信息沟通工作机制，形成工作合力。

6. **开展专题培训**　对医疗卫生工作者开展培训，掌握风险沟通知识，提高风险沟通能力。

二、事件发生前的预防措施

1. **加强预防接种人员的培训**　对各级预防接种人员尤其是乡级预防接种人员进行预防接种相关知识的培训，使预防接种人员充分了解疫苗的特性，提高接种技术水平，增强其工作责任感，减少实施差错，并掌握可能出现疑似预防接种异常反应的应对措施及其方法。

2. **严格掌握预防接种禁忌证**　进行预防接种前，必须进行预检，严格掌握接种疫苗的禁忌证。凡是有发热、急性疾病或有过敏史者要推迟接种或不接种，防止偶合症的发生，同时避免其在接种疫苗后某种症状加重。

3. **入校预防接种应设立专用接种室**　推行规范化预防接种门诊常规免疫接种，尽量避免入校集中接种，在大规模强化免疫或特殊情况下必须入校接种时，需安排在校医务室或其他空气流通的临时专用接种室内，防止有些学生因害怕预防接种影响其他学生的情绪，切断心因性反应、心理暗示的途径。开展学校大规模预防接种前需做好宣传工作，使学生、教师和家长了解疫苗的用途、接种疫苗可能出现的反应，如局部红肿、疼痛、低热、全身不适等，消除学生、教师和家长的疑虑，减轻其心理负担。接种人员态度要和蔼，尽量减少注射时的疼痛感。

4. **大众预防接种知识普及**　在人群中进行大规模接种之前应采用电视、宣传单等多种形式的广泛宣传，告诉公众接种什么疫苗，预防什么疾病，接种后可能出现的正常反应及禁忌证等，以免公众误解，产生抵触情绪。但也不能过分强调不良反应，以免产生暗示效应。

三、事件发生后的风险沟通

群体性预防接种反应事件发生后，可按以下程序开展风险沟通工作，一般性的事件可以视情简化有关程序。

1. **信息搜集整理**　新闻宣传相关人员应该迅速到位，及时与本单位事件处置牵头部门联系，收集事件信息，制订信息发布内容。

2. **成立工作机构**　应该按照处置工作的统一安排，牵头组建新闻宣传组。应视情况将人员分配成后方和前方两套工作班子。与同级新闻宣传主管部门保持联系，争取支持和指导。

3. **制定工作方案**　要及时制定风险沟通工作方案，包括发言人名单、发布计划、发布内容、发布方式、健康传播、媒体服务和物资保障等相关内容。

4. **舆情监测研判**　舆情研判工作是提供决策建议和做好舆论引导的必要前提，在舆情事件发生后，只有做好舆情研判工作，才知道公众关注什么，该宣传什么，该引导什么。及时通过互联网和公益电话等渠道收集舆情，分析研判，编写舆情信息专报，提出风险沟通建议，为决策提供参考。

5. **赶赴事件现场**　新闻宣传工作人员联系事发地卫生部门，落实办公场所、设备等办公条件，协调组织媒体赶赴事件现场。

6. **现场采访服务**　到达事件现场后，应当与事件现场指挥部建立工作对接，以当地处置部门为主成立现场新闻宣传工作机构。要对现场记者进行登记造册，提供采访接待等服务。根据安全等情况，酌情划定采访区域。

7. **开展新闻发布**　要指定现场新闻发言人，实行授权发布和归口发布。根据事态发展和处置情况以举行新闻发布会、组织媒体报道、接受记者采访、提供新闻稿等形式实时发布信息。应按照《卫生部关于法定报告传染病疫情和突发公共卫生事件信息发布方案》的要求客观、公正地做好事件信息的发布与通报工作。做到真诚坦率、早讲事实、重讲态度、慎讲结论。针对各种谣言、传言，迅速公开澄清事实，消除不良影响。

8. **加强知识宣传**　充分发挥专家优势，利用访谈等方式，传播预防接种相关知识，提升公众健康素养。

9. **发挥新闻媒体作用**　要尽量协调网络和通信部门，充分发挥互联网、手机等新媒体的作用，开展信息发布、知识传播等风险沟通工作。引导媒体对事件作出客观报道，澄清事实真相。

第六节　善后处理

一、预防接种异常反应的补偿和事故的赔偿

对因预防接种异常反应造成受种者死亡、严重残疾或者器官组织损伤的，依照《疫苗流通和预防接种管理条例》和应急条例有关规定，应当给予一次性补偿。

1. 因接种第一类疫苗引起预防接种异常反应需要对受种者予以补偿的，补偿费用由省、自治区、直辖市人民政府财政部门在预防接种工作经费中安排。

2. 因接种第二类疫苗引起预防接种异常反应需要对受种者予以补偿的，补偿费用由相关的疫苗生产企业承担。

3. 因疫苗质量不合格给受种者造成损害的，依照《中华人民共和国药品管理法》的有关规定处理。

4. 因接种单位违反预防接种工作规范、免疫程序、疫苗使用指导原则、接种方案给受种者造成损害的，依照《医疗事故处理条例》的有关规定处理。在调查并明确群体性预防接种反应事件原因和责任的基础上，相关部门应按照有关法律法规和规定对事件责任人进行处理。

二、鉴定

根据调查和收集的资料，分析出现的群体性接种异常反应与预防接种在时

间上的关联性、接种疫苗至出现异常反应平均间隔时间及趋势、判断异常反应是否与预防接种有关；如不能确定或冲突不能消除，则按照相关法律法规和卫生部《预防接种异常反应鉴定办法》进行处理。

群体性预防接种反应事件的诊断鉴定按照原卫生部《预防接种异常反应鉴定办法》的规定组织预防接种异常反应专家诊断小组及时进行客观公正的鉴定，做到事实清楚、定性准确，依法维护事件当事者双方权益。事件当事者对鉴定处理结果有异议的，可申请进行上一级鉴定。如事件当事者直接进行法律诉讼，由法院受理，并按法律程序进行处理。当地卫生行政部门或食品药品监督管理部门应配合法院做好调查取证、调解、执行等工作。

第七节　事后评估

事件处理完毕后，各级疾病预防控制机构应及时将资料进行整理归档，包括：事件报告记录，卫生应急处理领导小组和技术小组成员名单，调查处理方案，调查及检验、诊断记录和结果材料，专家诊断鉴定材料，控制措施及效果评价材料，总结及其他调查结案材料等。

负责事件处理的卫生应急处理领导小组应组织对事件的调查处理进行综合评估，包括事件发生、发展、现场调查、患者救治、所采取的措施、鉴定、处理效果和社会心理等进行全面评估，总结经验、发现不足，进一步提高以后处理类似事件的应急能力和水平。

第八节　部门职责

一、卫生行政部门和药品监督管理部门

国家卫生行政部门和药品监督管理部门负责对疑似预防接种异常反应监测工作的监督管理工作；联合发布全国疑似预防接种异常反应监测和重大不良事件处理的信息。

地方各级卫生行政部门会同药品监督管理部门负责组织开展本辖区内疑似预防接种异常反应监测、调查处理；药品监督管理部门对涉及疫苗质量问题的疑似预防接种异常反应进行调查处理。省级卫生行政部门和药品监督管理部门联合发布本省（区、市）疑似预防接种异常反应监测和重大不良事件处理的信息。

二、疾病预防控制机构

地方各级疾病预防控制机构负责疑似预防接种异常反应报告、组织调查诊

断、参与处理等工作；开展疑似预防接种异常反应知识宣传；对疾病预防控制人员、医务人员和接种人员进行培训；开展对下级疾病预防控制机构、医疗机构和接种单位监测工作的检查指导和信息反馈；负责辖区疑似预防接种异常反应监测数据的审核；对疑似预防接种异常反应监测数据进行分析与评价；定期与相关部门进行信息交流；开展受种者或其监护人的沟通工作。

中国疾病预防控制中心负责对预防接种信息管理系统的维护，对地方疑似预防接种异常反应调查诊断与处理、疑似预防接种异常反应监测培训等提供技术支持，对疑似预防接种异常反应监测数据进行分析与评价；定期与相关部门进行信息交流。

三、药品不良反应监测机构

地方各级药品不良反应监测机构参与疑似预防接种异常反应报告、调查诊断和处理等工作；开展药品不良反应相关知识宣传；开展对药品不良反应监测人员、疫苗生产企业和疫苗批发企业相关人员的培训；开展对下级药品不良反应监测机构、疫苗生产企业和疫苗批发企业的检查指导和信息反馈；对疑似预防接种异常反应监测数据进行分析与评价；定期与相关部门进行信息交流。

国家药品不良反应监测中心负责对地方疑似预防接种异常反应调查诊断与处理、疑似预防接种异常反应监测培训等提供技术支持，对疑似预防接种异常反应监测数据进行分析与评价；定期与相关部门进行信息交流。

四、药品检验机构

对导致疑似预防接种异常反应的可疑疫苗、稀释液或注射器材等进行采样和相关实验室检查，并向药品监督管理部门报告结果。

五、疫苗生产企业、批发企业

向受种者所在地的县级疾病预防控制机构报告所发现的疑似预防接种异常反应；向调查人员提供所需要的疫苗相关信息。

六、医疗机构

向所在地县级疾病预防控制机构报告所发现的疑似预防接种异常反应；对疑似预防接种异常反应进行临床诊治；向调查人员提供所需要的疑似预防接种异常反应临床资料。

七、接种单位

向所在地县级疾病预防控制机构报告所发现的疑似预防接种异常反应；向调查人员提供所需要的疑似预防接种异常反应临床资料和疫苗接种等情况。

参考文献

1. 卫生部办公厅　国家食品药品监督管理局办公室. 关于印发《全国疑似预防接种异常反应监测方案》的通知 ［EB/OL］. （2010-06-03）［2012-07-08］. http：//www. sda. gov. cn/WS01/CL0056/57717_3. html.

2. World Health Organization. Mass measles immunization campaigns：Reporting and investigating Adverse Events Following Immunization ［EB/OL］. ［2012-07-08］. http：//www. healthinternetwork. com/vaccine_ safety/en/AEFI_measles_ campaigns. pdf.

3. 任军. 安徽省突发公共卫生事件处置技术方案 ［M］. 合肥：安徽科学技术出版社，2008.

4. Public Health Agency of Canada. Canadian immunization guide（Seventh edition）［EB/OL］. ［2012-07-08］. http：//www. nurseone. ca/docs/NurseOne/CNAPrimaryCareToolkit/Immunization_ Guidelines. pdf.

5. Pan American Health Organization Regional Office of the World Health Organization Division of Vaccines and Immunization. Immunization safety：How to address events allegedly attributable to vaccination or immunization? ［EB/OL］. ［2012－07－08］. http：//www. who. int/vaccine_ safety/publications/en/immunization_ safety_ E. pdf.

6. World Health Organization. Adverse Events Following Immunization（AEFI）：Causality assessment ［EB/OL］. ［2012-07-08］. http：//whqlibdoc. who. int/aide-memoire/a87773_eng. pdf.

7. World Health Organization. Causality assessment of Adverse Events Following Immunization（AEFI）［EB/OL］. ［2014-04-02］. http：//www. who. int/vaccine_ safety/publications/aevi_manual. pdf.

8. World Health Organization. Adverse Event Following Immunization：Aide-mémoire on causality assessment ［EB/OL］. ［2014－04－02］. http：//www. who. int/vaccine_ safety/publications/AEFI_aide_ memoire. pdf.

9. World Health Organization. Immunization safety surveillance：Guidelines for managers of immunization programmes on reporting and investigating Adverse Events Following Immunization ［EB/OL］. ［2012-07-08］. http：//www. who. int/immunization_ safety/publications/aefi/en/AEFI_ WPRO. pdf.

10. 江苏省卫生厅. 关于印发《江苏省群体性预防接种异常反应事件卫生应急处理预案》的通知 ［EB/OL］. （2007-05-29）［2012-07-08］. http：//www. jswst. gov. cn/gb/jsswst/wjfg/sgfwj/wsyj/userobject1ai15735. html.

附件

附件1　A大学附属小学群体性预防接种反应卫生应急处置演练方案

一、演练目的

坚持预防为主、常备不懈的工作方针，建立各地区、各部门间的联防联控机制，实行统一指挥、部门分工合作的工作制度，落实各项防范措施，加强对群体性预防接种心因性反应事件的预防和控制工作，做到病例早发现、早报告、早治疗，不断提高整体应对水平，积极应对和化解突发公共卫生事件所带来的危机和风险。

1. 检验区级疾病预防控制机构、医疗机构、卫生监督机构、院前急救机构迅速集结能力、快速机动能力和现场处置能力。

2. 检验多部门的应急组织协调能力和联防联控水平。

3. 检验医疗机构的医疗救治能力。

4. 检验卫生系统内部各部门的应急准备情况。

5. 及时发现应急工作中存在的缺陷，并尽快进行完善。

二、演练形式和内容

1. **形式**　实战型演练。

2. **内容**　通过实战演练形式演练甲市蜀山区卫生局、蜀山区疾病预防控制中心、蜀山区卫生局卫生监督所、蜀山区食品药品监督管理局、甲市120急救中心、A大学第一附属医院卫生医疗机构对群体性预防接种的应急指挥、调度、报告、现场流调、采样、实验室检测、病例转运和救治、心理干预、媒体沟通等内容。

蜀山区卫生局：制定医疗救护应急预案；确定救护中心、定点医院和专业治疗方案，培训相应医护人员；调配医务人员、医疗器材、急救药品，卫生防疫，组织现场救护及病人转运；及时向指挥部报告接种病人病情和救治情况；及时组织心理干预专家进行心理干预；召开新闻发布会，通报事件处置情况。

蜀山区疾病预防控制中心：负责现场流行病学调查和样品采集。

蜀山区卫生局卫生监督所：负责环境卫生和食品卫生调查。

蜀山区食品药品监督管理局：负责对疫苗质量的监管。

甲市 120 急救中心：迅速调配附近医院医疗资源，及时前往现场救援，转运病人。

A 大学第一附属医院：组织预防接种人员进行预防接种；现场诊断和救治工作；充分利用院内人力、设备资源，实行统一调度，组织并使用好后备医疗救治队伍；组织医学专家进行临床诊断、会诊、技术指导及采集各种医疗救治措施；收集、汇总各类医疗机构救治信息，按时报告上级相关部门。

三、演练线路图

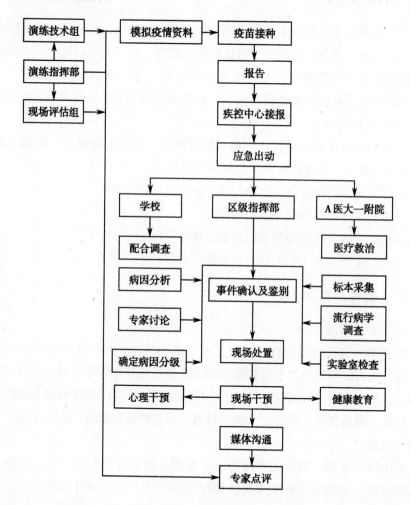

四、演练步骤

模拟疫情资料：2012 年 12 月，甲市多所中小学发生风疹疫情，累计发生 15 起，发病人数 288 人，主要波及在校学生。疫情发生后，各级卫生行政部门非常重视。为预防和控制疫情，甲市疾控中心就疫情预防和控制进行专题分析，建议对尚未发生风疹疫情的中小学校学生进行风疹疫苗的应急预防接种。

经甲市卫生局批准同意，报甲市人民政府批准同意，并报省卫生厅备案后开展。使用疫苗及注射用水由省疾病预防控制中心统一采购，逐级下拨。正规生产、批签发合格、在有效期内的3万人份风疹疫苗，通过全程冷链运输抵达甲市。甲市疾控中心抽调专业人员，经培训后，对人口流动性较大、尚未发生疫情的学校进行应急预防接种。12月26日上午，A大学第一附属医院预防保健科应急接种小分队在王科长带队下，对甲大学附属小学在校学生开展应急预防接种。在接种过程中，突然一名注射过疫苗的女学生晕倒在地。随后，全校又有多名学生出现头晕、胸闷、恶心、腹痛、四肢无力、呕吐等症状，校长紧急拨打120急救电话求助。

1. **事件发生和报告**

（1）疫苗接种。

（2）初步统计出现异常反应的人数和症状：全校有115名学生出现头晕、胸闷、恶心、腹痛、四肢无力、呕吐等症状，其中一年级6人，二年级8人，三年级6人，四年级60人，五年级26人，六年级9人。

（3）报告：应急接种小分队向蜀山区疾病预防控制中心报告，校长向蜀山区教育体育局报告，蜀山区疾病预防控制中心向蜀山区卫生局上报，上报内容包括接种疫苗种类、时间及出现症状的人数等。

2. **病人转运与救治**　蜀山区卫生局组织各小分队在现场成立了指挥部，由区卫生局局长担任总指挥，区CDC主任担任副总指挥。120救护车、医院急救车先后到达现场后，急救医生向学校人员询问病史、了解病情，包括核对学生的姓名、性别、年龄、初步诊断等。将出现晕倒、四肢无力、腹痛、呕吐等较重症状的学生按要求转送至A大学第一附属医院进行诊治。

3. **现场调查与处置**

（1）上午10点10分，2名流调人员进入现场，2名公安干警到现场维持秩序。流调人员首先听取学校负责人、老师以及现场接种人员有关情况介绍，初步了解学生发病情况及处理措施。了解学校学生、教师的基本情况（包括人数、户籍组成、健康状况等），了解学校的建筑结构、设施、环境（如通风条件、采光）等基本情况。然后对预防接种实施中使用的疫苗、注射用水以及注射器材进行调查（批号、效期、保存使用情况），并调查接种人员的资质情况和接种操作程序。

（2）流调人员向临床医生了解该儿童的检查和诊治情况，得知该儿童确实是低血压和低血糖，其他检查均正常，并向总指挥汇报调查结果。

（3）检验人员分别到教室和医院采集患者的呕吐物和血液标本，并对注射器、疫苗及注射用水进行留样。

（4）卫生监督人员向校长及等有关人员调查事件发生经过，学生用餐情况，并对学校的食品卫生及环境卫生进行调查。

（5）药品监督管理人员对预防接种使用的疫苗、注射用水以及注射器材进行调查（批号、效期、保存使用情况），了解疫苗接种的过程，包括使用的疫苗、注射用具、疫苗的保存等。

4. 病因分析　蜀山区卫生局组织计划免疫、流行病学、卫生监督、药品监督管理、临床医疗和心理干预等人员，在学校会议室紧急召开病因讨论分析会。

5. 心理干预与健康教育　心理干预人员对学生及家长进行健康教育和心理辅导。

（1）正面疏导，消除恐惧和顾虑心理，稳定情绪。采用心理疏导，辅以适当理疗、按摩和药物治疗，并应用小剂量镇静剂。采用暗示疗法往往会收到很好的效果。

（2）仔细观察，注意接种反应之外的偶合症，并及时通知家长和学校，要求积极配合做好治疗工作。特别要防止少数人利用不明真相的群众聚众闹事。

6. 媒体沟通——新闻发布会　蜀山区卫生局召开新闻发布会。

（1）加强正面宣传和舆论引导，大力宣传党中央、国务院对人民身体健康和生命财产安全的高度负责，及时宣传各级党委、政府和有关部门妥善防控、处置群体性预防接种反应事件所开展的工作，准确宣传有关处置群体性预防接种反应事件的具体措施和科普知识，引导群众正确认识和科学应对此类事件。

（2）密切关注媒体对群体性预防接种反应事件的新闻报道。及时安排和协调记者的采访活动，审定有关稿件。对中央主要新闻媒体的有关采访活动要给予支持和帮助。加强舆情收集，有针对性的解答公众的疑惑，发现错误或片面的报道倾向时，应及时核实了解情况，迅速发布权威信息，澄清不实报道和谣言，防止媒体炒作。

附件2　群体性预防接种异常反应事件调查处理

如已确定是一起群体性预防接种反应，可按附件图 3-1 和附件表 3-1 步骤进行调查，以判明反应的性质、发生原因，需要采取的改进措施，保持公众对预防接种的信心。

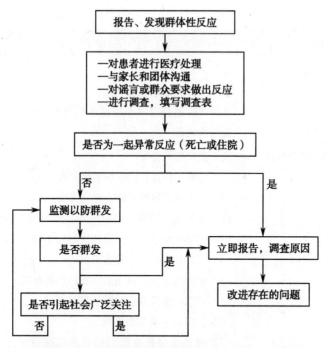

附件图 3-1　群体性预防接种异常反应事件调查处理图

附件表 3-1　群体性预防接种反应调查步骤

步骤	措施
1. 现场通气会	● 听取汇报 ● 确定现场工作计划 ● 商议初步的预防控制措施实施计划
2. 核实报告信息	● 获得患者病案（或其他临床记录） ● 根据病案和记录资料详细核对病人和反应情况 ● 获得反应报表中任何遗漏的细节 ● 确定需要调查的任何其他病人
3. 设计调查表，确定病例定义	● 采用现有《疑似预防接种异常反应个案调查表》（表 3-4）或根据现场具体情况进行补充修订或重新拟订 ● 初步调查的基础上建立病例定义
4. 搜索病例	● 按照确定的病例定义开展病例搜索
5. 流行病学调查　个案调查	● 病史、预防接种史、既往病史，包括既往类似反应或其他变态反应史、类似反应的家族史、临床描述，任何与反应有关的实验室结果和反应的诊断，治疗、是否住院、效果 ● 其他人是否接种相同的疫苗，接种后是否发病
专题调查	● 疫苗分发、供应及冷藏储存运输情况 ● 接种实施情况 ● 近期当地疫情流行情况

续表

步骤	措施
6. 标本采集、运输和检测	• 采集患者、疫苗等标本 • 样品需低温储存运输 • 及时实验室血清学和病原学检测。必要时，药监部门负责送检疫苗
7. 描述性分析，提出假设	• 展示疾病三间分布 • 只要足够的信息，就应尽早建立假设 • 通过以下问题可能有助于建立假设 　（1）这种反应的发生率如何（常见/罕见/无报道） 　（2）已知类似反应与传染病同时发生吗 　（3）已知这种反应与疫苗有关吗 　（4）这种反应可用疫苗的生物特性解释吗 　（5）疫苗一般反应的时间间隔符合吗 　（6）患者过去有类似症状吗 　（7）患者在接种疫苗的同时或以前使用过其他药物治疗吗 　（8）患有任何伴随或既往情况吗 　（9）有何其他起作用的因素吗
8. 提出防控措施建议	• 暂停接种同批号的疫苗 • 暂停事发地的预防接种 • 开展卫生救援 • 适度处置，避免过度处理 • 疏散病人，就地、分散治疗 • 健康教育 • 风险沟通
9. 进一步深入的流行病学调查	• 开展病例-对照研究、队列研究（大多为回顾性队列研究）等分析流行病学研究方法，对病因假设、传播规律等进行调查
10. 撰写现场工作报告	• 发生（初次）报告 • 进程报告 • 阶段报告 • 结案报告

附件3 常见疑似预防接种异常反应的诊治原则

一、无菌性脓肿

1. 临床表现

（1）注射局部先有较大红晕，持续多天。2~3周后接种部位出现大小不等的硬结，局部肿胀、疼痛。

（2）炎症表现并不剧烈，可持续数周至数月。轻者可在原注射针眼处流出略带粉红色的稀薄脓液；较重者可形成溃疡，溃疡呈暗红色，周围皮肤呈紫红色。

（3）溃疡未破溃前，有波动感。轻者经数周至数月可自行吸收。严重者破溃排脓，创口和创面长期不能愈合，有时表面虽然愈合，但深部仍在溃烂，形成脓腔，甚至经久不愈。

2. 治疗

（1）干热敷以促进局部脓肿吸收，每日2~3次，每次15分钟左右。

（2）脓肿未破溃前可用注射器抽取脓液，并可注入适量抗生素。不宜切开排脓，以防细菌感染或久不愈合。

（3）脓肿如已破溃或发生潜行性脓肿且已形成空腔需切开排脓，必要时还需扩创，将坏死组织剔除。

（4）有继发感染时，先根据以往经验选用抗生素，然后对分泌物进行细菌培养，按照药敏培养实验结果，选用敏感的抗生素；换药时用3%硼酸溶液冲洗伤口，引流通畅。

二、热性惊厥

1. 临床表现

（1）热性惊厥是指先发热，后有惊厥，体温一般在38℃以上，惊厥多发生在发热开始12小时之内、体温骤升之时。90%以上儿童属于热性惊厥。

（2）发作突然，时间短暂，肌肉阵发痉挛，四肢抽动，两眼上翻，口角牵动，牙关紧闭，口吐白沫，呼吸不规则或暂停，面部与口唇发绀，可伴有短暂的意识丧失，大小便失禁。

（3）预防接种引起的惊厥，多数只发生1次，发作持续数分钟，很少有超过20分钟者。有些儿童可表现为多次短暂惊厥。

（4）无中枢神经系统病变，预后良好，不留后遗症。

（5）惊厥应与脑炎，脑膜炎，破伤风等感染性疾病，以及脑水肿，癫痫，癔症发作等疾病鉴别。

2. 治疗

（1）静卧于软床之上，用纱布缠裹的压舌板使口张开，并放在上下牙齿之间以防咬伤舌头。保持呼吸道通畅，必要时给氧。

（2）止痉，如苯巴比妥钠每次 5~8mg/kg 肌内注射，也可用 10% 水合氯醛，每岁每次 1ml，灌肠。紧急情况下也可针刺人中。

（3）可用物理降温和药物治疗退热。

三、过敏反应

在预防接种异常反应中过敏反应最常见，它是受同一种抗原（致敏原）再次刺激后出现的一种免疫病理反应，可引起组织器官损伤或生理功能紊乱，临床表现多样化，轻则一过即愈，重则救治不及时或措施不当可危及生命。

1. 过敏性休克

（1）临床表现：出现以周围循环衰竭为主要特征的症候群，发病呈急性经过，一般在输入抗原（致敏原）后数分钟至 1 小时内发病，出现胸闷、气急、面色潮红、皮肤发痒，全身出现皮疹，甚之由于喉头水肿、支气管痉挛而导致呼吸困难、缺氧、发绀，面色苍白，四肢冰冷，脉搏细而弱，血压下降，意识丧失，呈昏迷状。

（2）治疗

1）使病人平卧、头部放低、保持安静、注意保暖。

2）立即皮下注射 1:1000 肾上腺素，小儿为 0.01ml/kg/次，最大量 0.33（1/3 支）ml。如体重不明，用量为：2 岁以下 0.0625ml（1/16 支）；2~5 岁 0.125ml（1/8 支）；5~11 岁 0.25ml（1/4 支）；11 岁以上 0.33ml（1/3~1/2 支）（注意：如受种者有心脏病史，应请专科医生会诊处理）。

3）用肾上腺素 15~30 分钟后，血压仍不回升者宜用地塞米松，成人 10mg，儿童 5mg 或每次 0.1~0.3mg/kg 稀释于 10% 葡萄糖水 10ml 后静注，并补充血容量；儿童可用阿托品每次 0.03mg/kg，或 654-2 每次 0.3~1mg/kg 稀释于 5~10ml 10% 葡萄糖水或生理盐水中静注，必要时每隔 15~30 分钟后重复应用，至病情稳定。为阻止组胺释放，可给予氢化可的松成人每 300~500mg，儿童每 4~8mg/kg，稀释于 5%~10% 葡萄糖液静滴。如经上述处理仍不缓解时，成人可加用去甲肾上腺素 1.0mg 加于 5% 葡萄糖盐水 200~300ml 作静脉滴注（要严格注意不能注入血管外，以免引起局部组织坏死）。根据病情调整药物浓度及滴入速度，使血压维持在收缩压 12~13kPa（90~100mmHg）。待血压稳定后可逐渐减量，于 10 小时左右停药。儿童用量酌减。

4）发生呼吸衰竭，有条件时予插管给氧，或肌内注射洛贝林（山梗菜碱）30mg 或尼可刹米 250mg，呼吸停止立即进行人工呼吸和胸外心脏按压，心跳停止立即心室内注射异丙肾上腺素 1.0mg，儿童小于 1 岁 0.25mg，1~4 岁 0.5mg，5~8 岁 0.75mg，9 岁及以上同成人。喉头水肿阻碍呼吸应吸氧，并作气管插管。

5）烦躁不安者可肌注镇静剂，如苯巴比妥，小儿 5~8mg/kg，每次最大量不超过 0.1g。

6）基层单位作上述处理后，待病情稍有好转立即转院以便进一步处理，或至少留观 12 小时，以防晚期过敏反应的出现。

2. 过敏性皮疹

（1）临床表现

1）皮疹：接种疫苗后无其他原因而出现的皮疹。

①荨麻疹：最为多见，一般在接种后数小时以至数日发生。一般先在皮肤瘙痒，随后发生水肿性红斑、风疹团。皮疹大小不等，色淡红或深红，皮疹周围呈苍白色，压之褪色，边缘不整齐。皮疹反复或成批出现，此起彼伏，速起速退，消退后不留痕迹。严重者融合成片，有奇痒。

②麻疹、猩红热样皮疹：常见于接种后 3~7 天。色鲜红或暗红。为隆起于皮肤表面的斑丘疹，可见于耳后、面部四肢或躯干，多少不均，可散在发生或融合成片。

③大疱型多形红斑：接种疫苗后 6~8 小时或 24 小时内注射局部及附近皮肤发生一至数个丘疹，并伴发热，3~5 天后发疹处出现水疱，疱液淡黄清晰不浑浊是其特点。有些可伴同侧淋巴结肿大。经治疗均可痊愈，预后良好。

2）其他症状

①呼吸系统：呼吸困难、哮鸣、咽喉痉挛或水肿、声音嘶哑、鼻眼症状如鼻塞、流涕、喷嚏、发痒和结膜充血、流泪、眼痒。

②消化系统：恶心、呕吐、腹泻、腹痛。

③神经系统：头晕、头痛、抽搐、意识丧失等。

（2）治疗

1）轻症仅口服抗组胺药如扑尔敏、西替利嗪等即可。口服苯海拉明，成人每次 25~50mg，儿童每次 0.5~1mg/kg，每日 2~3 次。氯苯那敏（扑尔敏），成人每次 4mg，儿童每次 0.1~0.2mg/kg，每次 2~3 次。异丙嗪，成人每次 12.5~25mg；儿童每次 1mg/kg，每日 2~3 次。也可用阿司咪唑（息斯敏）或氯雷他定（开瑞特）治疗。

2）重症给予 1∶1000 肾上腺素，剂量见"过敏性休克"，静脉输液急救，吸氧。也可使用肾上腺皮质激素，如静脉滴注氢化可的松，成人每日 100~

200mg，儿童每日按 5~10mg 溶于 10% 葡萄糖液 500ml 中，7~10 天一疗程，以后改为口服泼尼松（强的松），成人每次 10~20mg，儿童每天 1~2mg/kg；儿童也可使用 2.5~5mg 加在 10% 葡萄糖液 100~250ml 中静脉滴注，7~10 天后改为口服，同时使用大剂量维生素 C。

3）必要时用 10% 葡萄糖酸钙 10ml，加于 25% 葡萄糖液 20ml 中缓慢静脉注射。

4）出现以下情况应给予特殊处理：伴支气管痉挛应吸入或口服支气管扩张剂，喉水肿者立即喷入或雾化吸入 1：1000 肾上腺素，并可考虑皮质激素治疗，抽搐者尽快用适当药物镇静。

5）病情稍有好转立转院以便进一步处理，或至少留观 12 小时，以防晚期过敏反应的出现。

3. 过敏性紫癜

（1）临床表现

1）一般在接种某些疫苗 1~7 天在接种部位发生紫癜。

2）皮肤紫癜多对称性分布于双下肢，双膝关节以下为多，也可见于双上肢、臀部。呈大小不等的红色斑疹、荨麻疹样丘疹，初起时可为淡红色，压之褪色，数小时即成为深紫色红斑中心点状出血或融成片状，稍凸出于皮肤，压之不褪色，少数病例可见出血性疱疹。紫癜分批出现，多于 1~4 周自然消退。部分病例于数日内，甚至数年内反复出现。有时可伴头面部、手足皮肤血管性水肿。

3）也可表现为腹部症状，关节及肾脏损害。腹部症状表现为腹痛、呕吐，甚至血便。腹痛也可出现于皮肤紫癜以前数日或数周。可有一过性关节肿痛，多见于膝、踝、肘、腕关节。肾脏损害可有血尿，甚至水肿、高血压。少数病例呈肾病综合征或慢性肾功能不全表现。

4）血小板计数及出凝血时间均正常，嗜酸性粒细胞可增高。

（2）治疗

1）给予大剂量维生素 C、维生素 PP 等改善血管脆性。

2）糖皮质激素一般选用泼尼松，剂量为每天 1mg/kg，也可用氢化可的松静滴，每天 4~8mg/kg。泼尼松用药一般 4~6 周，用药时间短易复发，病情稳定可逐步减量。

3）免疫抑制剂等药物联合应用：可用环磷酰胺和泼尼松或硫唑嘌呤和泼尼松联合应用。每天用量：环磷酰胺 1.5mg/kg，泼尼松 1.5~2mg/kg，硫唑嘌呤 2~3mg/kg。

4）甲泼尼龙：对于重症紫癜肾炎宜早期使用甲泼尼龙冲击治疗，可使肾小球损伤恢复。儿童剂量每天 5~30mg/kg（总量不超过 1g），成人每天 0.5~

1g/kg，每日 1 次或每周 3 次，间日静点，3 次为一疗程，一般 2 个疗程，若效果不佳，过 1~2 周可再用 1~2 个疗程。治疗期间监测血压，冲击前停用泼尼松，冲击治疗后 48 小时重新用泼尼松。

4. 血小板减少性紫癜

（1）临床表现

1）一般在疫苗接种后 15~35 天发生。

2）主要表现为皮肤黏膜广泛出血，多为针尖大小的出血点，也可见皮肤瘀点、瘀斑或青肿。

3）重者有消化道、泌尿道或颅内出血。出血严重者可有贫血或失血性休克表现。

4）血小板减少多在 $50×10^9/L$ 以下。

5）排除其他原因（先天性、自身免疫性、毒素、药物及感染性等）引起的血小板减少性紫癜。

（2）治疗

1）适当限制活动，避免外伤。

2）糖皮质激素一般选用泼尼松，剂量为每天 2mg/kg，也可用氢化可的松静滴，每天 4~8mg/kg。泼尼松用药一般 4~6 周，用药时间短易复发，病情稳定可逐步减量。

3）严重出血者可用丙种球蛋白，每天 400mg/kg，连用 5 天；或每天 2g/kg，静滴 1 天。

4）难治性血小板减少性紫癜可用免疫抑制剂，如硫唑嘌呤、环磷酰胺、长春新碱等。

5）危及生命的严重出血可以输注血小板。

5. 阿瑟氏（Arthus）反应

（1）临床表现

1）重复注射某种疫苗后在急性局部炎症消退后 7~10 天发生。

2）在注射局部发生急性小血管炎症为特征，其表现为局部组织变硬，并有明显红肿，轻者直径 5.0cm 以上，严重者扩展到整个上臂。一般持续时间可达月余，愈后不留痕迹。

3）严重者在注射部位有轻度坏死，深部组织变硬。

4）个别严重者局部组织、皮肤和肌肉发生坏死和溃烂。

（2）治疗

1）反应范围较小，仅有红肿或硬块，一般不需处理，可以逐渐消退。

2）症状较重者可以予抗过敏药治疗。可用氢化可的松每天 0.5~2mg/kg，分 3 次口服，局部用氢化可的松油膏。

3）若坏死，局部保持清洁，防止感染，促使坏死组织更新。

6. 血管性水肿

（1）临床表现

1）注射疫苗后不久或最迟于1~2天内产生。

2）注射局部的红肿范围逐渐扩大，皮肤光亮，不痛，仅有瘙痒、麻木、胀感。重者肿胀范围可以显著扩大至肘关节及整个上臂。

3）水肿在全身各个部位均可发生，出现的部位可引起不同的症状和后果。发生在皮肤，表现为荨麻疹或水肿，发生在眼睑或眼结膜，则严重妨碍视觉；发生在视神经周围可导致视力减退或暂时性失明；发生在尿道可引起尿闭；发生在咽喉或气管可引起窒息；发生在肠壁、肠系膜可引起腹痛等症状。

4）如无其他症状，一般不会造成严重的或持久的损害，消退后不留痕迹。

（2）治疗

1）用干净毛巾热敷。

2）抗过敏治疗，口服苯海拉明，成人每次25~50mg，每天2~3次；儿童每次1mg/kg，每天3~4次。很快痊愈，预后良好。

附件表3-2　局部炎性反应与超敏反应（血管性水肿，局部过敏反应）鉴别

	局部炎性反应	血管性水肿	局部过敏反应
发生原因	疫苗中异种蛋白及毒性物质	Ⅰ型超敏反应	Ⅲ型超敏反应
反应发生	疫苗接种后6~24小时达高峰，48小时后缓解	红肿可由注射部达前手臂	红肿浸润由注射部位为中心，直径>10cm
局部表现	红肿热痛，痛觉明显	红、肿、热、痛觉不明显，而瘙痒明显，皮肤紧而有光泽	浸润为主，消退缓慢
处置	局部热敷可加速缓解	服抗组胺类药效果显著	抗过敏性炎症药物如糖皮质类固醇药口服和外用

四、多发性神经炎

1. 临床表现

（1）一般在接种疫苗后1~2周发病，通常开始为足部和小腿部肌肉无力和刺痛性感觉异常，在几日时间内逐渐累及躯干、臂部和头颈肌肉。表现为对称性的迅速上行性多发性神经炎，即四肢远端对称性分布的感觉、运动和营养功能障碍。起病最初表现为手指或足趾的疼痛、麻木、肢端皮肤可有痛觉过敏

现象，轻触亦有疼痛，并伴有蚁走感和刺痛等异常感觉。常有自限倾向。

（2）典型感觉障碍的分布呈对称性手套和袜子感，感觉一般不消失，但病区有明显的压痛及运动障碍，首先是肌力减退，以手、足部为显，严重的可影响四肢关节的肌力，有手足部肌肉萎缩，但很少有上下肢肌肉萎缩的，引起全身性弛缓性瘫痪的也不多见。

（3）常见并发症是肋间肌和膈肌麻痹，导致呼吸麻痹、吞咽困难和无力排除支气管中分泌物。脑脊液检查蛋白质增高。

（4）一般起病后2~3周病情稳定，并开始逐步恢复。本病预后较好，大部分病人完全或几乎完全恢复正常功能，少数可有复发。

2. **治疗**

（1）大部分病人应用激素治疗有效。严重病例应给予氢化可的松，成人100~300mg，儿童每天4~8mg/kg加在10%葡萄糖液250~500ml，每日静脉滴注。病情轻者可用泼尼松（强的松），成人每天20~100mg，儿童每次1.0~2.0mg/kg口服，每日3~4次，一般均在数日内见效，疗程2周左右。病情好转可减量服至1个月左右停药。

（2）如有呼吸困难，关键在于维持呼吸，最理想的方法是用人工呼吸机、气管插管，保持呼吸道畅通，一般度过2周左右，大多可恢复正常。

（3）肢体疼痛对症治疗，应用止痛剂。

（4）应用葡萄糖、维生素C等静脉滴注支持疗法。

五、臂丛神经炎

1. **临床表现**

（1）一般在接种后2~28天发生。

（2）本病多见于成年人。急性或亚急性起病，病前及发病早期多伴有发热及全身症状。

（3）病初以肩和上肢的疼痛为主，同侧或双侧。继而出现肌无力和肌萎缩。

（4）臂丛神经炎临床需与臂丛损伤鉴别。后者可呈疼痛持续性或有阵发性加剧，夜间或肢体活动时疼痛更甚，病因多为臂丛邻近组织的病变压迫，如颈椎病、颈椎间盘脱出、颈椎结核和肿瘤等。

2. **治疗**

（1）对症止痛药物，如去痛片，芬必得等。

（2）理疗、针灸和中医中药治疗。

（3）病程超过数周，有学者主张用泼尼松治疗或其他免疫抑制剂，对缓解疼痛有较好效果。

六、癫痫

1. 临床表现

（1）一般在预防接种后 15 天内发生（麻疹/麻腮风疫苗 6~12 天，百白破疫苗 0~2 天）。

（2）一次以上反复出现的发作。临床具有突然性，短暂性，复发性特点。

（3）发作表现可以各式各样，除了有意识改变和全身强直——阵挛性发作以外，还可以有感觉，精神，情感，行为及自主神经功能异常等。脑电图记录出现脑的异常放电，即典型的癫痫样波，故脑电图检查对癫痫诊断有重要意义。

2. 治疗

（1）癫痫治疗以口服抗癫痫药物为主。需遵循抗癫痫药物治疗原则，即根据发作类型选用不同药物，提倡首选单一药物治疗，规律服药，定期检查血、肝、肾功能等，定期做血药浓度监测，以保证患儿尽快控制发作，减少毒副反应，提高生活质量，适应正常学习和生活。

（2）对少数难治癫痫，可考虑手术治疗，术后仍需合理用药。

七、脑病

1. 临床表现

（1）一般在预防接种后 15 天内发生（麻疹/麻腮风疫苗 6~12 天，百白破疫苗 0~2 天）。

（2）有意识障碍，抽搐等颅压增高的症状。病理只有脑水肿没有炎症，故脑脊液除压力增高外，常规及生化一般是正常。

（3）有癫痫发作、持续 1 天及以上的意识水平严重改变、持续 1 天及以上的行为改变 3 种情况中任何 2 种方可确诊。

（4）本病应与瑞氏综合征鉴别，后者是急性进行性脑病。病理特点是急性脑水肿和肝、肾、胰、心肌等器官的脂肪变性。临床特点是在前驱的病毒感染以后出现呕吐、意识障碍和惊厥等症状，肝功能异常和代谢紊乱（如血氨高，血糖低，凝血酶原时间延长等）。

2. 治疗

（1）降低颅内压，控制脑水肿。应用 20%甘露醇静注，每次 1.0g/kg，开始每 6 小时 1 次，以后酌情递减。地塞米松可同时应用。

（2）对症治疗及精心护理，惊厥者用止惊剂。保持气道通畅。记录每日出入量并维持热量。预防继发感染。

八、脑炎和脑膜炎

1. 临床表现

（1）一般在接种疫苗后 5~15 天内发生。

（2）临床表现急性发病常伴有发热、头痛、呕吐、烦躁不安、惊厥、嗜睡、昏迷等。如有脑膜炎者，查体可有颈项强直，克氏征和布氏征等脑膜刺激征象。本病重症者，可有中枢性脑神经麻痹、肢体瘫痪和巴氏征。

（3）脑脊液（CSF）常规及生化可以正常，或 CSF 中细胞数轻度至中度增多，且以淋巴细胞为主。糖及氯化物含量正常，蛋白质轻度增高。血清学和脑脊液可有特异性 IgM 抗体阳性，或 IgG 抗体有 4 倍增高。在 CSF 中有时可分离到与疫苗相一致的病毒，是确诊的重要依据。

2. 治疗

（1）抗病毒治疗：目前尚无有效的抗病毒药物，可用阿糖腺苷，剂量是 15mg/kg，分 3 次静脉滴注，疗程为 10 日。应作 CSF 细菌培养与病毒分离。

（2）对症治疗：应细致密切观察患儿病情变化，控制高热和惊厥，保持呼吸道通畅等，维持体液和电解质平衡，并积极控制脑水肿等均为主要治疗措施。

九、脊灰疫苗相关病例

发生率极低，多见于免疫功能低下之儿童。

1. 临床表现

（1）服苗者疫苗相关病例

1）服用脊灰减毒活疫苗（多见于首剂服苗）后 4~35 天内发热，6~40 天出现急性弛缓性麻痹，无明显感觉丧失，临床诊断符合脊灰。

2）麻痹后未再服用脊灰减毒活疫苗，粪便标本只分离到脊灰疫苗株病毒者。

（2）服苗接触者疫苗相关病例：

1）与服脊灰减毒活疫苗者在服苗后 35 天内有密切接触史，接触后 6~60 天出现急性弛缓性麻痹，无明显感觉丧失，临床诊断符合脊灰。

2）麻痹后未再服脊灰减毒活疫苗，粪便标本中只分离到脊灰疫苗株病毒者。

2. 治疗　使用维生素营养神经药物，加强麻痹肢体功能锻炼。有后遗症建议手术矫治。

十、接种卡介苗后的异常反应

1. 淋巴结炎

（1）临床表现

1）卡介苗接种后 2~6 个月发生于接种部位同侧会腋下。

2）卡介苗接种后同侧局部淋巴结肿大超过 1cm 或发生脓疡破溃，淋巴结可一个或数个肿大。

3）分泌物涂片检查可发现抗酸杆菌，培养阳性，菌型鉴定为卡介苗株，淋巴结组织病例检查为结核病变。

（2）治疗

1）若局部淋巴结继续增大，可口服异烟肼或加用利福平，局部用异烟肼粉末或加用利福平涂敷，最好采用油纱布，起初每天换药 1 次，好转后改为 2~3 天换药 1 次。大龄儿童可以采用链霉素局部封闭。

2）脓疡有破溃趋势，应及早切开，用 20% 对氨基水杨酸油膏纱条或利福平纱条引流。若脓疡自发破溃，用 20% 对氨基水杨酸软膏或利福平粉剂涂敷。

2. 骨髓炎

（1）临床表现：卡介苗接种后数月至 1 年内发生。本病好发部位以四肢长骨，尤以股骨、胫骨、骨骺及股骨颈为多见，可单发也可多发，有的病例可形成脓肿。呈慢性良性过程，症状一般轻微，可有轻度发热、病变部位肿胀、轻度疼痛与功能障碍，患儿全身健康状况良好。

（2）治疗：用异烟肼和利福平治疗，疗程至少 6 个月。因为卡介苗菌株对吡嗪酰胺存在天然耐药性，故联用时不加吡嗪酰胺。

3. 全身播散性卡介苗感染

（1）临床表现：卡介苗接种后数月至 1 年内发生多见。出现局部淋巴结肿大破溃、愈合慢、同时合并全身淋巴结结核、肺结核和（或）肝脾结核、腹腔结核和/或脑膜炎等其他部位结核。一般表现为长期发热、体重下降或不增、易合并机会性感染。诊断依赖于体液标本培养有结核杆菌生长，组织活检可查到结核杆菌和结核病变，菌型鉴定为卡介苗株。

（2）处理原则：联合抗结核和免疫制剂治疗，一经发现，转上级有关医疗单位诊治。

十一、局部化脓性感染

1. 临床表现　常因接种时注射器材或疫苗污染，或接种后局部感染引起。

（1）局部脓肿

1）一般以浅部脓肿较为多见，在注射局部有红、肿、热、痛的表现。

2）脓肿浸润边缘不清楚，有明显压痛。脓肿局限后，轻压有波动感。

3）深部脓肿极为少见，可能发生在局部感染后因治疗不及时而延伸至深部，有局部疼痛和压痛，全身症状和患肢的运动障碍比较明显。

4）有时局部可触及清楚的肿块，在肿块的表面可能出现水肿。

5）病人有全身疲乏、食欲减退、头痛、体温升高，有时有寒颤等症状。

（2）淋巴管炎和淋巴结炎

1）一般在局部感染后，化脓性细菌沿淋巴管移行引起淋巴管炎。

2）淋巴管炎以注射侧肢体最为多见，病灶上部的皮肤出现红线条，轻触较硬而疼痛。同时伴有发冷、发热、头痛等症状。

3）局部淋巴结炎有时单独发生，有时同时出现多处淋巴管炎，常伴有同侧淋巴结肿大，以注射侧腋下淋巴结和颈淋巴结最为多见。局部红、肿、痛、热，有显著压痛，严重者常化脓而穿破皮肤，形成溃疡。

（3）蜂窝织炎

1）常由局部化脓病灶（A 组和 β-溶血性链球菌和金黄色葡萄球菌最常见）扩散而引起，多沿淋巴管和血管走行而播散。以充血、水肿而无细胞坏死和化脓为其特征。最常见的部位为皮肤和皮下组织，但亦可累及较深部位。

2）注射侧的上肢或颈部蜂窝组织炎症，局部红、肿、痛、热，常形似橘皮，但不像丹毒那样鲜明；边缘不甚明显，有时会有发生组织坏死和溃烂。

3）可伴有全身疲乏、食欲不振、头痛和发热等症状。

2. 治疗

（1）炎症初起时，应禁止热敷。有条件者可配合理疗。

（2）局部可外涂百多邦、金霉素软膏或鱼石脂软膏，也可用中药或中药提取物（如欧莱凝胶），以减轻局部炎症的症状。

（3）脓肿形成后，可用注射器反复抽脓；一般不切开引流，脓液稠厚时则应切开引流。脓肿切开或自行破溃后，可按普通换药处理。

（4）脓液细菌培养，用抗生素经验治疗（开始时）与针对性治疗（根据药敏结果）。

（5）全身抗感染治疗，可使用抗生素，同时可内服具有清热解毒、化瘀消痈功能的中药，外敷化毒膏等。

十二、全身性化脓感染

1. 临床表现

（1）毒血症：高热、头痛、头晕、乏力、胃纳差、脉细小而快，可有黄疸、皮疹和贫血等症状。为细菌毒素引起，血培养阴性。

（2）败血症：寒战、高热，一般稽留热在 40℃ 左右，多汗、全身无力、皮疹或皮下瘀点、黄疸、肝脾肿大、呕吐、腹泻、出血、贫血等症状。尿常规检查有蛋白、管型、红细胞或白细胞。严重者可出现意识不清、谵妄甚至昏迷。血培养可发现病原菌。

（3）脓毒血症：和败血症大致相同，但寒战明显，体温呈弛张热，体内脏器和皮下组织可发生转移性脓肿。血培养可发现病原菌。

2. 治疗

（1）应早期、足量先用敏感抗生素治疗，一般可先选青霉素钠静滴，剂量应加倍。以后可根据情况更换抗生素。

（2）早期彻底处理局部感染病灶，切开引流，保持通畅。

（3）对症处理：退热、镇静、补液，维持内环境及代谢稳定和各器官系统功能；严重贫血者可酌情输血及其他支持疗法。

（4）调整机体应激性，毒血症症状严重者可在应用有效抗生素基础上，考虑少量激素治疗。

十三、晕厥

1. 临床表现

（1）多见于年轻体弱的女性或小学生，婴幼儿较少见。

（2）常在接种时或接种后不长时间内，甚至在准备接种时发生。其特点是发病突然、持续时间短，恢复完全。

（3）临床表现多样。轻者有心慌、虚弱感，胃部不适伴轻度恶心、手足麻木等，一般短时间内可恢复正常。稍重者面色苍白、恶心、呕吐、出冷汗、四肢厥冷。严重者面色更显苍白、瞳孔缩小、呼吸缓慢、收缩压降低、舒张压无变化或略低、脉搏缓慢、心动徐缓、肌肉松弛，并失去知觉。数10秒钟至数分钟即可意识清楚，一般可在短时间内完全恢复或有1~2天头晕无力。

（4）晕厥易误诊为过敏性休克。过敏性休克虽表现有头晕、眼花、恶心、无力、出冷汗，但血压明显下降、脉搏细微而快速。并有胸闷、心悸、喉头阻塞感、呼吸困难等呼吸道阻塞症状。过敏性休克早期意识清楚或仅表现迟钝，但稍后有水肿和皮疹发生（附件表3-3）。

2. 治疗

（1）保持安静和空气新鲜，平卧，头部低下，肢抬高，同时松解衣扣，注意保暖。

（2）轻者一般不需要特殊处理，可给予喝热开水或热糖水，短时间内即可恢复。

（3）经过上述处置后不见好转，可按过敏性休克处理，在3~5分钟仍不见好转者，应立即送附近医疗单位诊治。

附件表 3-3 晕厥与过敏性休克

		晕厥	过敏性休克
发病原因		血管迷走神经性反应	抗原-抗体免疫反应
临床各系统表现	皮肤	苍白，出汗，冰冷，湿黏	潮红，发痒，皮疹，颜面水肿
	呼吸	正常至深呼吸	因气道阻塞而发生有声的呼吸
	心血管	心动过缓，一过性低血压	心动过速，低血压
	胃肠道	恶心，呕吐	腹部疼痛性痉挛
	神经	头晕，可一过性意识丧失	意识丧失，平卧无应答
处理		静卧，保温，输氧	肾上腺素为首选急救药

十四、癔症和群发性癔症

1. 癔症

（1）临床表现：见附件表 3-4。

附件表 3-4 癔症主要临床表现

反应类型	主要临床表现
自主神经系统紊乱	头痛、头晕、恶心、面色苍白或潮红、出冷汗、肢冷、阵发性腹痛等
运动障碍	阵发性抽搐、下肢活动不便，四肢强直等
感觉障碍	肢麻、肢痛、喉头异物感
视觉障碍	视觉模糊、一过性复视或一过性失明
精神障碍	翻滚、嚎叫、哭闹
其他	嗜睡（阵发性）

（2）治疗

1）一般不需特殊治疗，如果病人在丧失知觉时可用棉球蘸少许氨水置于鼻前，促其苏醒。

2）苏醒后可酌情给予镇静剂，如地西泮（安定）成人每次 2.5~5mg，儿童每次 0.1~0.2mg/kg。

3）暗示治疗收效最佳，如注射生理盐水、葡萄糖酸钙和给维生素的同时结合心理暗示；也可用物理治疗，如针刺人中、印堂、合谷等穴位或应用电针治疗。

4）尽可能在门诊治疗，尽快予以治愈。

5）对发作频繁而家属又不合作者，可考虑请精神神经科医生会诊处理。

2. 群发性癔症

（1）临床表现：群发性癔症为预防接种后多人同时或先后发生的，多数表现相同或相似的以精神或心理因素为主的癔症综合征。临床症状见表 3-4。临床类型呈多样化，发病者以自主神经功能紊乱为主，可以同时出现多个系统的症状，但体检无阳性体征。具有以下特点。

1）急性群体发病：有明显的精神诱发，多数起病急骤，可有发作性和持续性两种临床经过。

2）暗示性强：在他人的语言，动作和表情的启发下，或看到某种事物"触景生情"，并可相互影响，诱发症状。

3）发作短暂：绝大多数病人症状持续时间较短。一般运动障碍 5~20 分钟，精神、感觉障碍 10~30 分钟。自主神经系统紊乱可达 1 小时或更长。

4）反复发作：患者症状可反复发作，表现可以完全一样，发作次数 2~10 次不等，少数发作次数更多。

5）主观症状与客观检查不符，无阳性体征。

6）女性、年长儿童居多，发病者均属同一区域，处同一环境、同一年龄组在同一时间发作，并受同一种精神刺激引起。

7）预后良好。

（2）防治对策及措施

1）宣传教育，预防为主：平时要做好预防接种的宣传教育工作，特别应讲清接种后可能出现的不良反应及其处理原则，使受种者心理上有所准备，避免出现反应后思想紧张和恐惧。应尽量避免在温课应考，精神过于紧张时进行预防接种。注射时避免一过性刺痛而引起的晕针，避免在空气不畅通场所，疲劳或饥饿进行接种。

2）排除干扰，疏散病人：一旦发生群发性癔症，应及时疏散病人，不宜集中处理，进行隔离治疗，避免相互感应，造成连锁反应，尽量缩小反应面。

3）避免医疗行为的刺激：如脑电图，头颅 CT 或磁共振等检查，无需补液者避免输液。

4）疏导为主，暗示治疗：正面疏导，消除恐惧心理和顾虑心理，稳定情绪。辅以药物治疗，不可用兴奋剂，可应用小剂量镇静剂，采用暗示疗法往往会收到很好的效果。

5）仔细观察，处理适度：群体反应人员复杂，个体差异也较大，应注意接种反应之外的偶合症，并及时报告家长及学校，要求积极配合做好治疗工作。特别要防止少数人利用不明真相的群众聚众闹事。

附件4 名词解释

名称（英文名称）	定 义
疫苗（vaccine）	为了预防、控制传染病的发生、流行，用于人体预防接种、使机体产生对某种疾病的特异免疫力的生物制品。
预防接种（immunization 或 vaccination）	利用人工制备的抗原或抗体通过适宜的途径对机体进行接种，使机体获得对某种传染病的特异免疫力，以提高个体或群体的免疫水平，预防和控制针对传染病的发生和流行。
预防接种安全性（immunization safety 或 vaccination safety）	通过制定正确使用疫苗的公共卫生规范和策略，最大限度减小因注射传播疾病的风险和保证疫苗效果。即从疫苗规范生产到正确使用的一系列过程，通常包括注射安全性与疫苗安全性。
疑似预防接种异常反应（adverse event following immunization）	在预防接种后发生的怀疑与预防接种有关的反应或事件。包括不良反应、疫苗质量事故、接种事故、偶合症、心因性反应。
严重疑似预防接种异常反应（serious adverse event following immunization）	疑似预防接种异常反应中有下列情形之一者：导致死亡；危及生命；导致永久或显著的伤残或器官功能损伤。严重疑似预防接种异常反应包括过敏性休克、过敏性喉头水肿、过敏性紫癜、血小板减少性紫癜、局部过敏坏死反应（Arthus 反应）、热性惊厥、癫痫、臂丛神经炎、多发性神经炎、吉兰-巴雷综合征、脑病、脑炎和脑膜炎、疫苗相关麻痹型脊髓灰质炎、卡介苗骨髓炎、全身播散性卡介苗感染、晕厥、中毒性休克综合征、全身化脓性感染等。
群体性疑似预防接种异常反应（adverse event following immunization cluster）	短时间内同一接种单位的受种者中，发生的2例及以上相同或类似临床症状的严重疑似预防接种异常反应；或短时间内同一接种单位的同种疫苗受种者中，发生相同或类似临床症状的非严重疑似预防接种异常反应明显增多。
预防接种不良反应（adverse reaction following immunization 或 vaccine reaction following immunization）	合格的疫苗在实施规范接种后，发生的与预防接种目的无关或意外的有害反应，包括一般反应和异常反应。

续表

名称（英文名称）	定　义
一般反应（common adverse reaction 或 common vaccine reaction）	在预防接种后发生的，由疫苗本身所固有的特性引起的，对机体只会造成一过性生理功能障碍的反应，主要有发热和局部红肿，同时可能伴有全身不适、倦怠、食欲不振、乏力等综合症状。
异常反应（rare adverse reaction 或 rare vaccine reaction）	合格的疫苗在实施规范接种过程中或者实施规范接种后造成受种者机体组织器官、功能损害，相关各方均无过错的药品不良反应。异常反应是由疫苗本身所固有的特性引起的相对罕见、严重的不良反应，与疫苗的毒株、纯度、生产工艺、疫苗中的附加物如防腐剂、稳定剂、佐剂等因素有关。
严重异常反应（serious rare adverse reaction 或 serious rare vaccine reaction）	严重疑似预防接种异常反应中诊断为异常反应者。可能的严重异常反应包括过敏性休克、过敏性喉头水肿、过敏性紫癜、血小板减少性紫癜、局部过敏坏死反应（Arthus 反应）、热性惊厥、癫痫、臂丛神经炎、多发性神经炎、吉兰-巴雷综合征、脑病、脑炎和脑膜炎、疫苗相关麻痹型脊髓灰质炎、卡介苗骨髓炎、全身播散性卡介苗感染等。
疫苗质量事故（vaccine quality event）	由于疫苗质量不合格，接种后造成受种者机体组织器官、功能损害。疫苗质量不合格是指疫苗毒株、纯度、生产工艺、疫苗中的附加物、外源性因子、疫苗出厂前检定等不符合国家规定的疫苗生产规范或标准。
接种事故（program error）	由于在预防接种实施过程中违反预防接种工作规范、免疫程序、疫苗使用指导原则、接种方案，造成受种者机体组织器官、功能损害。
偶合症（coincidental event）	受种者在接种时正处于某种疾病的潜伏期或者前驱期，接种后巧合发病。偶合症不是由疫苗的固有性质引起的。
心因性反应（psychogenic reaction 或 injection reaction）	在预防接种实施过程中或接种后因受种者心理因素发生的个体或者群体的反应。心因性反应不是由疫苗的固有性质引起的。
疑似预防接种异常反应监测（surveillance of adverse event following immunization）	有计划、连续、系统地收集、整理、分析和解释疑似预防接种异常反应发生及其影响因素的相关数据，并将所获得的信息及时发送、反馈给相关机构和人员，用于疑似预防接种异常反应控制策略和措施的制定、调整和评价。

续表

名称（英文名称）	定　义
药品不良反应（adverse drug reaction）	合格药品在正常用法用量下出现的与用药目的无关的或意外的有害反应。
突发公共卫生事件（public health emergency event）	突然发生，造成或者可能造成社会公众健康严重损害的重大传染病疫情、群体性不明原因疾病、重大食物和职业中毒以及其他严重影响公众健康的事件。

关键技术

关键技术一　预防接种群体心因性反应心理干预技术

一、技术开发背景

群体事件发生过程中，个体骤然面对难以克服的困难或危机，由于高强度对抗及严重精神压力，使行为心理状态发生明显的变化，从而陷入痛苦、不安、压抑状态，常伴有绝望、焦虑以及行为障碍。心理危机发展到极端形式可出现行为失控、哭闹、自杀等严重后果。个体的行为失控具有感染性，往往会引起事件参与人群的情绪共鸣。

群体事件中的心理干预是指心理学专业人员通过交谈、疏导、抚慰等方式，帮助心灵遭遇短期失衡的个体进行调整，从心理上阻止其迫在眉睫的心理危机状态的爆发，使症状得到缓解或持久的消失，使心理功能恢复到危机前水平，重建适应环境的应对技能，帮助当事人从危机状态中走出，尽快恢复正常心理状态。

对群体事件中当事人进行及时的心理干预，对于帮助个体度过心理危机、控制人群情绪、避免出现难以控制的群体性事件具有重要意义。如果能及时对群体心因性反应事件中反应者的心理危机进行有效疏导和干预，将有可能根本转变群体心因性事件的结局和走向，稳定社会局势、促进社会和谐。

二、技术编制开发的依据

依据《中华人民共和国突发事件应对法》《突发公共卫生事件应急条例》《国家突发公共事件总体应急预案》《国家突发公共卫生事件应急预案》《疫苗流通和预防接种管理条例》《预防接种工作规范（征求意见稿）》《全国疑似预防接种异常反应监测方案》《疑似预防接种异常反应应急处置规程》等规定

和标准，制定本技术手册。

三、技术应用的目的、适用范围

1. **目的** 群体性心因性反应是指特定群体中，由于接受了同一种"刺激因子"，如接种同一种疫苗，服用同一种预防性药物，由于个别人出现躯体异常不适反应，而导致一批人同时或先后发生类似的连锁反应，是一种心理因素造成的接种反应。具有群体发病、暗示性强、发作短暂、反复发作、无阳性体征、发病者以女性、年长儿童居多、预后良好等特点。

心理干预是处理群体心因性反应的重要措施之一，通过心理干预技术的应用，为受种者提供紧急心理援助或情感支持，引导受种者及其监护人正确认识和对待群体心因性反应，稳定情绪，帮助他们恢复正常功能，防止和减轻潜在心理创伤的负面影响。

2. **适用范围** 本手册适用于群体心因性反应发生后，现场开展心理干预的心理学专业人员、预防接种工作人员等。

四、技术步骤与流程

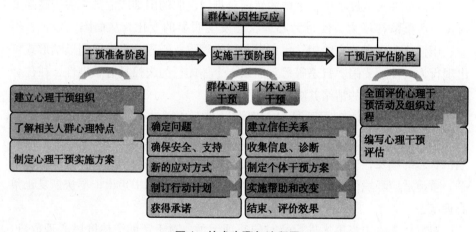

图1 技术步骤与流程图

1. **建立心理干预组织** 群体心因性反应心理干预的目标需要通过组织集体的努力方可实现。开展心理干预工作之前，需要成立由行政领导、流行病学、心理学、免疫规划等专家和社会工作者共同构成的心理干预小组。可由心理学专家担任组长，对小组成员进行任务分工，明确小组成员的工作内容和要求。

（1）心理干预小组的工作原则

1）专家原则：发生群体心因性反应后，预防接种工作者或同级工作人员很难平息，因为群众有疑问并盼望上级专家前来处理。因此上级工作人员到达现场后，要显示出知识渊博、技术权威，从仪表到行动，一言一行都要具有专家风范与威严，从而使群众和当地领导肃然起敬并产生信任感。

2）保证原则：由于谣言等不良刺激，群众最关心的是：此次所接种的疫苗是否是假疫苗或不合格疫苗？接种疫苗是否会对孩子带来短期或远期身体伤害？专家组通过现场查看疫苗贮存，询问接种方法、接种对象以及检查"病例"病情后，要勇敢地、负责任地向群众保证疫苗来源、质量、接种方法均无过错，也不会对身体带来任何短（长）期的伤害。同时，要以科学的态度说明疫苗接种后的一般反应，如果一旦有人出现疫苗接种反应，要保证救护车在现场随时可以开展救助。

3）中立原则：要使群众明白专家到现场工作既为党和政府负责，也要对群众负责。作为专家不是因为获得当地接种部门的好处来为他们开脱责任，进行辩护，官官相护，而是要尊重科学，大公无私，以事实说话，为国家工作，对群众负责。作为党和国家培养出来的专家，要时时刻刻为人民服务，为群众排忧解难，绝无为自己谋私利的心态和行为，以人格担保，让群众相信是站在中立的角度为大家服务和工作的。

4）国家利益原则：要用事实将国家推行预防接种的目的、意义及其效果表达出来。预防接种是党和国家保护儿童健康的基本国策，是一个国家文明进步的象征，是为群众谋利益、为后代健康成长最好的措施。而且，"国家实行有计划的预防接种制度"已被纳入《中华人民共和国传染病防治法》，各种疾病控制机构是在依法开展疫苗接种，充分体现了党和国家对祖国后代的关怀，是真正把党和国家的关怀送到群众心坎上的举措。现在许多人手臂上都有一个或几个"瘢痕"，那是为消灭天花种痘留下的。正是由于大家都接种了牛痘疫苗，人类才消灭了天花这种严重的传染病。而且种牛痘并没有对身体造成什么不良影响。同样道理，为儿童接种疫苗也是为了保护儿童免受相应疾病的侵害，如果接种疫苗对儿童的身体健康有影响，那么国家就不会对儿童进行免疫规划疫苗的预防接种。

5）依靠基层政府原则：基层领导在进行群众疏导前应先向当地乡镇、学校和村委等在场领导将以上原则讲透彻，首先取得他们的信任与配合，这是处理类似事件的重要方式。可根据他们的要求，先由专家向群众以"保证原则"进行有关专业讲解，并对群众疑问进行解答；再由当地威望较高的乡镇、村级领导和学校校长进行"保证措施"强调，以消除群众对接种疫苗的疑虑，并由他们负责将群众分散回家。

（2）心理干预组织的建议：心理干预组织小组成立后，可以迅速给政府及相关部门提出建议。

1）如果反应者及家属过于集中，会给救治和善后处理工作带来隐患，建议尽量将其分散救治。

2）对于死亡受种者家属要密切关注，持续有人陪伴，提供支持帮助；防止他们在一起出现情绪爆发，造成善后处理被动。

3）对群体心因性反应事件相关人群的信息通报要公开、透明、真实、及时，以免引起激动情绪，给现场处置工作带来继发性困难。

4）建议指挥部进一步协调各部门关系，以便心理干预工作的顺利进行。

2. **了解相关人群心理特点**

（1）了解引发群体心因性反应的原因及其可能造成的伤害：首先，应了解引发群体心因性反应的具体原因，如疫苗接种反应、偶合症等；其次，要了解群体心因性反应事件发生的规模和波及范围，是几个受种者还是大部分受种者；第三，了解事件可能造成的心理伤害程度，如已出现受种者死亡还是尚未出现实际后果。第四，对于群体心因性反应事件中的人群特征、风俗、地理特点等进行全面了解和掌握。

（2）了解群体心因性反应事件中关键引发人员的心理特点：群体心因性反应往往由少数关键人员引发，如首发病例、重点病例等，这些人既是利益攸关的核心，也是引起群体心因性反应的导火索。干预人员必须了解关键人员的主要诉求以及可能出现的反应倾向和心理状况特点。

（3）评估心因性反应者的心理危机的严重程度以及可能造成的伤害性后果：在具体干预之前，首先必须要评估心因性反应者心理伤害的严重程度和损失程度、内在资源以及流露的情绪。对心因性反应者现有功能水平的评估将决定心理干预者在以后的工作中选择何种策略和干预的程度。其次，心理干预者还应该尽可能地把心因性反应者当前的状态与心因性反应发生前的功能水平进行比较，以便评估其情感、认知、行为功能水平的损害程度。最后，还要进行危险性评估，包括自伤和伤人可能性的评估。

3. **制定心理干预实施方案**

（1）确定干预对象及其数量。

受群体心因性反应事件影响的人群大致分为三类：

第一级人群：首发病例、重点病例、普通心因性反应者。

第二级人群：死亡者家属及与第一级人群有密切联系的个人和家属。

第三级人群：和事件相关的人群，如学校老师、同学、预防接种人员、现场医护人员中易感性高、可能表现心理危机的人。

第一级、第二级人群是重点干预对象。

（2）根据干预对象的心理特点和严重程度，确定心理干预的形式和方法。

（3）确定心理状况评估工具。心理状况评估工具可采用中文知觉压力量表（CPSS）的简表形式、症状自评量表（SCL-90）、焦虑自评量表（SAS）、抑郁自评量表（SDS）。

（4）明确当地可以紧急调用的精神科医护人员等人力资源。

（5）根据干预对象和干预小组成员人数，制定工作日程表。

（6）确定干预地点。寻找相对独立、不易受打扰的场所作为干预地点。

4. 实施心理干预

（1）群体心理干预：群体心理干预可采用多种形式，如团体心理健康教育、团体心理辅导等。团体心理健康教育是将群体心因性反应者召集起来，进行心理健康讲座。团体心理辅导是应用心理辅导的技术，让团体成员在组织中相互倾诉、解决共同面对的问题，使他们顺利度过心理危机期。

按照针对不同人群、整合多种资源、分阶段实施群体心理干预的要求，群体心理干预工作可以按照以下 6 个步骤实施：

1）确定问题，从心因性反应者角度确定和理解其心理创伤问题。

2）保证心因性反应者的安全，将其对自我和他人的生理、心理伤害降到最低。

3）给予支持，强调与心因性反应者的沟通和交流，使其意识到心理干预者是完全可以信任的，是能够给予其关心和帮助的。

4）提出新的应对方式，帮助心因性反应者认识到非理性方式并非是摆脱困局的有效途径，认识到交流、协商等合理方式更有助于其问题的解决，化消极为积极的应对方式和理性回归。

5）制订计划，干预者制订行动计划，按顺序、分步骤地逐渐降低心因性反应者的情绪强度，并最终改变心因性反应者的情绪失控状态。

6）获得承诺，帮助心因性反应者进行事件解决过程的回顾，通过其观念的转变从心因性反应者那里获得不再采取非理性方式的承诺。

（2）个体心理干预：个体心理干预针对不同干预对象，可采用心理疏导、认知治疗、行为治疗（放松训练）等方法，具体的心理干预可按如下步骤实施：

1）建立初步的信任关系。干预者可以自我介绍并以热情、诚恳态度同情和关心干预对象，取得其信任；说明心理干预的含义、作用和原则；讲解预防接种的基本知识，如预防接种的目的、意义及其效果、预防接种不良反应、心因性反应等内容。

2）收集信息，对干预对象的心理危机和心理问题进行分析，作出诊断。广泛和深入地收集与干预对象情况有关的资料，通过对方的自述，了解其存在的心理危机和心理问题，弄清其心理问题产生的原因。可运用中文知觉压力量表（CPSS）的简表形式、症状自评量表（SCL-90）、焦虑自评量表（SAS）、抑郁自评量表（SDS）等进行心理状况的辅助评估。

3）信息反馈，制定个体心理干预方案。将干预对象的心理危机和心理问题的了解和判断反馈给对方，并和其一起制定心理干预方案；选择一个其现在急需解决的心理问题；根据其行为表现，选择几个适合其的行为界定描述；选择一个解决靶问题的全面的长期目标和短期目标，并确定短期目标的日期限制或干预的次数；根据短期目标，选择相应的干预措施。

4）实施帮助和改变。根据干预方案中的干预措施，应用心理学的方法和技术来帮助干预对象应对心理危机、消解心理问题。

5）结束、评价干预效果。对干预情况进行小结，帮助干预对象重新回顾干预的要点，检查短期目标的实现情况，进一步巩固干预所取得的成绩；让其谈谈自己的感受、收获、领悟和考虑下一步的打算等；最后，可再次利用中文知觉压力量表（CPSS）的简表形式、症状自评量表（SCL-90）、焦虑自评量表（SAS）、抑郁自评量表（SDS）对干预对象进行心理状况的评估，将干预前后的心理状况进行比较，评价干预效果。

个体心理干预的方法主要是心理疏导和放松训练。

5. 心理干预的评估　心理干预的评估是在全面分析心理干预记录及相关资料的基础上，对比心理干预人员表现与心理干预目标要求，对心理干预活动及其组织过程作出全面、客观的评价，并编写心理干预评估报告的过程。

心理干预的评估可采用现场总结和事后总结两种方式。现场总结是由现场心理学评估专家在现场有针对性地进行评估和总结。对心理干预中暴露出来的问题，心理干预人员应及时采取措施予以改进。事后总结是在心理干预结束后，根据心理干预记录、评估报告、现场总结等资料，对心理干预进行系统和全面的总结，并形成心理干预评估报告。

五、技术方法

心理干预中常用的干预方法有心理疏导、暗示疗法、放松训练、解释性心理疗法、催眠疗法等。

1. 心理疏导　所谓疏导，原指开通堵塞的水道，使水流畅通，泛指清除阻塞使其顺畅。心理疏导，是指针对疏导对象各种不同的心理问题，从立身做人的基本道理入手，帮助其分清什么是对的，什么是错的；什么是客观性的，什么是可以通过主观努力改变的；应当怎么做，不应当怎么做；哪些能做，哪些不能做，从而引导其消除疑虑、困惑，平静心态，化解心理冲突，解除精神负担，最大限度地提高学习、工作、生活的积极性。处理群体心因性反应时，运用心理疏导主要是用事实将国家推行预防接种的目的、意义及其效果表达出来，并说明疫苗接种反应、群体心因性反应的特点，消除受种者及其监护人的疑惑和恐惧心理，稳定情绪。

（1）应用流程

1）建立特定的友好关系：受种者与疏导者经过交往和信息传递，由最初的建立信心发展为产生信赖，而这种对疏导者的信赖又可进一步增强其自信心，这是一个双相反馈的过程。

2）详尽的叙述：对什么问题产生疑虑，处于逆境的因素何在，受种者往往难以理清头绪。通过详尽的叙述，引导他们敢于讲出心灵深处的矛盾，进行分析和综合，设计心理疏导方案，进一步帮助受种者寻求并获得心理上的支持。

3）找出症结（心理冲突）：不主观臆断，努力与受种者合作，帮助他们查明心理危机、心身疾病的根源，找出量变引起质变的焦点及诱发因素。

4）制定解决方案：引导受种者主动、轻松地通过联系自己的实际，听疏导者的解答和疏导；鼓励受种者对疏导者的讲解、处理方法等提出不同的意见，通过质疑，提高和强化心理素质，由此转化为自身力量和主动应付应激的方法，来处理现实问题。

5）创造轻松的环境：心因性反应越重，越为拘束所困，对其潜在心理活动的发掘影响越大。对受种者叙述的问题和看法，要注意倾听，不要立即评论，更不要表现出漠不关心，应尽量创造出一种轻松的氛围。

6）做到认识与实践同步：这是解决心理危机，提高心理素质的有效途径。当受种者有了一定的正确认识，不论是肤浅的还是本质的，均要让他们通过实践检验。这样既可以引起受种者的信任，又可以解决其心理上的实际问题，不让他们产生渺茫的感觉，要让他们从亲身的经历中尝到甜头。对他们取得的每一点进步，都给予肯定、鼓励和支持，以增强其必胜的信心。

7）统筹兼顾：心理疏导作为一种科学的、实践的学问，是开创人的心理素质变化的一个综合性的再教育过程，不能只强调某一方面而忽视其他方面。要统筹兼顾，以重点突出矛盾的中心，建立一个完整的系统。

心理疏导是心理干预的基础，受种者若能积极的寻求心理医生的帮助，则会更好的解决心理问题。

（2）心理疏导用语举例：见附件。

（3）应避免的不良暗示语言：群体预防接种后，受种者中若出现异常反应、偶合症或晕针，作为暗示性诱因往往可引发群体心因性反应。此时，接种者或受种者监护人在询问受种者感受时尤其应注意避免使用如下语言：

头晕了吗？头疼了吗？胸闷了吗？肚子还疼不疼？皮肤痒吗？起皮疹了吗？是不是打防疫针中毒了？其他学生有无类似反应？注意自己有无反应。若出现疫苗反应马上告诉我。不准离开教室，有情况立即报告。有问题立刻去医院。

2. 暗示疗法 暗示疗法是利用言语、动作或其他方式，也可以结合其他干预方法，使受种者在不知不觉中受到积极暗示的影响，从而不加主观意志地接受医生或他人的某种观点、信念或指令，以解除其心理上的压力和负担，实现消除疾病症状或加强某种治疗方法效果的目的。方法很多，常用的有言语暗示、情景暗示等，此外医生或监护人等对受种者的孤立、安慰、解释、保证等也都有暗示的成分。如在预防接种后，若发生群体心因性反应，接种人员或监护人可以让受种者静坐、安静下来，通过技巧性的语言或表情，给予受种者以诱导和暗示，不要过度关注预防接种及机体反应，转移其注意力使受种者慢慢改变原有的病态感觉和不良态度。另外，暗示疗法也可以结合某些辅助手段，如给受种者服一些无副作用的"安慰剂"，10ml 10%葡萄糖酸钙静脉注射，或蒸馏水皮内注射等，此时通过积极的暗示，往往会收到很好的效果。

3. 放松训练 放松训练对于应付紧张、焦虑、不安的情绪与情境非常有用，有助于全身肌肉放松，造成自我抑制状态，促进血液循环，平稳呼吸，增强个体应付紧张事件的能力，可以帮助人们振作精神，恢复体力，消除疲劳，镇定情绪。群体心因性反应时，放松训练主要是使受种者从紧张状态下能够松弛下来的一段练习过程。放松有两层意思，一是肌肉松弛，二是消除紧张。放松训练的直接目的是使肌肉放松，最终目的是使整个机体活动水平降低，达到心理上的松弛，从而保持内心的平静与稳定。当受种者接种疫苗后有无阳性体征的接种反应，如焦虑、害怕、多动等反应，医生或监护人可以指导受种者进行放松训练，或做一些深呼吸，或给他们讲故事，在他们机体放松的情况下，转移他们的注意力，可以使他们产生冥想，自然而然的精神状态就开始慢慢松弛下来，心理也会越来越平静。

（1）放松训练的基本要求：在安静环境下，受种者要做到心情安定，注意力集中，肌肉放松。在做法上要注意循序渐进，放松训练的速度要缓慢。对身体某部分肌肉进行放松时，一定要留有充分时间，以便让受种者细心体会当时的放松感觉。放松训练能否成功，决定于受种者对此项训练的相信程度，是否密切配合。放松成功的标志是，面部无表情，各肌肉均处于松弛状态，肢体和颈部张力减低，呼吸变慢。受种者若处于仰卧位置，则出现足外展。

（2）放松训练的程序：训练者要帮助受种者先学会程序，进而自行练习。

1）准备工作：在安静的环境中（以单人房间为宜）进行练习，光线不要太亮；选择一个舒服的姿势，这个姿势使受种者有轻松、毫无紧张之感，可以靠在沙发上或躺在床上；放松前要松开紧身衣服和妨碍练习的饰物等，尽量减少无关的外界刺激，以保证放松练习的顺利进行。

2）放松的顺序：手臂部→头部→躯干部→腿部。训练者教受种者做两遍放松训练，第一遍训练者边示范边带受种者做，第二遍由训练者发指令，受种者先以舒服的姿势闭眼躺好或坐好，跟随训练者指令进行练习。

- 手臂部的放松

伸出右手，握紧拳，紧张右前臂，10 秒钟后放松；

伸出左手，握紧拳，紧张左前臂，10 秒钟后放松；

双臂伸直，两手同时握紧拳，紧张手和手臂部，10 秒钟后放松。

- 头颈部的放松

皱起前额部肌肉，似老人额部一样皱起，保持姿势 10 秒后放松；

皱起眉头，保持姿势 10 秒后放松；

皱起鼻子和脸颊（可咬紧牙关，使嘴角尽量向两边咧，鼓起两腮，似在极痛苦状态下使劲一样），10 秒后放松；

将头用力下弯，以使下巴抵住胸部，紧张颈部，保持 10 秒后放松。

- 躯干部的放松

双肩：尽力使两肩向耳朵方向上提，紧张肩部肌肉，10 秒后放松；

胸部：双肩向前并拢，使胸部四周肌肉紧张，10 秒后放松；

背部：用力向后弯曲背部，努力使胸部和腹部突出，形成拱状，10 秒后放松；

腹部：高抬双腿以紧张腹部肌肉，同时屏住呼吸，10 秒后放松。

- 臀部的放松

双腿伸直平放于地。用力向下压下腿和脚后跟，使臀部肌肉紧张。10 秒钟后放松。20 秒后，将两半臀部用力夹紧，尽量提高到骨盆位置，10 秒后放松。

- 腿部的放松

伸出右腿，右脚向前用力像在蹬一堵墙，紧张右腿，使脚后跟离开地面，10 秒后放松；

伸出左腿，左脚向前用力像在蹬一堵墙，紧张左腿，使脚后跟离开地面，10 秒后放松。

3）放松的方法：5 个步骤：集中注意——肌肉紧张——保持紧张——解除紧张——肌肉松弛。这 5 个步骤结合每部分肌肉的紧张-放松过程，训练者可按下述方法给受种者以放松指示：

如手臂部的放松，训练者可以这样发出指示：伸出你的右手，握紧拳，使劲儿握，就好像要握碎什么东西一样，注意手臂紧张的感觉（集中注意和肌肉紧张）……坚持一下……再坚持一下……（保持紧张）……好，放松……

现在感到手臂很放松了……（解除紧张和肌肉松弛）。

又如躯干部位的放松，指示语亦可如下述：耸起你的双肩，使肩部肌肉紧张，非常紧张，注意这种紧张的感觉……坚持一下，……再坚持一下，……好，放松……非常放松……

当各部分肌肉放松都做完之后，训练者还可以继续给出指示语：现在你感到很安静、很放松……非常非常安静、非常放松……全身都放松了……（然后等受种者从1数到50——事先教好受种者或由训练者掌握时间）……请睁开眼睛。

训练者在给出放松的指示语时，特别要注意利用自己的声调语气来创造一个有利于受种者放松的气氛。从开始到最后，语速时逐渐变慢的，但也不能太慢，注意发出的指令要和受种者的呼吸协调一致。每部分肌肉由紧张到放松的过程都要有一定的时间间隔，为受种者更好地体验紧张和放松留有适当的余地。

4. 解释性心理疗法　出现群体心因性反应时，解释性心理疗法对于缓解受种者的焦虑症状具有极其重要的作用。它可以向受种者解释、指导，使其把自己内心的担忧和害怕说出来，能够充分表达自己的想法、毫无顾虑的敞开自己的内心世界，从思想、情感和行为上真正了解他们焦虑的实质所在等，从而有针对性的向他们作出解释，把预防接种的优点、有效性及接种的安全性等特点形象生动的描述给受种者听。部分儿童因为知识的有限或者本身看到医务工作者就本能的有不好感觉的倾向，从而导致不必要的担心，作为工作人员，需要从更全面更新颖的角度来解释给受种者听，让他们能够面对困境，从中领悟化解心中的焦虑害怕等负面情绪。同时在进行解释性心理疗法的时候，也可以采用一些抗焦虑的药物如短效的苯二氮䓬类药物劳拉西泮、阿普唑仑等以及抗焦虑作用明显的抗抑郁药物帕罗西汀以及艾司西酞普兰等加以治疗，可能效果会更好。

常用的技巧有：

（1）澄清：稍微点明患者的表达中所暗含、暗示的，但自己未必意识到的内容，帮助受种者将以往只是模糊感受到的心理体验言语化。治疗师常用语"你的意思是……"，"你是说……"，"你能澄清……"，"你能描述……"。

（2）面质技术：也称对质，是指咨询者当面指出受种者自身存在的情感、观念、行为的矛盾，促使其面对或正视这些矛盾的一种语言表达方式。面质的目的在于协助受种者认识自我，鼓励他们消除过度的心理防御机制，正视自己的问题，从而使问题得到妥善地解决。即不在于否定对方，贬低对方，教训对方，而在于开启对方，激励对方，使对方学会辩证地看待当前所面临的问题。

（3）释义：有选择性地注意受种者语言中的认知部分，并将受种者的主要想法用咨询者的语言表述出来。在运用这一技巧时，最好是选用来访者用过的最具有代表性、最敏感、最重要的词语。应用此技术时注意三个要领：听取来访者的基本信息、提纲挈领地向来访者复述基本信息、观察来访者的反应或线索，看来访者是否感到被准确理解了。

5. 催眠疗法　催眠疗法是指用催眠的方法使受种者的意识范围变得极度狭窄，借助暗示性语言，以消除病理心理和躯体障碍的一种心理治疗方法。通过催眠方法，可以将受种者诱导进入一种特殊的意识状态，将医生或监护人的言语或动作整合入受种者的思维和情感，从而产生治疗效果。催眠的方法可分为直接法（或自然法）和间接法。直接法就是通过简短的言语或轻柔的抚摸，使受种者进入类似睡眠的状态，使他的意识范围变小或进入睡眠状态，以减少或消除对疫苗反应所导致的紧张焦虑。间接法可以借助于光亮的小物体或单调低沉的声源，让受种者凝视、倾听，或以"催眠物"接触头或四肢，而医生在一旁反复暗示受种者进入催眠状态。此时，可根据受种者的实际情况，用正面而又肯定的语言向他明确指出有关反应或症状定将消失，很快就会好起来，但等催眠疗法结束后，应及时唤醒或暗示受种者逐渐醒来。在做这些催眠治疗之前，也可以先教受种者身体放松、肌肉放松的方法并加以练习将能更好地发挥催眠治疗的效果。

催眠疗法的基本过程：催眠一般是在安静、光线淡雅，温度适中的房间内（通常空间为 10 平方米左右）进行，并尽可能减少刺激的程度，如灯光、噪声、气味等。受种者舒适地坐下或躺下，安静、放松数分钟，然后进行催眠。应该由经验丰富、具备高尚职业道德的精神科医生或心理医生来实施。治疗师应表示出和善悦纳受种者的态度，并使受种者了解到催眠疗法是一种科学治疗方法，不是神秘的魔术。

（1）准备工作：一是要向受种者说明催眠的性质和要求，把治疗的目的和步骤讲清楚，以取得受种者的同意和充分合作；二是要测试受种者的受催眠的敏感性程度。受催眠的敏感性程度低或不受催眠者，一般不宜进行催眠治疗。测试敏感性程度高低的方法很多，有注视法、闭眼法、举手法、提手法、摆手法、摇躯法、后倒法、放松法、嗅感法、视敏法、记忆法等。

以下介绍四种测验法：

• 后倒法：让受试者直立闭眼，主试者立于受试者右后方，用右手托扶住受试者枕后部，当受试者后倒时立即松手。告诉受试者：当我突然松手，叫你后倒时，就往后倒，不要怕，我会保护你。评分：毫无顾忌地自主后倒，记 2 分；担心跌倒，移动脚步或慢慢后倒，记 1 分；向侧倒或倒向主试者或仅慢慢弯腰，记 0 分。此项测试的得分为 0~2 分，高分者具高感受性。

（注意：使用此方法要注意保护好受试者，勿跌伤!）

- 嗅感法。用事先备好的 2 个装有清水的试管，请受种者分辨哪个装的是淡醋，哪个装的是稀酒精。评分：若回答与问话一致，记 2 分；若回答与问话有一项相同，或不能明确分辨，记 1 分；若回答与实际一致，记 0 分。此项测试的得分为 0~2 分，高分者具有高感受性。

- 记忆法。令受种者看一幅彩色画，画面画的是一个房间，内有蓝色的窗帘和 2 把椅子。30 秒后拿走彩色画。问："房间里有 3 把还是 4 把椅子?""窗帘是什么颜色，浅绿色还是淡紫色?"。评分：若回答与问话一致，记 2 分；若回答与画面有一项一致，记 1 分；若回答与画面一致，记 0 分。此项测试的得分为 0~2 分，高分者具有高感受性。

- 视敏法（测视觉分辨力）。在白纸上画两个直径均为 3 厘米、间距为 6 厘米的大圆圈，圆圈中分别写 11 与 13 两个数字。要受种者回答哪个圆圈大。评分：肯定一个大，记 2 分；好像一样大，记 1 分；一样大，记 0 分。此项测试的得分为 0~2 分，高分者具有高感受性。

（2）催眠治疗方法

- 节拍读数法（言语暗示加听觉刺激）：是一种主要作用于听觉器官的催眠法。催眠时，在催眠室内安装一个节拍器，让被催眠者闭目放松，用心聆听节拍器发出的单调而又柔和的声响。几分钟后，治疗师再以权威的语调进行言语暗示："全身放松。现在只有节拍器的响声和我的讲话声，别的什么声音都没有，都听不见。你很累了，你很想睡，随着我的读数，你将睡意更浓。听着：一、一股暖流暖流流遍你全身……，二、你的头脑模糊了……，三、你越来越困倦了……，四、……五……、六……、七……、八……、九……你已经熟睡了，睡深了。"

- 凝视法（言语暗示加视觉刺激）：是一种主要作用于视觉器官的催眠法。让被催眠者舒适平躺，全身放松，聚精会神地凝视近前方的某一物体（一光点或一根棒等），数分钟后，施治者便用单调的暗示性语言开始进行暗示。"你的眼睛开始疲倦了……你已睁不开眼了，闭上眼吧……你的手、腿也开始放松了……全身都已放松了，眼皮发沉，头脑也开始模糊了……你要睡了……睡吧……。"如果被催眠者暗示感受性高，则很快进入催眠状态；如果受种者的眼睛未闭合，应重新暗示，并把凝视物靠近受种者的眼睛以加强暗示，使两眼皮变得沉重，然后告诉他，你闭上眼吧，你已经睡了。

- 按摩法（言语暗示加皮肤感觉刺激）：是一种主要作用于皮肤感觉的催眠法。在温度适宜的环境里，让受种者把头、颈、胸、及四肢裸露。治疗师当着受种者的面把手洗净、擦干和烤热，然后走到其身边，嘱受种者闭目放松，用手略微接触受种者皮肤表面，从额部、两颊到双手，按同一方向反复地、缓慢地、均匀地慢慢按摩，同时配以言语暗示。有时也可不用言语暗示，仅用诱导按摩。这种按摩还以采取不接触到受种者皮肤的方法，只是靠双手的移动而引起温热空气波动，给皮肤温热感而达到诱导性催眠按摩的目的。

● 药物辅助催眠：有些受种者，因为接受暗示的感受性较低，可通过一些药物来达到辅助催眠的目的。如：氯胺酮；硫喷妥品，25%硫喷妥钠稀释静脉缓注；5%～10%的异戊巴比妥0.5克稀释后进行静脉缓慢注射；在受种者进入半睡眠状态时，再导入催眠状态。

（3）中止催眠的方法：中止受试者的催眠状态，通常是使用言语暗示的方法。如：可以告诉受试者："你已经经历了一场成功的催眠，你醒后会精力充沛，心情愉快，你现在快要醒了，等我由一数到十（也可以倒过来数）时你就会完全醒过来。注意！我开始数数了：1、2、3、……9、10，好了你完全醒了。"也可以暗示受试者继续睡一段时间。如：5分钟、10分钟、甚至更长时间。这种方法比较好，受试者醒后无不适的感觉。通常可以这样暗示他："催眠结束了，你现在可以舒舒服服地睡一觉。注意：一直睡到明天早上七点。"

参考文献

1. 王峰，刘俊业，郝文源. 预防接种引起群体心因精神反应的处理与防范［J］. 职业与健康，2006，22（12）：917-918.
2. 谢学迎，史延涛，刘爱国. 发生群体心因精神反应后对群众说服疏导的技巧与防范措施. 中国初级卫生保健，2005，19（12）：74-75.
3. 王玲，刘学兰. 心理咨询［M］. 第2版. 广州：暨南大学出版社，2005.
4. 医药卫生网. 心理疏导要如何进行［EB/OL］.（2011-06-16）［2012-07-08］http：//www.yywsb.com/xl/xllist，853373.html.
5. 周海谦. 群体事件中心理危机干预的实施策略［J］. 科教文汇，2011，（2）：201-203.
6. 杨挺忠. 地震灾难后的群体心理危机干预方法［J］. 中华预防医学杂志，2008，42（7）：473-475.

附件　心理疏导用语举例

由于群体心因性反应多发生在儿童中，在此列举的心理疏导用语以儿童为例。

1. **预防接种的目的、意义及其效果**　"通过疫苗接种提高人体免疫能力，控制相应的传染病发生，是经过上百年实践证明安全有效的方法。人类通过接种牛痘消灭了天花，口服脊灰糖丸使我国已连续十几年无病例出现。本次疫苗接种是根据国家免疫程序和对疾病预防控制的需要，由上级确定的一次疫苗接种，目的是预防××疾病的发生，保护受种者健康。疫苗来源是由生物所到省，从省到市、县、乡、村逐级疾控机构供应，全国每年有数千万儿童接种该疫苗，本次疫苗质量有保证，接种技术正确。作为党和政府每年耗费大量的人力、物力和财力，购买疫苗，并通过专业人员接种疫苗到儿童的身上，都是为了后代有强壮的身体，降低家庭因孩子生病所带来的经济负担，成为国家的有用人才。"

2. **疫苗接种反应** "疫苗从生产到使用，均有严格的要求。通过多年实践表明，疫苗接种是非常安全的。预防接种后引起的反应，绝大多数是很轻微的，甚至根本没有什么异常感觉，一般不需要做特殊处理。个别出现发烧、局部疼痛等反应，经过降温、多饮水、适当休息，1~2 天就会消失。另外，疫苗作为一种异体物质，极少数人可出现过敏反应，就如同个别人吃鸡蛋也会过敏一样，适当应用抗过敏药物即可痊愈。"

3. **群体心因性反应** "由于受种者心理不够成熟，接种疫苗后一旦某人出现某种疫苗反应，就如同在一个教室内聚集则会像'传染'一样进行播散，特别是女生更易发生。这种情况是心理因素所致。第 1 例可能是因为紧张、空腹或接种疫苗剧烈活动等出现的疫苗接种反应，经过适当休息或药物治疗后就会康复；后来'传染'的'受种者'是确实没有问题的，回家后适当休息即可恢复正常。要相信政府，不要轻信谣言，传播谣言，任人摆布，不要做出一些过激而后悔莫及的事情。若因过激行为而触犯法律，国家也一定按法律进行严惩，这样对家庭、个人都没有好处。所以，各位家长还是应配合政府的工作，该工作就工作，该上学就上学，共同创造一个安定的生活环境。"

综上，心理疏导者可以这样说："预防接种是国家保护儿童健康的基本国策，已被纳入《中华人民共和国传染病防治法》条款，是为群众谋利益，为了后代健康成长最好的措施，各级疾病预防控制机构是在依法开展疫苗接种，现在许多人手臂上都有个或几个'瘢痕'，那是为消灭天花种痘留下的，正是大家都接种了牛痘疫苗，人类才消灭了天花这种严重的传染病。而且，种痘并没有对身体造成什么影响。同样道理，本次为儿童接种这种疫苗也是为了保护儿童免受相应疾病的侵害，如果接种疫苗对儿童的身体健康有影响，国家也就不会对儿童进行疫苗接种。作为党和政府每年耗费大量的人力、物力、财力，购买疫苗，并通过专业人员为儿童接种疫苗都是为了后代有强壮的身体，健康成长，降低家庭因孩子生病所带来的经济负担，能使孩子成为国家的有用人才。疫苗的生产到使用，均有严格的要求，经过多年实践表明疫苗接种是非常安全的，预防接种后引起的反应，绝大多数是很轻微的，一般不需要作特殊处理。由于孩子在这个年龄，心理不够成熟，接种疫苗后一旦某人出现某种疫苗反应，如果同在一个教室内聚集则会像'传染病'一样进行播散，这种情况是心因精神感应所致。第1例可能是因为紧张或空腹或接种疫苗剧烈活动等出现的疫苗接种反应，经适当休息或药物治疗后就会康复，后来'传染'的'受种者'确实是没有问题的，回家适当休息即可恢复正常。要相信政府，不要听信谣言、传言，做出一些不该做的事情，而触犯法律，这样对家庭、个人都没有好处，所以，该工作的工作，该上学的上学，共同创造和谐社会。"

关键技术二　群体性疑似预防接种异常反应确认和鉴别技术

一、技术开发背景

随着免疫规划工作的深入开展，人们对疫苗接种的关注重点逐渐由对疾病的预防效果向预防接种的安全性转移，预防接种不良反应，特别是一些群体性疑似预防接种异常反应不仅直接危害人体的健康，而且一旦未能及时、妥善处理，可能会在当地产生不良社会影响，直接、间接影响当地免疫规划工作的正常开展。正确鉴别群体性预防接种反应事件对迅速采取措施进行处理、减少和平息事件产生的不良影响、增强公众对预防接种的信心、保证免疫规划正常实施都具有非常重要的意义。

二、技术编制开发的依据

依据《中华人民共和国突发事件应对法》《突发公共卫生事件应急条例》《国家突发公共事件总体应急预案》《国家突发公共卫生事件应急预案》《疫苗流通和预防接种管理条例》《预防接种工作规范（修订稿）》《全国疑似预防接种异常反应监测方案》《疑似预防接种异常反应应急处置规程》等规定和标准，制定本技术手册。

三、技术应用的目的、适用范围

1. **目的**　通过此项技术的应用，使处理者能够在全面调查的基础上进行科学分析和判定，迅速鉴别出群体性预防接种反应事件，及时采取具体的防控措施，减少事件带来的恐惧和危害，保持公众对接种疫苗的信心。

2. **适用范围**　本技术适用于群体性预防接种反应事件发生时或发生后各级卫生行政部门和各医疗卫生保健机构的预防接种工作人员及相关专家进行群

体性预防接种反应事件的确认和鉴别。

四、方法和步骤

1. 方法

（1）流行病学方法：流行病学专家通过搜索病例、个案调查、危害因素调查、描述流行病学等现场流行病学调查方法，判断反应与接种的关系。

（2）临床诊断方法：临床专家通过检查病人等诊断学方法，尽可能明确诊断疾病。

（3）实验室检测方法：根据流行病学专家和临床专家的调查或诊断结果，确定采取何种特异性实验室检测方法，包括病例尸解，为最终诊断提供科学依据。

2. 步骤

（1）核实报告：在接到报告后，根据报告内容，核实出现反应者的基本情况、主要临床表现、初步诊断、疫苗接种情况、发生反应的时间和人数等，完善相关资料，做好深入调查的准备工作。

（2）现场病例调查：对每例已发现病例或疑似病例进行个案流行病学调查，填写《疑似预防接种异常反应个案调查表》和《群体性疑似预防接种异常反应登记表》。主要调查内容包括：病例一般情况（年龄、性别、单位等），了解反应者的预防接种史、接受本次预防接种时的身体健康状况、既往疾病史、既往预防接种反应情况、免疫性疾病家族史或变态反应史，调查初次发病时间与预防接种时间的关系。通过询问、体检以及咨询病例主治医生、查阅病历记录等了解病例主要临床症状和体征，有关的实验室检查结果、已采取的治疗措施和效果等相关资料。必要时，根据病例临床表现等，采集相关标本；如病例已死亡，应建议进行尸体解剖。

调查反应者或相关人员对本次预防接种相关情况的描述：反应者接种前饮食、活动情况、接种时间、接种前的医护人员进行的体检询问工作开展情况、对接种医护人员相关描述、接种情况描述、接种部位、受种儿童当时的哭闹情况等。

近期当地疫情发生情况，是否有传染

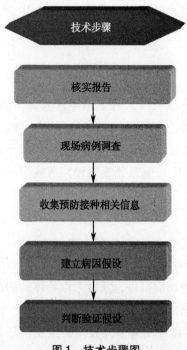

图1　技术步骤图

技术步骤

核实报告

现场病例调查

收集预防接种相关信息

建立病因假设

判断验证假设

性疾病流行及其流行特征、影响地域人群范围。对照性调查相同地区、病例相同年龄段、在相同及不同接种单位（点）接受预防接种人群的异常反应发生情况。

（3）收集预防接种相关信息

1）疫苗：疫苗进货渠道、供货单位的资质证明、疫苗购销记录；疫苗运输条件和过程，观察目前疫苗贮存条件、疫苗储存是否正确、冰箱温度记录、冰箱是否存放其他物品、是否存有失效疫苗、疫苗送达基层接种单位前的贮存情况；接种疫苗的种类、生产单位、批号、出厂日期、有效期、来源、领取日期，同批号疫苗的感观性状。必要时，采集同批号的疫苗，以备检定使用。

2）接种服务组织形式、接种现场情况、接种注射场所是否与所在医院门诊或其他感染性疾病门诊（病房）相邻、接种时间和地点、接种单位和接种人员的资质。

3）接种人员及接种门诊（点）工作人员身体健康状况、近期患病情况。

4）接种实施情况，接种部位、途径、剂次和剂量，打开的疫苗何时用完；安全注射情况、注射器材的来源、注射操作是否规范。

5）同批次疫苗其他受种者的反应或发病情况。

6）一般情况：当地的人口资料（最新的人口总数、年龄别构成、流动人口数），免疫预防相关资料，包括：预防接种卡证建立情况、常规接种率报告、既往接种率调查结果、冷链系统监测资料、疫苗领发（购销）账目、医疗机构及预防接种门诊分布情况、相关社会经济发展指标等。

（4）建立病因假设：只要有足够的信息，应尽早建立假设，在调查过程中假设是可以改变的。按关联程度，可将假设分为六类：①非常可能/肯定；②很可能；③可能；④不大可能；⑤无关；⑥不可分类。以下问题有助于建立假设：

1）这种反应的发生率如何（常见/罕见/无报道）？

2）已知类似反应与传染病同时发生吗？

3）已知这种反应与疫苗有关吗？

4）这种反应可用疫苗的生物特性解释吗？

5）反应与发生的时间间隔符合吗？

6）患者过去有类似症状吗？

7）患者在接种疫苗的同时或以前使用过其他药物治疗吗？

8）患有任何伴随或既往情况吗？

9）有何其他起作用的因素吗？

（5）判断验证假设：建立假设后，需要根据现场病例调查结果和收集的预防接种相关信息，对假设进行判断验证。

1）发生群体性反应有可能由接种差错引起；

2）假如所有反应都发生于同一卫生工作者/机构，则可能是接种实施差错导致的事故；

3）假如所有反应都接受相同的疫苗或同批次的疫苗，而在社区内没有类似反应，则可能是疫苗问题；

4）假如相同地区同年龄组的未接种者也发生了该病，则很可能是偶合症。

五、关键技术

1. 概念

（1）群体性疑似预防接种异常反应：在一个预防接种单位一次预防接种活动中，发生的 2 例及以上相同或类似临床症状的严重疑似预防接种异常反应事件，或发生相同或类似临床症状的非严重疑似预防接种异常反应明显增多的事件。

（2）群体性预防接种异常反应：群体性疑似预防接种异常反应中的疑似预防接种异常反应最终确诊为预防接种异常反应，则为群体性预防接种异常反应。

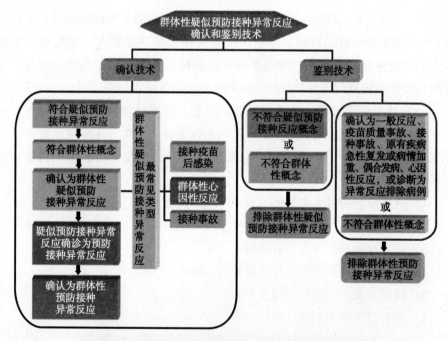

图2　群体性疑似预防接种异常反应确认和鉴别技术要点

2. 群体性疑似预防接种异常反应确认技术

（1）如何判断是否为疑似预防接种异常反应？疑似预防接种异常反应是

指在预防接种后发生的怀疑与预防接种有关的反应或事件。如果是发生在预防接种前的疾病、反应或事件，就不是疑似预防接种异常反应。疑似预防接种异常反应经过调查诊断分析，按发生原因分成五种类型：不良反应、疫苗质量事故、接种事故、偶合症、心因性反应。

（2）如何判断是否为群体性？一个预防接种单位开展的群体性预防接种或应急接种，或在某一较短短时间内（如1个月内）开展的常规免疫，判定为一次预防接种活动。

在一个预防接种单位一次预防接种活动中，发生多例疑似预防接种异常反应，且数量比以往增多，有明显聚集性，判断为群体性。本手册规定发生的2例及以上严重疑似预防接种异常反应，或发生非严重疑似预防接种异常反应明显增多，判定为群体性。

（3）如何判断是否为相同或类似临床症状？相同或类似临床症状指多数或全部病例出现的主要临床症状是相同或类似的，如多数或全部病例有发热症状，或过敏性反应，或心因性反应，或在接种部位有硬结。

（4）如何判断疑似预防接种异常反应是严重还是非严重的？严重的疑似预防接种异常反应是指受种者死亡、严重残疾或者器官组织损伤的疑似预防接种异常反应。非严重的疑似预防接种异常反应是指受种者损害程度没有达到《医疗事故分级标准》的、可以痊愈的疑似预防接种异常反应。

（5）如何判断是否为非严重疑似预防接种异常反应明显增多？在一次接种活动中，非严重疑似预防接种异常反应发生率比以往增加20%以上，可以判断为非严重疑似预防接种异常反应明显增多。

（6）确认是否为群体性疑似预防接种异常反应和群体性预防接种异常反应。首先确认病例是否符合疑似预防接种异常反应的概念，其次本次反应是否符合群体性概念，如两概念均符合，确认为群体性疑似预防接种异常反应。如疑似预防接种异常反应最终确诊为预防接种异常反应，则为群体性预防接种异常反应。

（7）常见的群体性疑似预防接种异常反应。最常见的群体性疑似预防接种异常反应包括接种疫苗后感染、接种事故和群体性心因性反应三种类型，但这三种类型的反应均不属于异常反应，不能确认为群体性预防接种异常反应，应确认为群体性预防接种反应事件。

1）接种疫苗后感染：接种疫苗后感染多是由于一次性注射器或针头重复使用、注射器或针头消毒不当、疫苗或稀释液被污染、稀释后疫苗搁置时间过长等原因所致，可引起注射部位局部化脓、脓肿、蜂窝组织炎、全身性感染、脓毒病、中毒性休克综合征、感染乙型肝炎等血液传播性疾病等。

2）接种事故：接种事故除因疫苗质量问题外，大多是因为接种工作人员责任心不强，造成接种途径错误、接种剂量过大或误将卡介苗作为其他疫苗和药物使用等所致。可引起接种局部红肿、溃疡、淋巴结肿大和溃烂，少数人可伴有体温升高、乏力、烦躁不安、食欲减退等全身症状。

3）群体性心因性反应：群体性心因性反应是指在一个特定的群体中，由于接受了同一种"刺激因子"，如接种同一种疫苗，服用同一种预防性药物，由于个别人出现躯体异常不适反应，而导致一批人同时或先后发生类似的连锁反应，是一种心理因素造成的接种反应。

● 群体性心因性反应的特点

几乎所有的疫苗在群体性接种时都有可能引起群体性心因性反应。群体性心因性反应是一种心理因素造成的精神反应，不是一种器质性疾病，各种现有检查查不出异常、症状与体征不符是其特点。

群体性心因性反应为预防接种后多人同时或先后发生的，多数表现相同或相似的临床症状。

临床类型呈多样化，发病者以主观症状为主，可以同时出现多个系统的症状，但体检无阳性体征。具有以下特点。

①群体发病：有明显的精神诱发，多数起病急骤，可有发作性和持续性两种临床经过。

②暗示性强：在他人的语言，动作和表情的启发下，或看到某种事物"触景生情"，并可相互影响，诱发症状。

③发作短暂：绝大多数病人症状持续时间较短。一般运动障碍 5~20 分钟，精神、感觉障碍 10~30 分钟。自主神经系统紊乱可达 1 小时或更长。

④反复发作：患者症状可反复发作，表现可以完全一样，发作次数 2~10 次不等，少数发作次数更多。

⑤主观症状与客观检查不符，无阳性体征。

⑥女性、年长儿童居多，发病者均属同一区域，处同一环境、同一年龄组在同一时间发作，并受同一种精神刺激引起。

⑦预后良好。

● 群体性心因性反应诊断依据

①有一个异乎寻常而严重的应激事件作为诱因。

②精神症状的发生与应激事件在时间上有紧密联系。

③主要表现为主观症状、不出现意识障碍，可伴有强烈的情绪变化及精神运动性兴奋或抑制。

④症状与体征不符。

⑤持续时间不长，预后良好。

⑥2 例及以上病人同时或先后发生。

3. 群体性疑似预防接种异常反应鉴别技术

（1）如何排除群体性疑似预防接种异常反应

第一，核实这些病例是否符合疑似预防接种异常反应概念，重点分析这些病例的发病日期与接种日期的时间关系、接种疫苗和疾病的生物学关系，如不符合疑似预防接种异常反应概念，则可以排除群体性疑似预防接种异常反应。

第二，核实疑似预防接种异常反应发生数量低于群体性概念，则排除群体性疑似预防接种异常反应。

（2）如何排除群体性预防接种异常反应

第一，如果确认为一般反应、疫苗质量事故、接种事故、原有疾病急性复发或者病情加重、偶合发病、心因性反应，或诊断为异常反应排除病例，则排除群体性预防接种异常反应。

第二，如果最后诊断为异常反应的病例数量低于群体性概念，则排除群体性预防接种异常反应。

参考文献

1. 江苏省卫生厅. 江苏省群体性预防接种异常反应事件卫生应急处理预案.
2. 安徽省卫生厅. 安徽省群体性预防接种反应事件应急处置技术方案，2008.
3. World Health Organization. Immunization safety surveillance：guidelines for managers of immunization programmes on reporting and investigating adverse events following immunization［EB/OL］.［2012-07-08］http://www.who.int/immunization_safety/publications/aefi/en/AEFI_WPRO.pdf.
4. World Health Organization. AEFI investigation［EB/OL］.［2012-07-08］http://www.who.int/vaccines-documents/DocsPDF05/792.pdf.

关键技术三　群体性疑似预防接种异常反应事件现场处置技术

一、技术开发背景

随着免疫规划工作的深入开展，人们对疫苗接种的关注重点逐渐由对疾病的预防效果向预防接种的安全性转移，预防接种不良反应，特别是一些群体性疑似预防接种异常反应不仅直接危害人体的健康，而且一旦未能及时、妥善处理，可能会在当地产生不良社会影响，直接、间接影响当地免疫规划工作的正常开展。发生群体性疑似预防接种异常反应事件后，现场迅速采取措施、及时处置，对预防、减少和平息事件产生的不良影响、增强公众对预防接种的信心、保证免疫规划正常实施都具有非常重要的意义。

二、技术编制开发的依据

依据《中华人民共和国突发事件应对法》《突发公共卫生事件应急条例》《国家突发公共事件总体应急预案》《国家突发公共卫生事件应急预案》《疫苗流通和预防接种管理条例》《预防接种工作规范（征求意见稿）》《全国疑似预防接种异常反应监测方案》《疑似预防接种异常反应应急处置规程》等规定和标准，制定本技术手册。

三、技术应用的目的、适用范围

1. **目的** 通过此项技术的应用，使现场工作人员能够及时采取具体的防控措施，减少群体性疑似预防接种异常反应事件带来的恐惧和危害，保持公众对接种疫苗的信心。

2. **适用范围** 本技术适用于确认为群体性疑似预防接种异常反应后，卫生行政部门、药品监督管理部门、疾控机构、医疗机构、卫生监督机构及可能涉及到的其他有关部门或机构，特别是疾控机构的预防接种工作人员及相关专家及时采取具体的防控措施。

四、方法

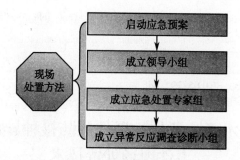

图1 现场处置方法

1. **启动应急预案** 在当地人民政府领导下，卫生行政部门应按照突发公共卫生事件分级标准，预防接种出现群体心因性反应或不良反应的属于较大突发公共卫生事件（Ⅲ级），启动应急预案；应与有关部门密切配合，并争取必要的经费。

2. **成立领导小组** 当地卫生行政部门应成立突发公共卫生事件应急领导小组，下设综合协调组、信息联络组、医疗救治组、事件防控组、健康宣传组、后勤保障组等，各小组职责如下：

综合协调组：负责卫生应急综合管理；负责卫生应急各工作小组之间、部门间的综合协调工作。

信息联络组：负责收集卫生应急工作信息，汇总分析，及时将信息上报给相关领导，并通报给各工作小组和有关单位及部门，同时做好信息保密工作。负责应急处置期间新闻发布。

医疗救治组：负责医疗救治和心理干预，并负责病情和突发公共卫生事件信息报告工作。

事件控制组：负责群体性疑似预防接种异常反应的监测、收集、报告、调查与处理工作。

风险沟通组：负责组织开展对群众的预防接种及异常反应知识等沟通工作；负责与媒体的沟通，对外通报和公布卫生应急相关工作情况等信息。

后勤保障组：负责应急物资采购、接收、调拨等后勤物资保障统筹管理工作；负责提供和调配交通工具，保证卫生应急人员、抢救病人和物资等运输工作安全到位；负责宣传资料的印发。

3. **成立应急处置专家组**　当地卫生行政部门应成立由临床、免疫规划、流行病学、心理干预等方面的专家组成突发公共卫生事件应急处置专家组，该专家组对现场处置工作提供技术咨询和指导，必要时参加现场应急处置工作。

4. **成立异常反应调查诊断小组**　当地疾病预防控制机构尽早组织市级或省级预防接种异常反应调查诊断小组，对每例疑似预防接种异常反应进行诊断，明确是否为异常反应。

五、关键技术

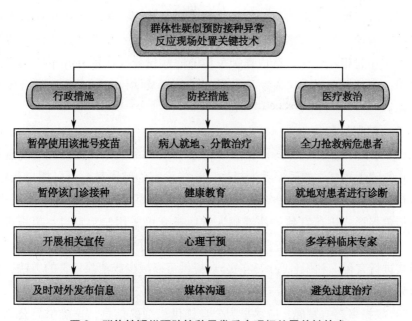

图 2　群体性疑似预防接种异常反应现场处置关键技术

1. 行政措施

（1）暂停使用该批号疫苗：如当地应急处置专家组或当地市级预防接种异常反应诊断小组认为事件与疫苗接种相关，确由某批号疫苗引起，应由当地卫生行政部门决定，暂停该批号疫苗的使用。

（2）暂停该门诊接种：如当地应急处置专家组或事件控制组认为，在无其他病因情况下，确定事件与某接种门诊存在强关联，应由当地卫生行政部门决定，暂停该门诊预防接种工作，根据事件性质及严重程度，确定整顿、改进及处罚措施。

（3）开展相关宣传：应积极主动开展预防接种及异常反应相关政策、知识的宣传工作，消除群众对预防接种的误解。如当地应急处置专家组或当地市级预防接种异常反应诊断小组认为，事件并非接种疫苗所引起，而是偶合某传染病流行，则需宣传该传染病的防治知识，并及时开展综合性预防控制措施。

（4）及时对外发布信息：当地政府或卫生行政部门，应根据事件的病因、发展、影响及媒体关注情况，适时地通过相关新闻媒体对外发布真实信息。要第一时间面向全人群公开信息，让人群获得真实可靠的信息，避免轻信传言而出现恐慌。对一些失实的新闻报道应及时通过相关部门进行交涉，消除不良的社会影响。

2. 防控措施

（1）疏散病人，就地、分散治疗。一旦发生群体性疑似预防接种异常反应，应及时就地、分散治疗。如轻症病人在家治疗；较重者在社区医院或乡镇卫生院治疗，病例较多时分散到其他社区医院或乡镇卫生院治疗，避免病人集中在一起相互感应，造成连锁反应。除病情较重病例外，不要把轻症病人集中送往县级及以上医院。要及时报告家长及学校，要求积极配合做好治疗工作。

（2）健康教育

1）确定高危人群或脆弱人群，并根据不同对象、不同地点和场所选用不同形式的健康教育。如医疗救治机构门诊候诊室的健康教育可采用口头宣传、黑板报、图片、手册、传单等进行宣传；医生诊疗时的健康教育可采用交谈、发宣传单等形式进行宣传；住院病人健康教育可采用口头宣讲，黑板报、图片、手册、传单等形式进行宣传。公众健康教育可采用咨询热线、网络、媒体等形式进行宣传。利用各种途径向公众提供可以减少或消除危害的方法，指导公众采取可行的防护措施；具体技术见附件1。

2）根据事态的发展，应尽早为公众提供权威的信息，正确引导公众，避免出现不必要的恐慌和采取盲目的行为。针对事件地区居民的卫生需求，确定健康教育和健康促进的重点内容。

3）围绕突发公共卫生事件应急领导小组的指令和信息，及时发布和提供科学、准确的应对事件的科普知识和行为指南。提高公众自我防护意识和树立控制突发公共卫生事件的信心，防止发生社会恐慌和动乱。

4）风险沟通组人员尽可能面对面地做好解释工作，提前准备公众最关心的问题，如疫苗是否安全？为什么接种后会出现这种异常反应，对健康的影响有多大？出现异常反应后应怎么办？去哪里可以治疗？从哪里可以得到更多的信息？是否可以免费治疗，是否可以得到补偿？是谁（什么）引起这个事件？什么时候可以恢复正常？要做好正面宣传，也诚实面对事件的不确定性。具体技术见附件2。

（3）心理干预：在群体性疑似预防接种异常反应事件发展过程中，应针对不同的人群开展不同形式的心理干预。尤其是群体性心因性反应时，更需要进行有效的心理干预，参见预防接种群体心因性反应心理干预技术。

（4）媒体沟通：风险沟通组人员按照当地政府或卫生行政部门安排，做好媒体沟通。提前准备记者可能提出的问题。无论何种媒体，都只讲科学数据、科学原理、科学方法；要尽可能使用通俗易懂的语言，让记者听明白。对于有关政策、法律法规，予以解读，但不随意评价。

3. 医疗救治

（1）全力抢救病危患者，避免死亡病例发生。

（2）医务人员在事发地对患者进行诊断，采取适当医疗处置，把病情较重的患者安排到指定医疗机构，以进一步明确诊断、及早救治，减少损害；如病情较重的患者较多，要分散诊治。

（3）组织多学科临床专家，讨论制定治疗方案。由于群体反应人员复杂、个体差异也较大，因此要注意接种反应之外的偶合症。

（4）临床医生除按照治疗方案进行适度的诊治外，避免过度治疗，不要对轻症患者进行脑电图，头颅 CT 或磁共振等检查，不要对无需补液者进行输液等，同时不要夸大患者的病情。

参考文献

1. 杨青云. 健康教育与健康促进在卫生应急工作中的作用［J］. 社区医学杂志，2009，（18）：57-59.

2. 程蔼隽，蒋东升，申悦霞，等. 突发公共卫生事件中健康教育的作用及策略［J］. 预防医学情报杂志，2009（02）：134-136.

附件 1　健康教育技术

在群体性疑似预防接种异常反应事件的不同阶段，目标人群心理需求不同，教育的内容也不相同。群体性疑似预防接种异常反应事件刚出现时，权威信息及时公开透明是良策。要第一时间面向全人群公开信息，让人群获得真实可靠的信息，避免轻信传言而出现恐慌。按照风险沟通的程序，做好正面宣传，也诚实面对事件的不确定性。在群体性疑似预防接种异常反应事件发展过程中，应针对不同的人群开展不同形式的心理干预。尤其是群体性心因性反应时，更需要进行有效的心理干预，参见群体心因性反应心理干预技术。

发生群体性疑似预防接种异常反应事件后，开展应急健康教育工作应按步骤进行。

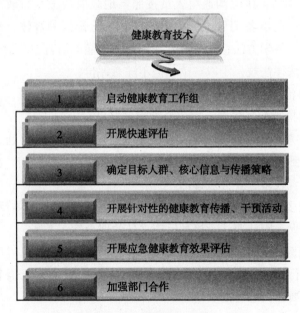

图3　健康教育技术流程

一、启动健康教育工作组

在群体性疑似预防接种异常反应事件领导小组指导下，迅速启动健康教育工作组，负责组织协调、实施应对群体性疑似预防接种异常反应事件健康教育工作。

二、开展快速评估

密切关注、了解群体性疑似预防接种异常反应事件的发展，通过访谈、小组讨论、现场观察等形式进行快速评估，准确地找出发生群体性疑似预防接种异常反应事件地区居民的健康需求，确定健康教育工作的重点内容。

三、确定目标人群、核心信息与传播策略

1. 根据群体性疑似预防接种异常反应事件的性质和快速评估的结果，分级确定健康教育工作的目标人群。

一级目标人群是指处于群体性预防接种事件范围内、直接受到影响的人群，如事件受害者、现场目击者等，他们迫切需要获得帮助，某些与生命健康有关的行为方式需要调整。

二级目标人群是指与一级目标人群有着密切联系，能影响一级目标人群的人员，如一级目标人群的亲属、朋友、同事、同学、领导、上司等。

三级目标人群是指参与事件处置的各类专业人员、职能部门人员、媒体人员；

四级目标人群是指关心事件的一般社会公众。

2. 根据群体性疑似预防接种异常反应事件的性质和目标人群的不同需求，准确地确定有针对性的核心信息。在确定核心信息时要注意把握以下三个原则：政策性原则，即核心信息应该体现当地的文件精神；科学性原则，即核心信息应该是科学、准确的；通俗性原则，即核心信息要通俗易懂，容易被理解和接受。

3. 健康教育工作组针对已经发生的群体性疑似预防接种异常反应事件的特点，根据应对突发公共卫生事件的需要以及不同目标人群的需求和特点，在充分利用现有资源的基础上制定相应的健康教育传播策略。在制定健康教育传播策略时要注意把握三个原则：有效性原则，即选择的传播策略必须是能够取得实际传播效果的；可及性原则，即选择的传播策略必须是当地实际条件允许的，群众可及的；时效性原则，即采用的传播策略必须是及时可行，能很快地覆盖到受众的。

四、开展针对性的健康教育传播、干预活动

健康教育传播策略确定后，调动一切可以利用的资源，通过各种途径开展多种形式的健康教育传播、干预活动。

常用的健康教育传播、干预方法包括：①核心信息发布，根据《卫生部法定传染病疫情和突发公共卫生事件信息发布方案》规范突发事件核心信息

的发布工作。及时地利用广播、电视、报纸和网络等大众媒体，迅速将核心信息覆盖到目标人群。②制作、发放、张贴健康教育传播材料，如墙报、挂图、标语、传单等。③利用讲座、培训对学校学生、单位职工、社区重点人群开展信息传播。④利用热线电话开展免费咨询或救助、心理疏导、心理危机干预等。⑤利用咨询、个别指导、小组培训等形式开展行为指导等。

五、开展应急健康教育效果评估

过程评估包括对实施情况进行分析评估，对宣传材料的发放工作进行评估。快速分析健康教育开展情况及效果，根据评估结果有针对性地对干预方法、策略等进行修订调整。群体性疑似预防接种异常反应事件结束后，要组织有关人员对应急健康教育工作进行效果评估，完成阶段性工作总结和效果评价报告。评估内容主要包括对各级各类机构开展应急健康教育的方法、材料的可读性、健康教育材料的发放数、当地报纸上发表的文章数、广播、电视和网络节目次数、应急健康教育工作过程中存在的问题和取得的经验及改进建议。

六、加强部门合作

健康教育工作应在当地政府领导下，多部门参与完成，卫生、教育、新闻等部门应在各自的职责范围内开展或支持开展健康教育工作。疾病预防控制中心、卫生监督所、各级各类医疗卫生单位要密切配合，各司其职，在开展流行病学调查和救治患者的同时，为媒体及公众提供权威的宣传材料及技术指导，共同做好群体性疑似预防接种异常反应事件的健康教育工作。发挥健康教育业务技术指导机构的作用，做好对辖区内医疗卫生机构、机关、学校、社区、企业和媒体等单位应急健康教育工作的技术指导。

附件 2　风险沟通技术

一、风险沟通程序

风险沟通工作贯穿于群体性预防接种事件卫生应急的全过程，直接关系到事件处置效果。根据事件发生的生命周期可以分为五个阶段（准备阶段、开始阶段、过程阶段、解决和恢复阶段、评估阶段），不同阶段对沟通和信息的要求都是各不相同的，要努力预测并努力满足公众、媒体以及合作伙伴在不同阶段的需求。因此，依据事件的生命周期，将风险沟通分为六个步骤：

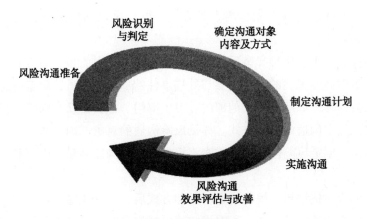

图4　风险沟通步骤

第一步　风险沟通准备：包括组织、技术、联络、信息、物资等方面的准备。

组织准备内容有：成立风险沟通领导小组，成员单位包括卫生行政部门、新闻宣传主管部门、主流媒体、卫生应急处置专业技术机构、公安部门、通信管理部门、外事部门、传媒培训研究机构等；成立风险沟通咨询委员会，成员包括卫生应急、危机管理、新闻传播等领域专家学者；确定新闻发言人。技术准备包括制定风险沟通应急预案和各类事件风险沟通工作方案等，开展工作人员和相关专业人员培训与演练。联络准备是指建立与相关部门、主流媒体、相关企业等的沟通机制，确定联络人，编制通讯录；保持沟通渠道的连续性和畅通性。物资准备内容有办公场所、设备、耗材、宣传资料和培训材料等。信息准备包括收集背景资料，收集既往突发事件资料，收集突发事件实时信息，监测媒体舆情信息，调查掌握公众舆论信息、需求信息。

第二步　风险识别和评估：明确信息来源，判定事件真实性，对危险性、关注度、应对措施进行风险评估。

需要识别的风险因素有客观风险和人为风险，客观风险包括事件相关的生物学风险、环境风险、社会风险等；人为风险包括技术风险、组织风险、文化风险、决策风险等。此外，还需要实时掌握事件发展动态，包括：①事件的进展情况，如事件所涉及的人群、范围及其发展情况，事件的责任主体，发生反应的病人数（重症病人数、死亡人数等）变化情况。掌握预防接种、患者救治、密切接触者的观察、风险沟通、采样和检测等应对措施的情况。②现场调查处置情况，如事件的严重性、病因调查情况、所存在的潜在危害、进一步恶化的可能性、是否需要启动或调整应急响应机制。③特殊情况，如特殊地区、特殊人群、特殊时间、特殊背景，或者是否有政府、名人、犯罪事件的卷入等。识别出所有的风险因素后，需对风险因素的危害性、脆弱性进行分析，并对现有应对能力和情况分析，形成风险评估报告。

第三步　确定沟通对象、内容和方式：更具风险判定结果，决定沟通对象、内容和方式。

群体性疑似预防接种异常反应事件中，重点沟通对象包括事件直接影响的人群，对事件高度关注的人群，参与处置事件的部门和人员，影响应急处置的机构与人员，具体如政府、其他部门、卫生部门、社会公众和媒体。根据不同沟通对象，确定沟通内容和方式。详见风险沟通的对象、内容、方式。

第四步　制定风险沟通实施方案：根据确定的沟通对象、内容和方式，制定沟通方案。

根据风险评估结果，确定沟通对象和方式后，按照风险沟通预案，制定本次事件的风险沟通实施方案。方案内容可包括沟通的具体目的、沟通内容和方式、职责分工、工作程序、保障措施等。

第五步　风险沟通实施：确定沟通核心信息，实施与政府及部门、公众、媒体，以及部门内部的沟通。

第六步　风险沟通效果评估：对风险沟通的过程和效果进行评估，改进风险沟通方案，完善沟通机制。

二、风险沟通的对象、内容和方式

1. **政府沟通**　群体性疑似预防接种异常反应事件发生后，卫生行政部门应积极与当地政府沟通协调，视情况启动应急预案，展开突发事件处置工作。沟通内容包括事件基本情况、控制措施及效果、存在的问题、建议和需求；可采用书面沟通的方式，当事件紧急、危害影响大时，直接采用口头沟通方式，当面或电话等。

2. **部门间沟通**　卫生应急部门应协调好食品药品监督管理、宣传、教育、公安、财政、新闻办等各部门的关系，在政府的统一领导下，各司其职，齐心协力的开展群体性疑似预防接种异常反应事件的沟通工作。沟通内容包括提供事件相关信息、提出协作需求等，沟通方式可启用沟通联动机制、函告共同部门、定期会议制度等。

3. **卫生部门内部沟通**　卫生部门内部信息畅通，才能有助于迅速统一思想、采取行动、在群体性疑似预防接种异常反应事件的积极处理上占据主动。卫生行政部门、CDC、120 救护中心、医疗机构等部门需及时沟通事件现状、事件进展、诊断治疗、流行病学调查、实验室检测、控制措施、实施效果、存在的难题、工作要求等。沟通方式可以是通知、通报、简报、电话、明传电报、电视电话会议、网络等。注重发挥专家优势，利用专家的公信力，统一专家对事件性质及措施的认识。

4. **公众沟通**　在分析受众群体的时候，需要考虑的事情很多。首先考虑的是群体预防接种反应事件的性质和级别，分析应急处置的能力，包括临床救治水平、现场控制能力、资金、资源等，分析当前事件对大众影响的范围和程度，最后决定风险沟通的方式和策略。

（1）判断事件对公众的影响：确定事件对公众健康的危害度，掌握引起公众恐慌的主要原因，研判事件的控制程度；分析造成公众对预防接种的恐惧与不安的风险因素主要有：公众对疾病的危险性和预防接种重要性的认识不够；公众不知道疑似预防接种异常反应的发生率有多大，只关心出现的次数；公众对与预防接种无关的偶合症或属于接种差错引起的事故产生恐惧和愤怒感；媒体的片面宣传使公众对卫生部门或预防接种工作人员不信任。

（2）确定沟通的受众：群体预防接种反应事件区域内的公众，近邻事件区域的公众，事件波及人员和参与事件处理人员的家属，关心事件发展的一般公众。

（3）了解公众信息需求：包括公众想知道的和应该告诉公众的信息，事件发生、发展的情况，已采取的措施和已有的效果，事件可能造成的危害，不同人群的防护措施，获取相关与信息的途径，制定的专业处置机构。

（4）制定沟通内容：沟通对象主要关心的问题和需要告诉公众的内容；信息内容真实、明确，主要内容是权威机构或部门证实的；信息描述要适宜沟通对象的地域文化、习俗与卫生知识水平；用简单的语言和语句描述信息，少用行业或专业术语。

（5）确定沟通方式：通过新闻发布会、媒体沟通会、新闻稿、媒体采访等形式开展信息发布；通过政府有关机构的官方网站、电子邮件等进行沟通；开通并公布电话咨询热线，培训专门咨询人员，按指定的信息内容回答咨询；发放宣传资料，如宣传单、宣传视频等，传递真实有效的信息，澄清不实传闻；通过权威人士或专业人员直接面对公众沟通，权威人士或专业人员需诚实、直率、公开，沟通语气平和、语言通俗易懂，并学会倾听，富有同情心，坦诚面对公众不同的意见和情绪；掌握沟通群体中有影响的人，开展重点交流或提前交流，发挥其影响力；注意争取公众对政府应对事件的信任，加强公众面对事件的信心。

5. 媒体沟通　媒体是沟通政府与公众的一个桥梁和纽带。媒体的职责就是客观公正的报道事态的进展，包括政府的处理措施、事件本身的发展状况以及社会及公众的反馈和行为。因此，媒体在事件处理过程中，重要的任务就是将事件本身的发展态势和政府的处理措施向社会公众进行阐述，协助政府对公众加以引导，同时将公众的意愿和想法通过舆论的形式传达给政府。

媒体沟通时需注意：①判断媒体舆情对公众的影响，如媒体关注度、报道完整性、公众反应等；②确定媒体的关注点，如事件发生的情况、原因、危害、进度和趋势，已采取的措施、公众防护建议、公众获取相关信息的渠道等；③确定沟通方式，如发布新闻稿，召开新闻发布会、召开媒体通气会、组织媒体采访、制定专家接受媒体采访等；④确定方案、实施沟通。确定沟通对象范围、时间、方式、参加人员，编制新闻稿，确定发言人，预测媒体所提问题、并做好应对，监测媒体舆情信息。

三、风险沟通的技巧

1. 政府发言人的沟通技巧 在召开记者招待会和信息发布会的时候，发言人必须掌握应对媒体的必要技巧。这些技巧主要包括：

（1）快速思考，积极回应。发言人必须能够迅速了解信息并且能够稳妥有效的表达问题与观点，针对媒体和公众的问题必须采取积极的态度加以回应，而不能简单的回避。

（2）有效倾听。发言人应该懂得听别人说话。在你想转移话题或改变回答特定问题的方式时，倾听的技巧很关键。善于倾听的人在接待有着各自的担心、问题和建议的特定公众时，能够识别其中的敏感问题。发言人应该能够在不过多刺激公众的情况下，善解人意地消除那些公众的担心，这有助于在这些担心使危机变得更难于管理之前减少人们的批评和不满。

（3）避免长时间停顿或是用太强的专业术语。由于发言人是政府将相关的信息和措施传达给媒体和公众的直接出口，其目的在于传达信息，与媒体和公众沟通。因此，要确保其要传达的信息能被媒体和公众正确和容易理解。

（4）在压力下要保持冷静。发言人必须能够在压力下保持镇定。

（5）有技巧地处理复杂问题，解释有关危机的个别问题不能回答的原因，并质疑和纠正不正确的信息。

（6）向媒体传递信息要经过充分的考虑和筛选，避免出现失误。

2. 媒体的沟通技巧

（1）确保信息沟通的有效性和权威性。

首先，要有目的地选择信息源和信息传播渠道，有效控制媒体传播的导向性，防止媒体发表刺激事件局势的信息，传导不正确、不全面的信息，会误导社会公众，进一步加剧社会公众的恐惧心理，激化危机事态。

其次，对于有关事件信息的发布，必须掌握指导性原则，发挥媒体的信息传输和舆论导向作用，稳定社会公众心理，引导公众选择正确的行为。

最后，要注意防止各类谣言和小道消息的传播，控制其传播范围和渠道，要控制谣言的误导，保持一个权威的、主流的声音。

（2）确立事件信息发布机制。一方面，设立专门的媒体管理机构，以减少与媒体沟通的障碍，避免媒体成为事件危机的制造者或者促进者；另一方面，设置事件信息新闻发言人，不断向社会公众和新闻媒体说明事件的发展状况，保证信息的适时更新和信息的准确发布。

（3）保持与媒体的密切关系。必须采取积极的态度与媒体合作，一方面通过媒体尽快将事实真相与对事件的看法清楚地呈现给公众，为媒体提供新闻素材，满足媒体的需要；另一方面通过媒体向公众传递对事件有利的、也是希望向公众传递的信息。

四、现场可开展的具体工作

群体性疑似预防接种异常反应事件发生后，现场可以开展以下风险沟通工作，一般性的事件可以视情况简化有关程序。

1. **信息搜集整理**　新闻宣传相关人员应该迅速到位，及时与本单位事件处置牵头部门联系，收集事件信息，制订信息发布内容。

2. **成立工作机构**　应该按照处置工作的统一安排，牵头组建新闻宣传组。应视情况将人员分配成后方和前方两套工作班子。与同级新闻宣传主管部门保持联系，争取支持和指导。

3. **制定工作方案**　要及时制定风险沟通工作方案，包括发言人名单、发布计划、发布内容、发布方式、健康传播、媒体服务和物资保障等相关内容。

4. **舆情监测研判**　舆情研判工作是提供决策建议和做好舆论引导的必要前提，在舆情事件发生后，只有做好舆情研判工作，才知道公众关注什么，该宣传什么，该引导什么。及时通过互联网和公益电话等渠道收集舆情，分析研判，编写舆情信息专报，提出风险沟通建议，为决策提供参考。

5. **赶赴事件现场**　新闻宣传工作人员联系事发地卫生部门，落实办公场所、设备等办公条件，协调组织媒体赶赴事件现场。

6. **现场采访服务**　到达事件现场后，应当与事件现场指挥部建立工作对接，以当地处置部门为主成立现场新闻宣传工作机构。要对现场记者进行登记造册，提供采访接待等服务。根据安全等情况，酌情划定采访区域。

7. **开展新闻发布**　要指定现场新闻发言人，实行授权发布和归口发布。根据事态发展和处置情况以举行新闻发布会、组织媒体报道、接受记者采访、提供新闻稿等形式实时发布信息。应按照《卫生部关于法定报告传染病疫情和突发公共卫生事件信息发布方案》的要求客观、公正地做好事件信息的发布与通报工作。做到真诚坦率、早讲事实、重讲态度、慎讲结论。针对各种谣言、传言，迅速公开澄清事实，消除不良影响。

第四章
突发公共卫生事件应急健康教育技术指导手册

第一节　技术开发背景

健康教育是通过有计划、有组织、有系统的社会和教育活动，促使人们自愿地改变不良的行为，消除或减轻影响健康的危险因素，预防疾病，促进健康和提高生活质量。

在突发公共卫生事件的预防和处置工作中，健康教育促使广大群众和参与事件处置各方正确掌握事件进展信息和防控知识，树立正确的信念，消除不必要的恐慌，提高自我防护意识和能力，采取积极健康的行为方式，从而积聚力量共同应对危机，有效处置事件，维护公众健康。

健康教育既是政府、卫生系统、社会部门预防灾情和疫情的发生而采用的工作手段，更是突发事件发生时加强风险沟通、动员全社会力量应对危机的工作手段。本技术手册所指的应急健康教育特指发生突发事件时采取的健康教育对策，它必然是在日常健康教育工作基础上的应急措施，要求遵循卫生应急工作和健康教育工作基本原则，快速应对，随机应变，紧密衔接突发事件处置进程，努力实现有效处置事件的共同目标。

依据《中华人民共和国突发事件应对法》，我国突发事件分为自然灾害、事故灾难、公共卫生事件、社会安全事件四类，各类事件发生都和人的生命健康有关，卫生应急分担相应职责。本技术手册重点是关注突发公共卫生事件的现场处置，但同样适用于对自然灾害、事故灾难、社会安全事件处置的健康教育工作。

卫生应急工作在多年实践中获得进步。在应对 2003 年"非典"疫情、2008 年手足口病疫情、2008 年汶川地震、2009 年甲型 H1N1 流感疫情等重大事件过程中，健康教育发挥了作用，心理干预在汶川地震救护中体现价值，风险沟通也逐步引入并在危机管理中显现生命力。如今，健康教育、风险沟通、心理干预在突发事件应对中分担不同而又有关联的职能。健康教育是国民教育的组成部分，覆盖全民，终身教育。应急健康教育执行机构及时为灾难中

（事件中）人群提供卫生信息、知识、技能帮助。人们学习应对灾难，又在灾难中学习，日常健康教育与应急健康教育紧密相连，居民在突发事件中的行为方式是其求生本能反应、既往健康素养水平、应急健康教育效果等的综合体现。风险沟通以危机管理为指引，政府主导，协调部门、媒体、公众等不同角色快速获得一致的、权威的信息，消除疑惑，达成共识去面对并齐心协力处置事件。心理干预在卫生应急中应用越来越受到重视，健康教育与风险沟通工作能够舒解公众面对突发事件产生的恐慌情绪，而对于事件受害者及其家属深入细致的心理干预应该由专业的心理卫生人员提供服务，但是专业的心理卫生工作者严重不足。

应对突发公共卫生事件的健康教育工作部署应当是平战结合，平时（常态时）充分准备，战时（事件时）快速应对。本技术手册指导思想是：在日常健康教育充分准备的基础上，以符合风险沟通的要求来部署突发事件应急健康教育工作。

第二节　技术编制开发的依据

依据《中华人民共和国突发事件应对法》《中华人民共和国传染病防治法》《突发公共卫生事件应急条例》《国家突发公共事件总体应急预案》《国家突发公共卫生事件应急预案》《大型群众性活动安全管理条例》《卫生部法定传染病疫情和突发公共卫生事件信息发布方案》《全国健康教育与健康促进工作规划纲要（2005—2010年）》《全国健康教育专业机构工作规范》《国家基本公共卫生服务规范（2011年版）》等法律、法规，制定本技术手册。

第三节　技术应用的目的、适用范围

一、目的

指导建立突发公共卫生事件应急健康教育的工作机制，规范开展突发公共卫生事件应急健康教育工作。

二、适用范围

本手册适用于在基层发生的突发事件应急处置中健康教育工作。

第四节　工作原则

一、遵循卫生应急工作普遍原则

遵循预防为主、常备不懈的方针，贯彻统一领导、分级负责，反应及时、措施果断，依靠科学、加强合作的原则。

二、依法形成有效的健康教育运行机制

在各级政府的领导下，建立起以政府负责、部门合作、社会动员、群众参与、法律保障为特点的工作运行机制。

遵守《突发事件应对法》有关条款规定：

第六条规定：国家建立有效的社会动员机制，增强全民的公共安全和防范风险的意识，提高全社会的避险救助能力。

第二十九条规定：县级人民政府及其有关部门、乡级人民政府、街道办事处应当组织开展应急知识的宣传普及活动和必要的应急演练。居民委员会、村民委员会、企业事业单位应当根据所在地人民政府的要求，结合各自的实际情况，开展有关突发事件应急知识的宣传普及活动和必要的应急演练。新闻媒体应当无偿开展突发事件预防与应急、自救与互救知识的公益宣传。

第三十条规定：各级各类学校应当把应急知识教育纳入教学内容，对学生进行应急知识教育，培养学生的安全意识和自救与互救能力。教育主管部门应当对学校开展应急知识教育进行指导和监督。

第五十五条规定：突发事件发生地的居民委员会、村民委员会和其他组织应当按照当地人民政府的决定、命令，进行宣传动员，组织群众开展自救和互救，协助维护社会秩序。

第五节　准备工作

一、常态时组织机构及职责

1. **应急办公室**　评估风险，提供预警信息；发生突发公共卫生事件时，统一安排现场处置人员，协调各方关系。

2. **健康教育机构**　全民健康教育由专业机构和社会部门共同承担。根据原卫生部《全国健康教育专业机构工作规范》和《国家基本公共卫生服务规范 2011 年版》等规范要求，国家、省、地市、县级建立健康教育专业机构，

属于专业公共卫生机构，接受同级卫生行政部门领导；辖区内医疗卫生机构、机关、学校、社区、企业和媒体等单位作为健康教育机构，发挥各自作用，接受专业健康教育机构业务指导。健康教育专业机构应密切与卫生业务主管机构配合，及时确定当地各类突发公共卫生事件传播的核心信息，制作传播材料，并通过网络、宣传栏阵地、新闻媒体等平台开展形式多样的活动；具备根据事件进展情况，及时调整传播内容与方式的能力；负责建立现场疫情控制声像资料档案；负责开展应急健康教育效果评估。辖区内医疗卫生机构、机关、学校、社区、企业和媒体等机构作为健康教育工作网络的组成机构，发挥各自作用，分担责任。

3. **卫生业务主管部**　提供最新事件动态，疫情警报等级，事件处置专业知识。

二、事件发生时组织机构和职责

为及时、高效、有序地处理突发公共卫生事件，当地政府及卫生部门应成立突发事件领导小组，负责领导指挥突发事件处置工作，下设应急健康教育工作组织机构。

1. **工作小组**　由健康教育、传播学、流行病学等专业人员组成，负责突发公共卫生事件应急健康教育的策划、组织指导、实施工作。对卫生行政管理人员、医疗卫生机构和疾病预防控制机构的健康教育人员与各社区健康教育工作者进行培训，保证最新知识在卫生系统内部快速传播，保证对外传播信息准确并一致；积极发挥健康教育工作网络和志愿者队伍的作用，动员并支持社会各界开展健康教育工作，分担责任。

2. **现场应急工作组**　负责现场实施应急健康教育；利用各种渠道发放宣传折页、宣传画、小册子等各种形式的宣传品，应保证宣传到户，人人知晓；充分利用当地广播、电视、网络等媒体和机关企事业单位与社区的宣传栏等阵地。

3. **新闻宣传组**　精细做好与媒体的风险沟通工作，将最新的信息和知识提供给传媒，增加正面报道，促使公众树立战胜灾情、疫情的信心；协调配合媒体在广播、电视、网络和报纸上进行信息发布、舆论引导。

4. **后勤保障组**　负责协调落实应急健康教育经费；现场工作通讯与交通；应急健康教育资料供应、发放、储备。

三、应急启动条件

服从应急办统一调度，当地或周边地区出现突发公共卫生事件时，根据事件发展的情况分级处理，启动相应级别的组织领导体系和工作方案。

第六节　技术的方法

一、应急健康教育的对象

在常态时期，健康教育对象是辖区全体居民，基层按照基本公共卫生服务"传染病及突发公共卫生事件报告和处理服务规范"评估当地疫情和事件风险，依据"健康教育服务规范"提供服务。

在事件发生后，根据其与事件关联性划分不同的目标人群：

一级目标人群是指处于突发公共卫生事件范围内、直接受到影响的人群，如事件受害者、现场目击者等，他们迫切需要获得帮助，某些与生命健康有关的行为方式需要调整。

二级目标人群是指与一级目标人群有着密切联系，能影响一级目标人群的人员，如一级目标人群的亲属、朋友、同事、同学、领导、上司等。

三级目标人群是指参与事件处置的各类专业人员、职能部门人员、媒体人员。

四级目标人群是指关心事件的一般社会公众。

二、应急健康教育的内容

1. **突发公共卫生事件分期与健康教育应对**　突发公共卫生事件的发生、演变都有一个过程，通常有特定的生命周期，即发生、发展和减缓。在突发公共卫生事件管理上，我国划分为预警期、爆发期、缓解期和善后期，不同时期都要应用健康教育策略，整体架构见表4-1。

2. **健康教育内容储备**　突发公共卫生事件的健康教育，是一项基础性和综合性的工作。政府和卫生主管部门要确立辖区负责健康教育技术的机构，一般为各级疾病预防控制中心及健康教育部门，该机构要有预见性地准备各种传染性疾病、中毒、灾害的健康教育资料，以便在突发事件发生时及时开展工作，服务并动员社会部门分担健康教育职责，提高整体应对突发事件的反应能力。

各级健康教育机构要制定突发事件健康教育应急预案，收集、整理、分析既往突发事件案例，提炼出不同目标人群需要的、易懂的突发事件危险因素知识和具体防控措施，能够适时提供正确的、可行的应对信息。

突发公共卫生事件发生后，通过广泛动员，对群众讲解国家的相关法律法规，教育广大群众提高法制知识水平，并以实际行动承担社会责任、严格履行法律义务，自觉参与和积极配合政府部门的有关行动，形成全社会参与，群防

表 4-1　突发公共卫生事件分期和健康教育应对方式

分期	发生阶段	能力要求	主要任务	健康教育任务/职能	健康教育主要方式
预警期	事前	预警预备	防范事件发生，尽可能控制事态发展	消除危险因素，预防事件发生；普及救生、防灾救灾技能；引导对象储存必要的应急物资，培养其应急能力	专业机构：技术咨询与政策建议，业务指导与人员培训，总结与推广适宜技术，信息管理与发布，监测与评估。基层医疗卫生机构：提供健康教育资料，设置健康教育宣传栏，开展公众健康咨询活动，举办健康知识讲座，开展个体化健康教育。储备应急健康教育资料；组织群众应急演练
爆发期	事中	快速反应	及时控制已发生事件范围，防止扩大化和次生灾害产生	风险沟通；心理支持；社会动员	按照风险沟通原则做好事件初期和持续期卫生系统内部、政府、公众、媒体信息沟通。动员社会部门分担责任
缓解期	事中	恢复重建	保持应急措施有效并尽快恢复正常秩序	应对流言；坚定信心，增强依从性	及时监测舆情，消除误解，引导舆论。完善并巩固核心信息传播
善后期	事后	评估学习	总结经验教训，改进日常管理工作	总结评估	总结评估；回归常态

群治的良好局面，建立起应对突发公共卫生事件最广泛最坚强的统一战线。突发公共卫生事件涉及的对象和大众对造成事件的原因、危害性和转归、防控措施、相关卫生知识十分关注，迫切需要权威部门提供详尽信息，此时应有针对性地开展健康教育活动，指导对象采取可行的防护措施，实现将突发公共卫生事件所造成的危害减少到最低限度的目标。

依据突发公共卫生事件类型和演变阶段组合确定健康教育内容，各类事件健康教育内容准备表见表 4-2。

表 4-2　各类事件健康教育内容准备表

事件类型	健康教育内容					
	事件发生原因	事件进程信息	个体防控措施	群体防控措施	依法处置与救助政策	当地提供医疗卫生服务的信息
传染病						
食物中毒						
职业中毒						
其他中毒						
环境因素事件						
意外辐射照射事件						
传染病菌毒种丢失						
预防接种和预防服药						
群体性不良反应						
医源性感染事件						
群体性不明原因疾病						
非职业性一氧化碳中毒						

突发公共卫生事件按其演变过程，分为发生前期、发生期、持续期、恢复期，在突发公共卫生事件管理上，划分为预警期、爆发期、缓解期和善后期。不同时期，涉及事件的人群不同，心理状态不同，需求不同。在事件发生之前，应常态普及防灾减灾、救生自救等卫生应急知识技能，参与演练，家庭储备必要备灾物资，畅通渠道传达预警信息等；事件发生期，关于事件起因与范围的信息经常不是很全面，疑问多，传言多，迫切需要第一时间按照应急沟通原则开诚布公、富有同情心告知事件进程情况，同步传达、实施可行防控措施，果断稳定局面。在事件持续期，及时告知不断获得的事件发生原因、范围、救治进展等信息，组织落实个体与群体防控措施，肯定事件处置成绩，积极应对流言或谣言，鼓励继续正面应对事件。在事件恢复期，巩固防控措施，引导良好行为，分别对四级目标人群在事件处置中健康教育应对得失进行总结，转向常态健康教育服务。

3. 确定有针对性的内容　发生具体事件后，应从以下几个方面确定有针对性的应急健康教育内容：

（1）由卫生专业主管机构提供事件基本信息、进展信息、专业知识。

（2）健康教育工作组通过快速评估了解对象需求。

（3）综合既有的知识储备和新获得的信息由专家组确定要传播的"核心

信息"，统一发布使用。例如我国 2009 年应对甲型 H1N1 流感疫情，其核心信息确定经历的过程，可供各地借鉴参考（参见健康教育案例，核心信息的确定与更新）。

当前，传染病疫情类事件占全部报告事件的 70%。传染病可以进一步划分为呼吸道传染病、消化道传染病、虫媒传染病、接触及经血传播传染病。防控传染病的策略是围绕控制传染源、切断传播途径、保护易感人群三个环节展开，健康教育内容对应此三环节，具体落实到每种可能发生的传染病事件，确定其核心信息。

疾病防治基础知识可以从我国卫生专业网站获得，如中国健康教育网（http：//www.nihe.org.cn/）、中国疾病预防控制中心（http：//www.chinacdc.cn）、中华预防医学会（http：//www.cpma.org.cn）、国家卫生和计划生育委员会、各地卫生厅局、疾控中心网站。

4. 突发公共卫生事件中心理健康教育　在突发公共卫生事件中的不同阶段，目标人群心理需求不同，教育的内容也不相同。突发事件刚出现时，要第一时间面向全人群公开信息，起到预警作用，提高人们的警觉性。在突发事件发展过程中，应针对不同的人群和阶段开展不同形式的心理干预。

恐慌心理的应对：恐惧是人类对于突发事件、压力的一种自然反应，出现恐惧并非一无是处，恐惧可以使群体成员的联系更为密切，增强群体内部的凝聚力。突发事件发生时，为避免轻信传言而出现恐慌，权威信息及时公开透明是良策。按照风险沟通的程序，做好正面宣传，也诚实面对事件的不确定性，使公众认识到只要认真做好防护，就不必再有更多的担心。

焦虑及抑郁心理的应对：事件的直接受害者、家属等在处置或隔离场所易产生焦虑及抑郁心理；如果事件持续期长，有些对象在等待中惶惶不安。应明确告知各种突发生事件处置涉及的费用政策，减缓其医疗保障压力，在提供常规生活保障和普遍关注基础上，应通过心理医师咨询手段进一步疏导其心理。

三、应急健康教育的方法

健康教育是以传播、教育、干预为手段，以帮助个体和群体改变不健康行为和建立健康行为，并以促进健康为目的所进行的系列活动及过程。传播与教育相结合，以教育为主，以行为改变为核心。因此，突发公共卫生事件的应急健康教育的方法也应综合运用传播、教育与干预三类方法。

1. 常态时健康教育方法　基层依据《国家基本公共卫生服务规范 2011版》健康教育服务规范开展工作，见图 4-1，形成的工作网络、传播场地与工具、资料等是应急时可以继续应用并进一步发挥功能的重要资源。常态时健康教育为应急健康教育奠定基础作用。

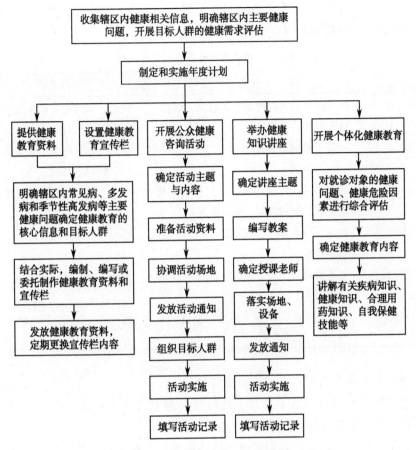

图 4-1　健康教育服务规范流程图

2. 应急状态时健康教育方法

（1）快速确定核心信息，统一口径传播。按照《突发事件应对法》第五十三条规定："履行统一领导职责或者组织处置突发事件的人民政府，应当按照有关规定统一、准确、及时发布有关突发事件事态发展和应急处置工作的信息"。根据政府的权威发布信息，由专业主管部门、健康教育专业人员共同确定事件发生原因、进程、防控、服务提供等内容的核心信息，向卫生系统内部、媒体、公众发布，根据事件防控进展和群众需求更新核心信息。防止出现"各吹各的号，各唱各的调"。

（2）多重传播渠道覆盖目标人群。应运用 12320 或开通热线咨询电话为社会人群答疑并调查收集需求。制作宣传折页、传单、海报、招贴画等各种宣传品，利用一切渠道进行发放，保证"盖边沉底"，宣传到户、到人。运用广播、电视、报纸、网络（含手机短信）等媒体开展宣传。利用机关企事业单位、街道、各个单位及窗口地区的宣传栏、科普画栏、板报等宣传阵地进行宣传。隔离区域可利用广播、电视、报纸、录像、网络（含手机短信）等手段开展宣传。在医院、学校等重点人群中开展培训活动。在应急健康教育中应根据影响的目标人群选择不同的传播渠道，见表4-3。

表4-3　渠道选择与影响的目标人群

渠道	方式	主要对象
组织渠道	内部文件、内部网站、备忘录；简报、电子邮件、手册	政府、部门与卫生系统人员（三级目标人群）
人际渠道	会议、培训、研讨	政府、部门与卫生系统人员（三级目标人群）
人际渠道	医患沟通、心理干预、入户教育、热线电话、街头咨询、居民讲座	事件一级、二级目标人群
小众渠道	传单、宣传画、家长信、门诊电视、远程教育	二级、一级目标人群
社区与场所渠道	交通枢纽、学校、医院、居民社区的宣传栏、广告	四级目标人群
大众媒介	电视、报纸、广播、网站；手机、微博、QQ等新媒体	四、三、二、一级人群

注：①不同沟通渠道方式应注意的事项：

通过媒体、网站、电子邮件、宣传材料等方式沟通：信息内容应审核批准，使用信息通稿（统发稿）。

通过手机短信沟通：利用手机短信沟通的特点和优势，重点提醒公众如何防护等。

通过电话咨询沟通：公布咨询电话、培训专门咨询人员，提供24小时咨询服务、按制定的信息内容回答咨询。

通过面对面沟通：由专业机构、权威人士开展。

②其他在沟通中应注意的事项：

选择的沟通场所对沟通对象没有压力；掌握沟通群体中有影响的人，开展重点交流或提前交流，发挥其影响力；沟通语气平和、语言通俗易懂，不要照本宣科；争取公众对政府应对危机的信任，增强公众面对危机的信心，激发公众参与应对危机的主动性；诚实、直率、公开，传递真实信息，澄清不实传闻；学会倾听，富有同情心，坦诚面对公众不同的意见和情绪。

（3）监测舆情，随机应变。《突发事件应对法》第五十四条规定："任何单位和个人不得编造、传播有关突发事件事态发展或者应急处置工作的虚假信息。"由于事件发展的不确定性和对信息掌握的不对称性，在突发事件发生时期，经常有不准确信息、甚至流言与谣言传播，必须监测舆情，积极应对。通过现场走访、12320或咨询电话接听分析，监测媒体、论坛等信息，确定公众对事件认识的动态变化情况。当今信息社会，媒体深刻影响公众获得事件信息的广度、深度、信任度，如果与媒体关系处理不好，则可能使非主流信息甚至谣言大行其道，造成公众恐慌或对卫生行政部门的措施不配合、不理解，从而不利于事件的处置，必须按照风险沟通原则采取以下措施做好媒体沟通工作。

1）判断媒体舆情对公众的影响：媒体关注度；报道的完整性；公众的反应。

2）确定媒体的关心点：事件发生的情况（时间、地点、性质、涉及人员）；事件发生的原因和危害；事件的进展和趋势；已采取的措施；公众防护建议；公众获取相关信息的渠道。

3）确定沟通方式：发布新闻稿；召开新闻发布会；召开媒体通气会；组织媒体采访；指定专家接受媒体采访；其他：书面沟通、电子邮件、口头沟通、电话采访等。

4）指定方案、实施沟通：确定沟通对象和范围；确定时间、方式和参加人员；编制新闻稿；确定发言人；预测媒体所提问题、并做好应对；监测媒体舆情信息。

2009 年我国有效应对甲型 H1N1 流感疫情，原卫生部和有关主管部门总结推广了风险沟通原则和方法，要求各地应以风险沟通为切入点，以符合风险沟通原则部署卫生应急健康教育，各个阶段、各类对象主要工作内容与方法，见图 4-2。风险沟通具体案例可以参考安徽省 A 县风险沟通预案，附件 4。

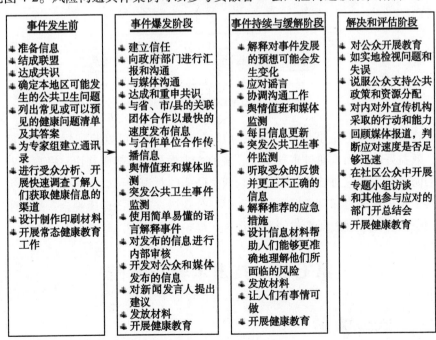

图 4-2　各个阶段、各类对象主要工作内容与方法

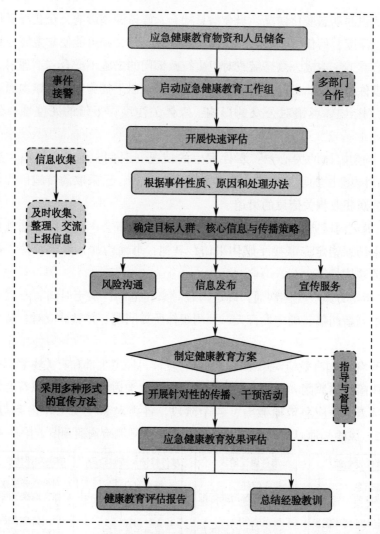

图 4-3　应急健康教育技术流程图

在突发公共卫生事件应急状态时开展健康教育，可以起到投入少、见效快、效益好的作用。通过多种渠道、多种方式普及应急健康知识，提高专业人员的防范意识和应对技能，强化群众依法防病的意识，可以提高公众应对突发公共卫生事件能力和自我保护能力，引导公众树立正确的健康观念，消除不必要的恐慌和因心理失衡造成的自我伤害，维护社会稳定。

第七节　技术步骤与流程

一、计划和准备

1. **启动健康教育工作组**　突发性公共卫生事件发生时，在突发公共卫生事件领导小组指导下，迅速启动健康教育工作组，负责组织协调、实施应对突发公共卫生事件健康教育工作。

2. **开展快速评估**　健康教育工作组要密切关注、了解突发公共卫生事件的发展，通过访谈、小组讨论、现场观察等形式进行快速评估，准确地找出发生突发公共卫生事件地区居民的健康需求，确定健康教育工作的重点内容。

3. **确定目标人群、核心信息与传播策略**

（1）根据发生突发公共卫生事件的性质和快速评估的结果，健康教育工作组分级确定健康教育工作的目标人群。

（2）健康教育工作组根据发生突发公共卫生事件的性质和目标人群的不同需求，准确地确定有针对性的核心信息。在确定核心信息时要注意把握以下三个原则：①政策性原则，即核心信息应该体现当地的文件精神；②科学性原则，即核心信息应该是科学、准确的；③通俗性原则，即核心信息要通俗易懂，容易被所理解和接受。

（3）健康教育工作组针对已经发生的突发公共卫生事件的特点，根据应对突发公共卫生事件的需要以及不同目标人群的需求和特点，在充分利用现有资源的基础上制定相应的健康教育传播策略。

传播策略的制定步骤：

1）明确需要解决的问题；

2）明确传播要达到的目标和确定检验指标；

3）确定哪些人群为主要的受众；

4）分析受众的特点；

5）选择、确定、表述与制作讯息；

6）传播媒介分析和选择；

7）资源分析；

8）信息传播与应急处置措施同步进行；

9）监测与评估；

10）制作实施工作计划表。

在制定健康教育传播策略时要注意把握三个原则：①有效性原则，即选择的传播策略必须是能够取得实际传播效果的；②可及性原则，即选择的传播策略必须是当地实际条件允许的，群众可及的；③时效性原则，即采用的传播策略必须是及时可行，能很快地覆盖到受众的。

二、健康教育工作步骤

发生突发公共卫生事件后，开展应急健康教育工作应按步骤进行。

1. **根据事件性质、原因和处理办法，制定应急健康教育预案**　根据突发公共卫生事件的性质、原因和处理办法确定开展健康教育的内容和方法，制订具体方案（包括健康教育机构的业务技术指导的内容），开展各项工作。积极利用各种健康教育资源，及时有效地开展工作。

2. **开展针对性的传播、干预活动**　健康教育传播预案和策略确定后，健康教育工作组要迅速行动，调动一切可以利用的资源，通过各种途径开展多种形式的健康教育传播、干预活动。根据需要制作必要的宣传资料，积极主动与相关行政主管部门沟通合作，并依托健康教育网络，将宣传资料快速地发放到群众手中，开展相应的咨询宣传工作。

突发公共卫生事件发生后常用的健康教育传播、干预方法包括：

（1）核心信息发布，根据《卫生部法定传染病疫情和突发公共卫生事件信息发布方案》规范突发事件核心信息的发布工作。及时地利用广播、电视、报纸和网络等大众媒体，迅速将核心信息覆盖到目标人群；

（2）制作、发放、张贴健康教育传播材料，如墙报、挂图、标语、传单等；

（3）利用讲座、培训对学校学生、单位职工、社区重点人群开展信息传播；

（4）利用热线电话开展免费咨询或救助、心理疏导、心理危机干预等；

（5）利用咨询、个别指导、小组培训等形式开展行为指导；

（6）其他，经常可以利用的渠道还有大喇叭、黑板报等。

3. **加强指导与督导**　发挥健康教育业务技术指导机构的作用，做好对辖区内医疗卫生机构、机关、学校、社区、企业和媒体等单位应急健康教育工作的技术指导。强化过程性资料的收集与整理。

4. **开展应急健康教育评估**

（1）过程评估：包括对计划实施情况进行分析评估，对宣传材料的发放工作进行评估。要及时做好健康教育资料发放对象、发放数量的记录和整理工作。快速分析健康教育开展情况及效果，根据评估结果有针对性地对计划以及干预方法、策略等进行修订调整。

（2）效果评估：突发公共卫生事件结束后，要组织有关人员对突发公共卫生事件的应急健康教育工作进行绩效评估，完成阶段性工作总结和效果评价报告。评估内容主要包括对不同人群进行突发公共卫生事件防治知识、态度、心理及健康行为形成率进行效果评估；对各级医疗卫生机构开展应急健康教育的方法、材料的可读性、健康教育材料的发放数、当地报纸上发表的文章数、广播、电视和网络节目次数，应急健康教育工作过程中存在的问题和取得的经验及改进建议。

（3）评估方法：

1）召开总结会：组织承担应急处置和实施应急健康教育有代表性的人员

召开座谈会，召集人不发表意见，全面听取参与人员对说确定指标的评价，根据评价意见总结分析，确定健康教育的有效性和改进措施。

2）抽样调查：根据评价指标，制定问卷调查表，在实施健康教育对象人群中随机选择一定数量的人群，进行问卷调查，分析结果，评估防治知识、态度、心理及健康行为的效果。

3）访谈：应急健康教育组织者采取上门或电话的方式，访问健康教育对象对实施的健康教育内容的反响，以评估其效果。

4）舆情监测：组织实施应急健康教育后，收集媒体的报道和公众的反响，按照评估指标进行评估，评定其宣传与沟通的效果。

5. **撰写应急健康教育效果评估报告**　应急健康教育效果评估内容主要包括评估事件及其背景、目的、方法、结论及依据、应急健康教育建议等几个部分。

例如：

×年×月×地区突发公共卫生事件应急健康教育效果评估报告

摘要：当评估报告较长时，可增加摘要。摘要简要概述具体事件应急健康教育的背景、评估的内容与方法、评估建议等。

一、背景或前言

简要说明事件相关的背景信息。

二、评估内容与方法

描述应急健康教育的内容，以及所使用评估方法、评估流程，参与评估的人员（可附专家名单）等。

三、效果评估及其分析评价

（一）不同人群进行突发公共卫生事件防治知识、态度、心理及健康行为形成率进行效果评估。

（二）对各级医疗卫生机构以及相关部门开展应急健康教育的方法、材料的可读性、健康教育材料的发放数、当地报纸上发表的文章数、广播、电视和网络节目次数进行评价。

（三）最后，应急健康教育工作过程中存在的问题和取得的经验。

可使用图、表将分析、评价过程直观地展示出来。

四、应急健康教育建议

根据评估结果，结合应急健康教育工作过程中存在的问题，针对性地提出本次应急健康教育的建议。

三、加强部门合作

当发生突发公共卫生事件或受突发公共卫生事件威胁时，健康教育工作应在当地政府领导下，多部门参与完成，卫生、教育、交通、农业、畜牧、出入境检疫机构、新闻、财政等部门应在各自的职责范围内开展或支持开展健康教育工作。

1. **卫生部门**　疾病预防控制中心、卫生监督所、各级各类医疗卫生单位要密切配合，各司其职，在开展流行病学调查和救治患者的同时，应及时动员全社会参与防治工作，为媒体及公众提供权威的宣传材料及技术指导，共同做好预防控制突发性公共卫生事件的健康教育工作。

（1）疾病预防控制中心制备各种疾病的健康教育资料，提高对突发公共卫生事件的快速反应能力，配合有关媒体如广播、电视、报纸等做好日常宣传和应急宣传。督导基层卫生单位落实"健康教育服务规范"和"突发公共卫生事件报告和处理规范"。

（2）卫生监督部门做好基层"卫生监督协管"项目指导，加强落实学校健康教育、食品安全、饮水卫生等措施，减少事件发生机会。

（3）爱卫办要组织开展爱国卫生运动，督促机关、学校、企事业单位、街道、乡镇政府搞好环境卫生，动员社会力量参与卫生工作，分担责任。

（4）各级各类医疗单位要加强对各种突发性公共卫生事件的宣传教育，对街道、乡镇居民开展全民健康教育，必要时配合社区、村进行宣教资料分发入户，普及防治知识，提高群众自我防范意识和自我保护能力。

2. **教育部门**　落实学校传染病防控措施和食品安全、饮水安全工作，在学校开展健康教育工作。学校是当地突发公共卫生事件特别是传染病类突发公共卫生事件高发地方，学校是社区卫生应急工作重要力量。

3. **交通部门**　设置临时的消毒、检疫点，做好过往车辆的消毒工作及对过往人群做好宣传教育和突发事件知识的普及工作。

4. **农业、畜牧、出入境检疫机构**　在各自范围内做好健康教育工作。

5. **新闻媒体**　积极配合卫生相关部门做好突发事件知识宣传和正面报道工作。

6. **财政部门**　做好健康教育工作经费的保证工作。

参考文献

1. 杨青云. 健康教育与健康促进在卫生应急工作中的作用 [J]. 社区医学杂志, 2009 (18): 57-59.

2. 苏莉，韦波. 突发公共卫生事件下的群体心理反应与干预［J］. 中国行为干预医学，2005（14）：1139-1141.

3. 突发公共卫生事件应急风险沟通手册. 卫生部卫生应急办公室 & 中国健康教育中心. 2011，5.

4. 黄丽华. 健康教育在应对突发公共卫生事件中的作用［J］. 中国健康教育，2010（26）：64-66.

5. 程蔼隽，蒋东升，申悦霞，左贵峰，司永光. 突发公共卫生事件中健康教育的作用及策略［J］. 预防医学情报杂志，2009（02）：134-136.

附件

附件 1　专 业 术 语

1. **突发事件**（emergency）　突然发生，造成或者可能造成严重社会危害，需要采取应急处置措施予以应对的自然灾害、事故灾难、公共卫生事件和社会安全事件。

2. **突发公共卫生事件**（public health emergency）　突然发生，造成或者可能造成社会公众健康严重损害的重大传染病疫情、群体性不明原因疾病、重大食物和职业中毒以及其他严重影响公众健康的事件。

3. **健康教育**（health education）　健康教育是通过有计划、有组织、有系统的社会和教育活动，促使人们自愿地改变不良的行为，消除或减轻影响健康的危险因素，预防疾病，促进健康和提高生活质量。

4. **风险沟通**（risk communication）　风险沟通是交流与潜在的、不确定的风险有关的信息，通过目标人群进行风险信息的传播，以使得沟通对象对风险有正确的认识，并使其采取有效的预防、治疗和控制行为，以将该风险对公众和社会的危害降低到最低。

5. **传播**（communication）　传播是一种社会性传递信息的行为，是个人和集体之间以及集体与个人之间，传递新闻、事实、意见信息的过程。

6. **传播策略**（communication strategy）　传播策略是一个有组织、有系统的为达到某种预定目标，在特定时间内通过某（几）种传播渠道向目标人群（受众）传播特定讯息的全面计划。

附件2 健康教育服务规范——国家基本公共卫生服务规范（2011年版）

一、服务对象

辖区内居民。

二、服务内容

（一）健康教育内容

1. 宣传普及《中国公民健康素养——基本知识与技能（试行）》。配合有关部门开展公民健康素养促进行动。

2. 对青少年、妇女、老年人、残疾人、0~6岁儿童家长、农民工等人群进行健康教育。

3. 开展合理膳食、控制体重、适当运动、心理平衡、改善睡眠、限盐、控烟、限酒、控制药物依赖、戒毒等健康生活方式和可干预危险因素的健康教育。

4. 开展高血压、糖尿病、冠心病、哮喘、乳腺癌和宫颈癌、结核病、肝炎、艾滋病、流感、手足口病和狂犬病、布病等重点疾病健康教育。

5. 开展食品安全、职业卫生、放射卫生、环境卫生、饮水卫生、计划生育、学校卫生等公共卫生问题健康教育。

6. 开展应对突发公共卫生事件应急处置、防灾减灾、家庭急救等健康教育。

7. 宣传普及医疗卫生法律法规及相关政策。

（二）服务形式及要求

1. **提供健康教育资料**

（1）发放印刷资料：印刷资料包括健康教育折页、健康教育处方和健康手册等。放置在乡镇卫生院、村卫生室、社区卫生服务中心（站）的候诊区、诊室、咨询台等处。每个机构每年提供不少于12种内容的印刷资料，并及时更新补充，保障使用。

（2）播放音像资料：音像资料包括录像带、VCD、DVD等视听传播资料，机构正常应诊的时间内，在乡镇卫生院、社区卫生服务中心门诊候诊区、观察室、健教室等场所或宣传活动现场播放。每个机构每年播放音像资料不少于6种。

2. **设置健康教育宣传栏** 乡镇卫生院和社区卫生服务中心宣传栏不少于2

个，村卫生室和社区卫生服务站宣传栏不少于 1 个，每个宣传栏的面积不少于 2 平方米。宣传栏一般设置在机构的户外、健康教育室、候诊室、输液室或收费大厅的明显位置，宣传栏中心位置距地面 1.5～1.6 米高。每个机构每 2 个月最少更换 1 次健康教育宣传栏内容。

3. **开展公众健康咨询活动**　利用各种健康主题日或针对辖区重点健康问题，开展健康咨询活动并发放宣传资料。每个乡镇卫生院、社区卫生服务中心每年至少开展 9 次公众健康咨询活动。

4. **举办健康知识讲座**　定期举办健康知识讲座，引导居民学习、掌握健康知识及必要的健康技能，促进辖区内居民的身心健康。每个乡镇卫生院和社区卫生服务中心每月至少举办 1 次健康知识讲座，村卫生室和社区卫生服务站每两个月至少举办 1 次健康知识讲座。

5. **开展个体化健康教育**　乡镇卫生院、村卫生室和社区卫生服务中心（站）的医务人员在提供门诊医疗、上门访视等医疗卫生服务时，要开展有针对性的个体化健康知识和健康技能的教育。

三、服务流程

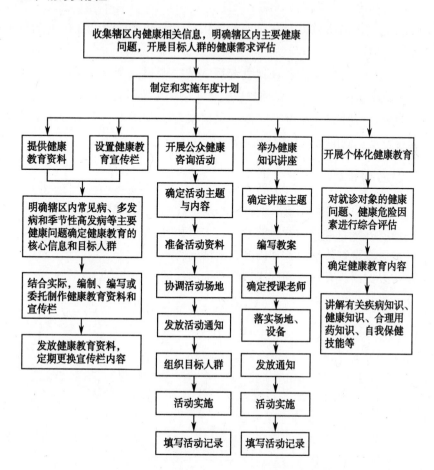

四、服务要求

1. 乡镇卫生院和社区卫生服务中心应配备专（兼）职人员开展健康教育工作，每年接受健康教育专业知识和技能培训不少于 8 学时。树立全员提供健康教育服务的观念，将健康教育与日常提供的医疗卫生服务结合起来。

2. 具备开展健康教育的场地、设施、设备，并保证设施设备完好，正常使用。

3. 制定健康教育年度工作计划，保证其可操作性和可实施性。健康教育内容要通俗易懂，并确保其科学性、时效性。健康教育材料可委托专业机构统一设计、制作，有条件的地区，可利用互联网、手机短信等新媒体开展健康教育。

4. 有完整的健康教育活动记录和资料，包括文字、图片、影音文件等，并存档保存。每年做好年度健康教育工作的总结评价。

5. 加强与乡镇政府、街道办事处、村（居）委会、社会团体等辖区其他单位的沟通和协作，共同做好健康教育工作。

6. 充分发挥健康教育专业机构的作用，接受健康教育专业机构的技术指导和考核评估。

7. 运用中医理论知识，在饮食起居、情志调摄、食疗药膳、运动锻炼等方面，对城乡居民开展养生保健知识宣教等中医健康教育，在健康教育印刷资料、音像资料的种类、数量、宣传栏更新次数以及讲座、咨询活动次数等方面，应有一定比例的中医药内容。

五、考核指标

1. 发放健康教育印刷资料的种类和数量。
2. 播放健康教育音像资料的种类、次数和时间。
3. 健康教育宣传栏设置和内容更新情况。
4. 举办健康教育讲座和健康教育咨询活动的次数和参加人数。

六、健康教育活动记录表

健康教育活动记录表

活动时间：	活动地点：
活动形式：	
活动主题：	
组织者：	
接受健康教育人员类别：	接受健康教育人数：
健康教育资料发放种类及数量：	
活动内容：	
活动总结评价：	
存档材料请附后 □书面材料　　□图片材料　　□印刷材料　　□影音材料　　□签到表 □其他材料	

填表人（签字）：　　　　　　　　负责人（签字）：

填表时间：　　　年　　月　　日

附件3 应急风险沟通

一、应急风险沟通的基本原则

1. 提早准备、及时主动。

2. 信息真实、口径一致。

3. 有利应对、维护信誉。

二、成功沟通五要素

1. 提早计划。

2. 第一时间发布。

3. 表示理解与同情。

4. 显示权威性与专业性。

5. 保持诚恳与开放性。

三、按沟通目的来划分，突发公共卫生事件可分以下五个阶段：

1. 准备阶段

（1）完成计划及准备工作

1）可能发生的突发事件类型；

2）一些问题进行合理的预测；

3）寻求初步的解决方案。

（2）沟通计划草稿

1）留待以后补充的问题；

2）建立多部门沟通协调机制；

3）确保意见一致。

2. **初始阶段** 初始阶段，人们需要即刻得到信息：时间、地点、发生了什么；正在实施的措施等信息沟通者应该做好准备，尽量及时、准确、完整地回答问题。卫生部门应该及时发布他们知道什么、他们目前还不知道什么以及他们对此有何认识的相关信息。

（1）快速发布信息

1）客观的发布事实，表示理解与同情；

2）简单明了的通报和解释风险；

3）维护机构和发言人的信誉；

4）提供行动建议（包括从哪里获得更多信息等）；

5）向相关部门及公众承诺将根据事态发展及时发布信息。

（2）及时沟通、坦诚布公

1）及时沟通是减轻公众焦虑的最好方式；

2）告诉公众发生了什么，让公众有事可做；

3）努力成为权威的信息来源；

4）当几乎没有信息可提供时，如何开展调查的，何时将有进一步信息来进行沟通；

5）表明你们正在积极应对这个事件，其方法是合理的、人性化的。

（3）风险沟通需要

1）不断进行风险评估；

2）调整沟通对象；

3）完善沟通方案；

4）有效沟通。

（4）信息发布的授权

1）遵守相关的法律法规；

2）得到领导的授权和批准。

3. 持续阶段

（1）危机持续阶段的沟通目标

1）帮助人们更准确地理解自己面临的风险；

2）向人们提供相关信息（例如：怎么发生的？之前发生过吗？如何能阻止其再度发生？长期内我会没事吗？）；

3）获得公众对应对措施的理解与支持；

4）收集相关部门及公众的反馈信息，并及时补充和完善；

5）阐明公众应对突发事件所采取的行为建议的理由；

6）促进公众对风险的正确认知，权衡利弊，作出适当的决策。

（2）做好应对准备

1）媒体会持续关注事态的进展。流言、谣言的出现，以及专家之间意见的不一致，都会使得我们的沟通工作面临着更大的挑战。

2）危机中，不同部门的专家都可能对事件进行公开评论，有可能出现误解信息、甚至相互反驳的现象，极易造成公众对信息产生误导和混淆，导致公众无所适从、产生恐慌和混乱，甚至对政府和专业机构产生质疑。

3）应急沟通人员需要对此做好应对准备。

4）做好与其他部门及权威专家的沟通，做好媒体舆情和公众舆论的监测，适时调整沟通策略。

4. 平息阶段

（1）平息阶段的沟通目标

1）客观地评估沟通过程中存在的问题，强化和完善有效的应对策略与措施；

2）提高公众将来应对类似突发事件的能力；

3）提高公众支持与配合公共卫生政策和措施的意识；

4）提高多部门间的风险沟通与合作能力。

（2）危机一旦平息，各部门工作都将恢复常态，而人们对此类危机的认知已有所提高。

（3）危机过后，需要对"事件究竟是怎样处理的"进行回顾与总结，以应对媒体可能的问询。

（4）在此阶段，公众/媒体对突发事件的关注度有所减弱。研究表明，在突发公共卫生事件处置之后，社区公众更容易接受和理解如何规避或减轻风险的健康教育。为了进一步提高公共健康和危机意识，开展强化的公众健康教育活动是必要的。

5. 总结与评估阶段　危机结束后，需要进行总结与评估，内容包括：

（1）评估沟通计划与工作的实施效果。

（2）总结经验和教训，明确可以有助于改善危机应对计划的具体策略和措施。

（3）进一步完善风险沟通的计划。

附件4　应急风险沟通预案案例

一个县域突发公共卫生事件风险沟通预案

背景："中国高致病性禽流感及人流感大流行防控能力建设项目"是由世界银行禽/人流感信托基金赠款支持的，由原卫生部和农业部在安徽和辽宁两个省8个县实施，项目时间为2007年至2011年。项目内容之一是风险沟通理念的引入和在基层贯彻，产出了《县级流感大流行大众风险沟通新闻发言人培训十三讲》《县级流感大流行大众风险沟通计划制定指南》和《甲型H1N1流感风险沟通实务（案例集）》三本实用性很强的教材。安徽省A县是项目县之一，积极参与项目，在2012年制定下发了A县突发公共卫生事件风险沟通工作预案。该预案包括日常健康教育准备的4项职能、发生事件时9项措施、专门对舆情处理的4项对策以及及时总结评估。预案有新理念支持，符合县域特点，可操作性强，值得学习借鉴。

安徽省 A 县卫生局
关于印发突发公共卫生事件风险沟通工作预案的通知

各医疗卫生单位：

为做好突发公共卫生事件应急处置工作，进一步规范突发公共卫生事件风险沟通工作，正确引导舆论，经研究制定了《突发公共卫生事件风险沟通工作预案》。现印发给你们，请组织学习，并认真贯彻执行。

二〇一二年七月十九日

抄报：市卫生局应急办、县政府办

突发公共卫生事件风险沟通工作预案

为适应信息社会发展的新形势，规范突发公共卫生事件风险沟通工作，正确引导舆论，特制订本工作预案。

一、适用范围

（一）本预案所称突发公共卫生事件是指突然发生，造成或者可能造成社会危害，需要采取应急新闻处置措施予以应对的公共卫生事件和其他与卫生工作有关的公共事件、舆情事件等。

（二）本预案所称风险沟通工作是指卫生部门针对已发生或潜在的卫生领域公共事件开展的舆情监测、内部沟通、信息发布、健康传播等活动。

二、工作原则

风险沟通工作要坚持正确导向，维护社会稳定；坚持以人为本，满足信息需求；坚持及时准确，积极引导舆论；坚持公开透明，做好媒体服务；坚持关口前移，做好未雨绸缪；坚持规范管理，科学防范风险。

三、成立组织机构

成立突发公共卫生事件风险沟通工作领导小组，县卫生局局长任组长，分管副局长、县疾控中心主任任副组长、局应急办主任，疾控中心、卫生监督所、县医院分管领导为成员。

卫生局分管副局长新闻发言人，应急办主任为新闻联络员。

四、日常工作中的风险沟通

卫生领域突发事件风险沟通工作要做到关口前移，在日常工作中加强舆情监测，及时发现热点问题，开展信息发布和政策解读，保证卫生工作顺利实施；加强健康传播，提高公众健康素养。通过开展日常的沟通工作，防止突发事件的发生或降低事件的负面影响。

（一）舆情监管。通过监测媒体报道，互联网信息、公众反应等，及时发现舆论热点，掌握舆情走势，进行分析研判，以备及时、准确回应。

（二）议程设置。结合重大政策和工作举措的出台以及卫生宣传日、卫生热点问题等，主动设置议程，策划宣传活动，提高风险沟通的针对性和有效性。

（三）信息发布。结合监测到的热点问题和重点卫生工作，积极配合上级部门通过新闻发布会、媒体沟通会、新闻稿、媒体采访等形式开展信息发布，加强政策解读，正确引导舆论。

（四）健康传播。对于有潜在风险的卫生相关话题，以公众喜闻乐见的形式，普及健康知识，增强传播的有效性，针对性和可及性，提高公众健康素养，增强公众对健康信息的甄别能力。

五、突发公共卫生事件和其他公共事件的风险沟通

重大突发公共卫生事件和其他公共事件发生后，按照以下程序开展风险沟通工作，一般性的事件可以视情简化有关程序。

（一）信息搜集整理。新闻宣传相关人员在与县委宣传部联系后，我局突发公共事件风险沟通工作领导小组负责收集事件信息，与宣传部门共同制定对外口径。

（二）成立工作机构。按照处置工作的统一安排，突发公共卫生事件风险沟通工作领导小组牵头组建新闻宣传组，负责风险沟通的组织协调工作。视情况将人员分配成后方和前方两套工作班子。与新闻宣传主管部门保持联系，争取支持和指导。

（三）制订工作方案。突发公共卫生事件风险沟通工作领导小组制订风险沟通工作方案，包括发布计划、发布内容、发布方式、健康传播、媒体服务和物质保障等相关内容。

（四）舆情监测研判。及时通过互联网和 12320 公益电话等渠道收集舆情，分析研判，编写舆情信息专报，提出风险沟通建议，为决策提供参考。

（五）赶赴事件现场。及时联系有关部门，提前准备必备的工作和生活物资，落实办公场所、设备等办公条件，协调组织媒体赶赴事件现场。

（六）现场采访服务。配合有关部门成立现场新闻宣传工作机构。对现场记者进行登记造册，提供采访接待等服务。根据安全等情况，酌情划定采访区域。

（七）开展新闻发布。根据事态发展和处置情况以举行新闻发布会、组织媒体报道、接受记者采访、提供新闻稿，授权新闻单位发布等形式实时发布信息。做到真诚坦率、早讲事实、重讲态度、慎讲结论。针对各种谣言、传言，迅速公开澄清，消除不良影响。

（八）加强健康传播。发挥专家优势，利用各种方式，传播健康知识，提升公众健康素养。

（九）发挥新媒体作用。协调网络和通信部门，充分发挥互联网、手机等新媒体的作用，开展信息发布、知识传播等风险沟通工作。

六、舆情事件的风险沟通

日常舆情监测中发现的舆论相对集中、涉及问题敏感、社会影响较大、可能引发公众过激反应和媒体进一步炒作的热点问题，可判定为舆情事件，按照以下程序开展风险沟通工作。

（一）启动应对工作。及时追踪舆情线索，同时与上级部门联系，制订工作方案，准备对外口径，研判首次发布信息的时机。

（二）密切监测舆情。配合有关部门及时通过互联网、热线电话、手机短信等渠道收集舆情，编写舆情信息专报，提出风险沟通建议，为进一步应对提供参考。

（三）及时发布信息。根据舆情研判结果、事态发展和处置情况，针对舆论热点，及时以举行新闻发布会、接受记者采访、提供新闻稿等形式滚动发布事件信息。在舆情应对过程中，注重发挥专家优势，传播健康知识。

（四）加强上下联动。主动联系上级主管部门及同级新闻宣传主管部门，共同做好舆情事件应急处置工作。

七、总结工作

事件处置工作基本结束后，突发公共卫生事件风险沟通工作领导小组及时总结成功经验，分析存在问题，提出工作建议，及时上报上级有关部门。对总结材料进行归档。

附件5 应急心理干预

心理干预是用心理科学理论和健康教育的手段帮助个体和群体掌握心理保健知识，树立心理健康观念，自觉采纳有益于心理健康的行为和生活方式，其目的是减轻或消除影响心理健康的危险因素，增进健康，提高生活质量。

突发公共卫生事件对人们的心理影响不容忽视，而这种对公众心理造成的影响将会进一步恶化。事件对于人们造成的伤害有时是毁灭性的，它除了给事件当事人带来身体上的伤害，更重要的是会给当事人心理和精神上带来更大、更严重的伤害，以及由此造成当事人的思维方式、情感表达、价值取向、生活信念、以及对生命价值观等许多人格上远期的变化。在非典疫情过程中由于在事件中所处的角色及受事件的影响程度不同，不同群体会产生各种各样的心理反应和心理问题。在病人或幸存者中，当个体得知患病和疑似患病需要进行医疗处置时，可能出现否认、愤怒、恐惧、抱怨、焦虑等情绪反应。当最终确认患病后，会感到沮丧、孤独、无助、绝望，出现抑郁情绪，最突出的情绪表现是害怕、孤独感、厌倦和愤怒。在医务人员及救援人员中，最常见的反应是害怕、焦虑、愤怒、沮丧、挫败感等。许多一线医务人员都经历过职业道德及责任感，与害怕被感染的矛盾心理。这样的心理影响并不是短时间内就能消除的。而社会公众在非典疫情开始阶段不了解疾病的严重性，忽视个人防护，随着事态的发展，出现普遍的恐慌心理，不敢出门、盲目消毒、过分关注，以至恐惧，甚至易怒、有攻击行为或有报复想法，少数人也出现精神障碍。

因此，在处理突发重大灾害的同时，应当建立和完善突发公共事件社会心理干预机制，应用健康教育的方法对危机尽快控制局势的重要手段。心理援助和干预可以减轻急性应激反应的程度，对那些比较严重的受害者进行早期的心理干预能够阻止或减轻远期心理伤害和心理障碍的发生率，对已经出现远期严重心理障碍的人员进行心理治疗可以减轻他们的痛苦水平，帮助他们适应社会和工作环境。对于可能产生的突发公共卫生事件和在突发公共卫生事件发生时和发生后，有组织、有计划地为受害人提供心理援助和干预是非常必要的。

综合国内外的研究，突发公共卫生事件会给不同人群带来不同的社会心理影响，主要表现如下：

1. **直接受害者**　突发公共卫生事件可直接使受害者致病、致残或死亡等。在事件发生时及发生后，受害者需要调用身体和心理的几乎所有资源来应付这种强烈应激。应激会导致应激激素分泌增加，并导致全身性代谢效应、生理变化（尤其是脑功能变化）、行为改变和疾病发生。

2. **受害者的亲友**　受害者的死亡或受伤是亲友必须面对的问题，他们对这种丧失会产生躯体和心理应激反应。

3. **医护人员和救援人员**　在救援和处理事件过程中，救援人员面临着很强的精神应激，甚至生命威胁。因此，他们的身体和精神不可避免地要产生应激反应。国外已经有很多研究报道了消防队员、警察、参与急救的医护人员和突发事件处理者都会产生急性应激障碍和创伤后应急障碍。

4. **一般公众**　重大传染病疫情开始阶段公众不太重视疾病的严重性，待认识到了事件的严重性后，开始出现普遍的恐慌心理，过分关注，以至恐惧等。恐怖袭击及灾难事件易引起公众焦虑、恐慌，少数人会发生精神障碍。公众的恐慌严重时甚至可引发社会混乱，威胁社会稳定。

突发事件有着群体性、危害严重性等特点，因此要把着眼于"人群"的综合性公共卫生干预措施与专业性心理干预结合起来。国内外一些学者认为应从以下几个方面进行突发公共卫生事件群体心理干预。

1. **加强监测及信息管理**　首先，要加强以人群为基础的监测，把对人群的心理卫生监测纳入监测系统。以人群为基础的监测系统，可以及时鉴别出突发事件中有应激障碍风险的人群，并评价、预测人群应激障碍的流行，从而能尽早采取干预措施；监测系统还可以用来监控心理干预措施的实施及其效果，并直接指导卫生资源的有效分配。因此，无论是在突发公共卫生事件的防御阶段，还是反应阶段，监测都能起到十分重要的作用。然后，利用监测系统收集的信息，构建起一套完整有效的信息系统，特别是公共卫生信息系统。该系统必须自上而下统一管理，通畅无阻，而且要确保政府公布的信息完整、统一和权威。特别在发生突发公共卫生事件的敏感期，公众大多数都缺少理性分析、分辨的能力，要消除恐慌和传言，最有效的方法就是信息公开。各级政府之间、部门与部门之间、政府部门与医疗部门间的沟通必须畅通、高速和便捷，以使政令无阻。政府必须实行信息公开、信息透明并科学有效地管理信息，增强消息传播的信度、速度和效度。任何时期信息不对等，信息封闭都最有可能导致大众的心理猜疑与心理不安。及时、可信、准确的信息发布系统有利于引导公众消除恐慌心理，冷静对待疫情，真正发挥预警作用。

2. 建立健全社会心理预警系统　建立突发公共卫生事件心理监测和预警系统，在重大疫情发生时及时监测公众的心理危机，为政府部门提供信息支持，指导公共卫生部门和社会各方面的协调与配合。在加强人群监测以及信息管理的基础上，逐步构建起突发事件社会心理预警系统，使重大突发事件的社会心理预警研究不断深入，为领导决策和改善公众在灾难时期的应对能力，提高心理健康水平提供依据。建立突发公共卫生事件的心理预警系统，首先要确立指标体系，可从以下几个方面选用心理预警指标：①疫情风险的认知评价指标；②心理紧张度和心理症状指标；③疫情发展的预期指标；④经济与生活影响评价指标；⑤应对行为指标。根据公众的反应，建立心理预警等级，分级处理，设立相应的应对方案。

3. 加强对公众的健康教育　强化宣传，提升公民道德和法制意识，重建强大的社会支持系统。成熟的社会支持系统应该是灾区人们的奋力自救和非灾区人民一方面倾力赈灾，另一方面维护和营造一个依然安全有序的社会秩序和充满温情的生存空间。社会公共道德、集体主义精神、团结互助意识无疑是抗灾救灾、防灾减灾不可缺失的精神力量。此时，宣传舆论媒体必须成为倡导团结协作、众志成城的强大武器，有效利用传媒工具，特别是现代网络资讯及时、便捷、立体全方位等优势，及时地宣传和传播社会各界对事态的关注和对灾区人民的共同关怀之情，引导公众正确认识和判断突发公共卫生事件，激发公众的防灾减灾道德责任意识。突发公共卫生事件面前人类应该学会携手共度难关，任何刻意的回避、逃跑、隐瞒都是不道德的。法律可以依法对恶意传播不实讯息、蓄意报复等卑劣行为者实施严惩。彰显法律维护人权和道义的力量。同时，公众应该学着反思自我的观念和行为，改善生活方式和卫生习惯；共同审视人与自然、人与社会、人与人之间的关系。积极的社会心理支持将提高大众应对突发公共卫生事件的认识力、反应力、耐受力和心理平衡能力。

反思教育，增进公民心理素质的教育内容和方法，提高公民心理承受力。突发公共卫生事件普遍影响大众日常心理，更使部分民众产生"应急障碍"。在完善应急机构和设施的同时，必须动用广泛的社会力量，配备专业人员，启用技术支持，给予资金保障来建立一个现代化防灾系统，强化心理疏导，施与灾后心理干预和特殊干预，以减少民众"创伤综合征"的发生。如何培养大众良好的心理承受力？良好的社会心理承受力需要长期的教育和训练方能形成。当前中国学校教育普遍缺乏生命教育课程，缺乏基本的防灾避险知识技能教育，因此，地方教育主管部门根据本地区域特征，强制地、持续地同时又是适度地开设生命安全课程，包括生死观、价值观、逃生、救生、避险、情景模拟演练、野外生存技巧和知识等。日常教育中增设心理卫生与健康知识，辅以心理讲座、开设心理咨询专栏，开展心理训练、心理咨询和治疗等活动，既不夸大突发公共卫生事件的恶性影响，也切不可忘记灾害曾给人们留下的伤痛。长期、持续、有效的日常教育和演练势必普遍提高学生应急反应力和心理承受力，进而增强全社会的防灾减灾意识。

我国防治"SARS"的工作经验表明，突发公共卫生事件发生时，开展广泛深入的健康教育和健康促进活动，可以使公众正确了解有关知识，增强公众的心理承受能力和应变能力。这一方面可以避免大范围的社会恐慌，维持正常的社会秩序；另一方面还可以动员全社会的力量，极大地促进突发公共卫生事件的防治工作。健康教育的方式可灵活多样，除传统的印发科普资料、报告、讲座、咨询等，利用电视、电台、报纸、网络等现代传媒手段能收到更好效果。

4. 心理咨询热线 心理咨询热线兼有专业性心理干预与健康教育的作用。研究资料表明，心理咨询热线有着安全性、隐秘性、持续性、服务广泛性、方便性等特点，使得这种形式的心理服务成为危机时期的一个有力帮助力量，也是收集公众心理信息一个有利工具。据报道，2003年5月1日，中国科学院心理所面向全国开通了4条SARS心理咨询热线，有效地帮助了求助者缓解心理压力、舒解负性情绪、采取更适应性的行为应对方式，有利于公众心态的安定。"9·11"事件发生后，打入纽约市心理卫生部门主办的心理咨询热线的电话是事件前的两倍。国内外研究资料均表明，心理咨询热线是突发事件期间，容易获得，并被广泛接受的心理干预方式。

5. 专业性心理干预 心理干预工作者一般是经过专门训练的心理学家、社会工作者、精神科医生等专业人员。需要心理干预的人群范围很广，包括：病人、幸存者；隔离人群；医护人员及救援人员；社会公众等。心理干预对象不同，其干预重点和内容也各有侧重。

　　加强心理危机干预，危机干预目前有平衡模式、认知模式和心理转变模式，需要采取综合模式，不同的对象采取不同的措施，如电话热线心理援助、个别心理咨询、团体辅导、心理健康讲座、网上心理在线咨询和精神科医生转介等，以维持公众的心理平衡，改变非理性的认知，引导公众从心理、社会和环境三个方面寻求应对危机的策略。心理危机发生发展可经历危机前平衡状态、危机发生时的状态和危机后的平衡状态。在事件发生的最初阶段，人们习惯应用日常的应对技巧和解决问题技术，维持心理稳定，此期以心理健康教育为主；危机发生时，个体难以承受紧张、焦虑，心理症状出现或明显加重，以个别或体咨询、精神科医生转介。心理卫生工作者不仅要给公众以心理支持和帮助，更要给死亡者、受伤者和发病者的亲属提供心理社会支持，以倾听、安慰为主，淡化问题解决（problem solving），注重情感支持，必要时使用精神药物对症治疗。对志愿者、救援者提供心理晤谈。对公众，增开心理咨询热线，开展心理健康教育；在公共卫生事件控制阶段，有针对性地普及心理健康知识，开展心理咨询。

　　SARS 流行期间，中国疾病预防控制中心公布了心理干预方案，以及 SARS 患者相关精神障碍的预防与推荐治疗原则（草案），仍需进一步完善。在现阶段，心理危机干预要由政府领导协调，专业学会组织。普及心理健康知识，将心理咨询服务深入到社区，提高社区人群寻求心理帮助的自觉性，协助人们从危机中学习有效的自我调节方法，增强心理应对能力。

第五章

突发公共卫生事件现场心理干预技术指导手册

近年来，公共卫生事件、自然灾害、事故灾难、社会安全事件等各类突发事件频发，对公共卫生安全构成严重威胁，卫生应急管理和决策的复杂性和难度日益增加。世界卫生组织专家认为，没有任何一种灾难能像心理危机那样给人们带来持续而深刻的痛苦。研究表明，对灾难心理危机进行主动积极的干预、疏导和救治，对帮助处于危机中的人顺利渡过精神危险期非常重要。在美国，社会团体、学术组织、宗教组织和高等院校等非政府组织是灾难心理服务体系中的重要组成部分，由心理专业人员为非政府组织的灾难救援志愿者提供心理卫生培训，为灾难受害者与救援工作者提供心理卫生服务[4]。

进入 21 世纪以来，中国接连发生了严重急性呼吸系统综合征（SARS）暴发流行、禽流感疫情、汶川地震以及甲型 H1N1 流感疫情等突发公共卫生事件，此类事件不仅严重危及公众生命及财产安全，同时极易造成公众心理恐慌，影响社会稳定，因此受到关注。实践证明，健康教育和健康促进是国家突发公共卫生事件应急体系必不可少的组成都分，在应对突发事件中发挥着重要作用，而心理健康教育（通常也称作心理干预或心理救援）作为其中的重要组成部分也日益受到重视。

第一节　技术开发背景

突发公共卫生事件的冲击必然会引发个体继而产生相应的群体心理应激反应，如恐惧、焦虑、抱怨等都是正常的心理反应，这些情绪和行为反应若加以积极正确引导，能促使个人或群体有效地采取相应的应急措施，从而更好地保护自己，维持社会稳定。而消极的情绪和行为反应则会引发一系列心理卫生问题导致心理障碍，主要包括急性应激障碍、创伤后应激障碍、抑郁症及自杀。

发达国家在 20 世纪 60 年代就建立了灾难的"危机干预"和"危机管理"系统。每当灾难事件发生后，政府或有关机构会立即组织心理治疗与咨询人员进行心理救援或开展心理干预工作。在 20 世纪 80 年代，美国就通过修改《罗伯特斯坦福减灾救援法》，将心理干预工作纳入灾难救助体系之中，各州政府都相继建立相应的心理卫生服务机构。其他民间机构如非盈利的社会团体、学术组织、宗教组织和高等院校等，也是美国灾难心理服务体系中的重要组成部分。英国和泰国也均在国家卫生部设立精神卫生司，统一和加强对精神卫生工作的管理。新加坡的内务部与卫生部联合组建了国家应急行为管理系统，不仅为灾难受害者提供医疗服务，也提供心理卫生服务。

在我国心理危机干预属于一个新兴的学科，在 1994 年的克拉玛依特大火灾、1998 年长江全流域及松花江和嫩江的特大洪水、2000 年洛阳"12·25"特大火灾、2003 年的 SARS 危机中，都有心理干预存在，但这些心理干预是零碎的，也是被动的。2008 年"5·12"汶川地震后，突发公共事件的心理危机干预工作得到了社会各界的高度重视，心理危机干预工作有了较快的发展。目前，北京、上海等地也都已建立起各种心理干预机构。在我国现有的心理健康服务队伍中，人员构成比较复杂，有医生、教师、政治辅导员，还有居委会成员、妇联人员、电台电视台有关人员，其他背景和身份的业余爱好者，只有部分心理咨询机构聘请了心理学专家或专门的心理工作者。随着心理治疗体系的规范，心理干预从业人员将主要限于精神科医生、临床心理学家、咨询心理学家、心理治疗师和其他辅导工作者。但是，不论在医院，学校还是社会组织，我国能够开展心理危机干预工作的人力资源相当缺乏。

我国的突发公共事件心理危机干预人力资源状况与发达国家相比存在着相当大的差距。我们应学习国外相关经验，建立心理危机干预服务网络，加强专业人员的培养，这对保护和促进人民群众的心理健康有重大的意义。为进一步提高各地开展突发事件公共卫生风险评估的能力，建立和完善突发事件公共卫生风险评估的工作机制，规范开展突发事件公共卫生风险评估工作，特制定本方案。

第二节　技术编制开发的依据

2006 年，国务院颁布的《国家突发公共事件总体应急预案》中指出突发公共事件应急管理是公共安全保障的核心。突发公共事件应急管理包括自然灾害、事故灾难、公共卫生和社会安全 4 个领域，还涉及国家重大基础设施和重点场所的安全保障。2007 年，范维澄提出应急心理与行为是中国应急管理基础研究最近 5~10 年内迫切需要研究解决的五大关键科学问题之一。2008 年，国家自然科学基金委启动实施了"非常规突发事件应急管理研究"重大研究计划，紧急状态下个体和群体心理和行为反应规律是其中 3 个核心科学问题之一。突发公共卫生事件，是指突然发生，造成或者可能造成社会公众健康严重损害的重大传染病疫情、群体性不明原因疾病、重大食物和职业中毒以及其他严重影响公众健康的事件。因此，突发公共卫生事件中的心理卫生和心理干预等科学问题将有更为广阔的研究前景，如何建立有效的心理干预预警机制，更好地发挥心理干预在突发公共卫生事件中的作用，需要进一步研究。

依据《中华人民共和国突发事件应对法》《中华人民共和国传染病防治法》《突发公共卫生事件应急条例》《国家突发公共事件总体应急预案》《国家突发公共卫生事件应急预案》《大型群众性活动安全管理条例》等规定，制定本技术方案。

第三节　技术应用的目的、适用范围

所谓心理干预就是指个体或群体在面临突然或重大生活事件（如个人的亲人死亡、婚姻破裂，或群体天灾、人祸等）时，既不能回避，又无法用通常解决问题的方法来解决时，个人或群体所出现的心理失衡状态。美国心理学家坎布澜1964年提出了正常个体或群体多维持在与其环境相平衡的状态，当碰到一个他认为不能解决的问题时，这种平衡就会被打乱。个体或群体的心理反应将变得越来越无目的性，最后进入情绪危机的不平衡状态，导致出现非理性的行为发生。

心理干预就是从心理上解决迫在眉睫的危机，又称危机介入、危机管理或危机调解。危机干预是给处于危机中的个体（或群体）提供有效帮助和心理支持的一种技术，通过调动他们自身的潜能来重新建立或恢复到危机前的心理平衡状态，获得新的技能，以预防将来心理危机的发生。

一、目的

本手册用于指导各地建立突发公共卫生事件的心理干预机制，规范开展突发事件公共卫生心理危机干预程序。对于被干预者个体来说，本手册主要目的是：防止过激行为，如自杀、自伤或攻击行为等；促进交流与沟通，鼓励当事者充分表达自己的思想和情感，帮助其建立自信心和正确的自我评价，提供适当建议，促使问题解决；提供适当医疗帮助，处理昏厥、情感休克或激惹状态。

二、使用原则

1. 心理危机干预是医疗救援工作的一个组成部分，应该与整体应急工作结合起来，以促进社会稳定为前提，要根据整体应激工作的部署，及时调整心理危机干预工作重点。

2. 心理危机干预活动一旦进行，应确保其得到完整地开展，避免受害人群受到再次创伤。

3. 在综合应用干预技术的基础上，对不同需要的受害人群应实施分类干预，针对受助者当前的问题提供个体化帮助，严格保护受助者的个人隐私，不随便向第三者透露受助者个人信息。

4. 以科学的态度对待心理危机干预，明确心理危机干预是医疗救援工作中的一部分，不是"万能钥匙"。

三、使用范围

本手册适用于对象为经历了突发性公共卫生事件的幸存者、事件目击者、事件当事人的亲人和救援人员。被干预者包括儿童、青年、父母、照料者、成年人及家庭，以及为受害者提供心理咨询的工作人员以及事发中处在一线岗位的工作人员。

四、工作人员的构成

危机干预是灾害反应的组织行为的一部分，它由心理健康和灾害回应的工作人员提供给受害者及其家庭。这些工作人员主要由以下人群构成：精神科医生、心理咨询师、紧急医疗人员、学校危机应急队、社区紧急反应队、医疗预备役、宗教性团体和其他的灾害援助队。

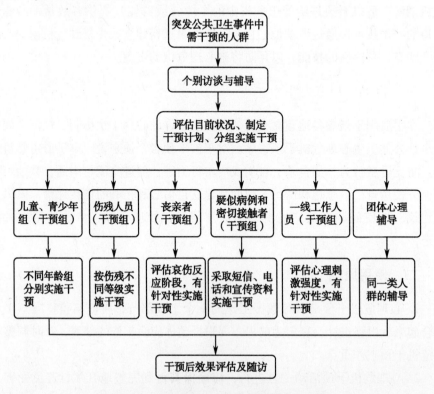

图 5-1　突发公共卫生事件心理干预流程图

五、基本目标

1. 快速加强安全感，提供身体和情绪的安慰。

2. 安定和引导情绪复杂和困惑的受害者。

3. 提供信息和实践帮助，解决受害者的燃眉之急。

4. 建立危机后的社会联系网络。

5. 帮助受害者阐明特别的需求和顾虑，加强信息沟通。

6. 协助受害者身心康复，并且让他们在恢复的过程中起到自主的引导作用。

第四节　技术的方法

一、心理危机干预的个体访谈与辅导

1. **相关知识**　我们所探讨的心理危机干预方法实施的前提假设是被干预者为那些对异常事件能够作出正常反应的人。尽管这些反应不同于他们以往的心理功能，但遭受巨大的创伤性事件后的这种反应通常是常人所有和所能理解的。尽管有学者提出，理论上每个遭受创伤的人都需要心理援助，但我们仍应相信大多数人的心理具有自愈的功能。但是，如果个体在遭受创伤后出现闯入性的画面，并伴有与之粘合的负性情绪，那么他们的反应延续，最终将会导致创伤后应激障碍（post traumatic stress disorder，PTSD）的风险大大增加。

为了避免PTSD的发生，常用的心理危机干预方法就是危机事件集体减压法（critical incident stress debriefing，CISD），具体方法就是在遭受创伤后不久将具有相同创伤经历的人组成小组，在组内谈所见、所闻、所感。小组提供了一个场所和机会，可以帮助每个人与他人分享自己的感受，而在这一过程中每个人都发现别人也有与自己相似的感受，同时会感到组内的支持互动，而组内成员中促进者（facilitator）对他们反应的正常化，心理教育则缓解了他们对自身心理和生理状态的焦虑，最后通过应对方式的集思广益来帮助每个人采取切实可行的方法来应对危机。CISD广泛应用于灾难后的心理危机干预工作，及时的CISD会减少日后PTSD的发生率。

除了CISD，个体访谈与辅导也是心理危机干预工作的一个重要内容。有研究显示，心理危机干预工作是否有效涉及以下五个方面的内容：

第一，安全感。持续的威胁常常促使被干预者的不良应激反应持续存在，导致日后发生PTSD。

第二，使被干预者平静下来。这往往是通过心理学教育，让他们懂得他们的反应其实是对异常事件的正常反应。

第三，自我效能。这可以通过被干预者对自己的思想、情绪和行为的管理得以实现。

第四，与他人的联系。这包括获得社会性支持、与他人情绪上的连接、获得信息、在群体中找到自我身份等。这种与他人建立的联系对于群体性创伤后的恢复是至关重要的。

第五，希望。这里特别强调避免被干预者由无助感转变为无望感。认知行为治疗（cognitive behaviour therapy，CBT）可以抵消负性想法，植入积极的、行为导向的期待而带来希望。

在上述五种决定心理危机干预工作成效的因素中，个体访谈与辅导都可以在不同程度上提供给被干预者，因此，个体访谈与辅导在心理危机干预中是不容忽视的重要形式。尽管在像汶川大地震这种有众多受灾群众的背景下，个体访谈与辅导似乎显得效率不高，但是对于突发公共危机事件中的被干预者，这种形式仍然有着不可忽视的特殊意义。

2. **专业技术与操作**　在介绍专业技术与操作之前，有必要强调一点，技术层面的内容并非心理危机干预的核心，当运用心理学知识和技术去帮助被干预者的时候，那种人与人之间达到深层的心灵沟通的本质内容才是最重要、最真实的。这种最自然、最本性的东西应值得尊重。因此，这里所提供的心理危机干预源于理论和技术，但在实际操作中、又要超越理论和技术，这才是抓住了心理危机干预的本质。要做到这一点，需要心理危机干预者（以下简称干预者）对人性具有深刻的理解。其学习理论和技术以及实践中不能脱离对人性的理解。

干预者的施助过程，尽管其目标、被干预者的状况、操作形式等方面和心理咨询与治疗有所不同，但它们的专业技能是相通的。心理咨询与治疗技能中的一些基本要素同样适用于心理危机干预，例如建立安全关系、情感表达、倾听、共情等。下面将对几个最基本的专业技术进行阐述。

（1）建立安全关系：安全感是指生存和躯体完整性方面的安全感。不仅包括被干预者本人的安全，也包括其情感密切投注的亲人和朋友的安全。心理危机干预所需要的安全关系在这一安全感没有建立之前是很难建立的，对被干预者进行通常意义上的心理危机干预也就很难实现。所以，在建立安全关系、实施心理危机干预之前，最需要做的就是帮助被干预者恢复安全感。例如在突发事件后，迅速将被干预者带到安全地带，给他们食品、饮料和衣物等，帮助他们通过各种渠道了解其亲人的信息，提供联络工具使他们能够与亲人通话，亲人的声音和问候会很快将其安抚，使他们平静下来。

建立安全的干预关系是进行心理危机干预的重要基础。应避免过分重视后续的治疗技术而忽视之前最重要的安全关系的铺垫，否则心理危机干预往往会前功尽弃、无功而返。要建立安全的干预关系，干预者的自信和镇定非常重要。干预者的自信和镇定展示了其强有力的自我功能，并且传递出"灾难过去了，事态被控制住了，你现在安全了"等这样的肯定信息，这会给被干预者带来积极的正性影响，被干预者也会由此变得平静，即从干预者那里"借"来了一部分自我功能以使当下虚弱的自我恢复"元气"。干预者如何做到自信和镇定，这里不单单是一个技术层面的问题，同时也蕴含了干预者人格中的特质，因此，在这方面不足的干预者需要专业培训和实践的训练。

对于心理受伤严重的个体，如儿童，一般可以为其提供毛绒玩具来使其重建依恋关系，恢复安全感。毛绒玩具作为过渡性客体可以帮助儿童迅速渡过心理危机，但应注意，这种过渡性客体最终是需要通过真实和安全的人际依恋来取代的。

安全感的建立也需要一个安静和独立的施助环境。在小范围的灾难事件发生后是有条件做到的，而对于像地震等大的灾难时，往往条件不能满足。尽管如此，在施助的时候，也应尽可能地寻找相对安静和独立的环境，给被干预者一个相对轻松、自由和安全的空间。

（2）情感表达：对于遭受创伤的个体进行心理危机干预，一个重要的内容就是促进被干预者表达情感，帮助其浮现内在的情感，这会有利于他的心理整合。被干预者在突发事件后通常会过多地表达闯入性的记忆画面，他也许会不停地描述所经历的场景，表面看来，他似乎有很好的表达，但是此时要特别留意的是在被干预者的表述中是否有个人体验和情感的流露和宣泄，纯粹叙事性的、没有融入情感的表达不是具有心理危机干预意义上的情感表达。

被干预者应当被允许有不表达情感的愿望，是否表达情感上的选择应当得到尊重。不是所有的被干预者都急于表达自己的情感，有些被干预者会表现得比较沉默或者谈论一些与情感根本不相干的话题，他们此时需要回避情感来暂时维系内心的平衡。如果强行让其谈论情感，可能会唤起被干预者强烈的焦虑和阻抗，使双方关系紧张。在被干预者心理脆弱的情况下，这样的施助关系很可能给被干预者带来二次创伤。

促进情感表达需要提供一种安全的关系氛围，需要良好的倾听和共情。在这一过程中，要给予被干预者必要的支持和肯定。

（3）倾听：倾听是指干预者通过自己的语言和非语言行为向被干预者传达一个信息："我正在很有兴趣地听着你的叙述，我能理解和接纳。"倾听的关键是全神贯注，同时给予被干预者最少的（心理或环境）干扰。倾听的前提是充当一个很好的陪伴者。作为良好的倾听者应在被干预者最孤独、最需要支持和倾诉的时候，积极促进被干预者的情感表达，令其感受到心理的支持，消除他的孤独感和寂寞感等。

倾听是一种关注，更是一种回应。干预者可以通过自己的身体（非语言行为）和心理（反映了干预者的心理过程）来传递对被干预者的关注和回应。

1）干预者身体的倾听（非语言行为）：干预者通过表情、姿势等传递出其对被干预者的关注，让被干预者感受到干预者愿意聆听与和陪伴他。对干预者的身体倾听，Egen（1994）提出了以下五个要素（简称 SOLER）。

面向被干预者（squarely）并非正面对正面，可以有角度。面向被干预者主要是说明干预者的姿态，这种姿态让被干预者感受到干预者的投入，感受到干预者愿意并且正在对他关注。

开放的身体姿势（open）。身体姿势自然、适宜、开放，避免收缩、刻板、僵化等，这样就会营造出自然流露的开放氛围，让被干预者感受到被接纳。

身体略前倾（lean）。这是一种体现关切的交流手段，略前倾的身体语言传递出关注和投入，以及对被干预者的兴趣。

保持良好的目光接触（eye）。眼睛是心灵的窗户，可传达对被干预者的关切、温暖、支持与重视。与被干预者的目光接触宜自然，避免长久直视，因为这样可能会令被干预者感受到压力，导致其紧张焦虑。干预者的目光可以在被干预者头部自然移动，但不要偏离他的眼睛太远，更不要东张西望。

身体放松（relax）。身体放松会传递出心理的放松，这会令被干预者受益。干预者的放松与自信会感染他，有助于被干预者达到轻松的状态。

2）干预者心理的倾听

倾听的方法：①干预者要用心去倾听。因此，倾听过程不仅要用到自己的耳朵，还要用眼睛、用心灵去观察、去"听"。用耳朵去听被干预者的谈话内容和方式，不仅要听到他在说什么，还要听到他是怎么说的，进而去听谈话内容的潜在含义；用眼睛去捕捉被干预者的表情、姿态及其变化，发现与之相联系的心理意义。例如，一个被干预者在被干预的时候，总是不停地转移视线，如果有人走动，他的目光会立刻追随过去，这些非语言信息流露出他的紧张不安，而当干预者很关切地询问他现在是否感觉很紧张时，被干预者表达了自己的紧张感受，与此同时，被干预者开始变得平静一些，并愿意与干预者交谈。②干预者不仅要听，还要参与，并有适当的反应。反应既可以是语言性的（如将自己理解的内容传递给被干预者，让他感到你不仅在听，而且听得懂），也可以是非语言性的（如点头表示肯定等）。

倾听时的注意事项的五忌：①忌轻视被干预者。不能认为被干预者的言行是大惊小怪、无事生非，而抱有轻视、不耐烦的态度。②忌扰、转移被干预者的话题。不能不时地打断被干预者的叙述而转移话题，使被干预者无所适从。③忌做道德或正误的评判。不要按照自己的价值观标准，对被干预者的言行举止和价值观发表评论。④忌急于下结论。仓促的结论往往与实际不符，导致被干预者对来自干预者的信任、关注和理解产生怀疑。⑤忌倾听时东张西望，或看手表，或接听电话。要保证整个交谈与倾听过程的连贯性和投入性。

（4）共情：共情是站在被干预者角度去体会和理解其感受。共情意味着干预者尝试去理解被干预者的内心体验，并给予适当的反馈，使被干预者感受到被理解和情感上获得支持。共情包含同情的成分，但又不是同情，同情不一定会有对对方感受的理解和体会。共情不仅有同情，更有理解。要准确地表达共情，应注意以下几点：

1）要从被干预者内心的参级系出发，设身处地体验他的内心世界。因此，共情不是干预者任意的凭空想象。

2）通过语言准确表达对被干预者内心体验的理解。只有表达出对被干预者的共情，共情才会有干预的效果，而语言正是这种共情表达的主要载体。

3）也可借助非语言行为，如目光、表情、姿势、动作变化等，表达对被干预者内心体验的理解。要注意，这些非语言行为一定是干预者在设身处地共情的基础上自发而成的，否则会使被干预者感到你并没有真正理解他，甚至会觉得你不真诚。

4）表达共情应适时、适度和因人而异。

5）重视反馈信息，以此可以评估共情的准确性。

共情使访谈走向深入，在这一过程中被干预者的深层情感有机会逐渐表达。但是，要注意干预者的自我保护。在面对遭受创伤的被干预者时，不提倡干预者没有任何节制、没有任何界限地去努力体验被干预者在创伤情境下正在有的体验，否则干预者自己可能会遭受心理创伤，丧失干预的能力。

（5）尊重：无条件的尊重是指对被干预者接纳、关注和爱护的态度，意思是要尊重被干预者的现状、价值观、权益和人格。这是建立良好关系的重要条件，也是被干预者对干预者产生信任的一个关键要素。在创伤性事件发生后进行心理危机干预时，尊重变得尤为重要。

1）尊重意味着完整地接纳一个人，包括他身上的消极面和缺点。

有些被干预者由于创伤的刺激变得易激惹，易表现出攻击性。此时干预者可能会对其产生厌恶情绪，这种情绪如果未做处理就会影响心理危机干预效果。干预者的职业素养要求其发挥兼容器的作用，但要做到这一点有一个重要前提，就是对被干预者足够的尊重，并尊重他在遭受创伤后的所有反应。

2）尊重意味着信任对方，信任被干预者的选择，信任被干预者自愈的能力。

这种信任包括以下两个重要内容：①尊重被干预者对是否接受心理危机干预的选择。很多被干预者并不想接受心理危机干预，在进行心理学知识的教育后，很多人也觉得没必要对自己进行心理危机干预。在这种情况下，我们应尊重他们的选择，并留下联络方式，在他们需要的时候再进行帮助。②尊重被干预者的心理防御。很多被干预者在遭受了突发事件，如丧失亲人等。尽管心理危机干预的内容之一是促进他们情感的表达，但很多人并非按干预者希望的那样去做。他们在回避表达、回避情感。对于他们来讲，这时的回避也许是维系心理平衡的唯一途径。在与他们接触的时候，干预者要尊重这种回避的心理防御，避免强行讨论创伤话题，强行让他们再次暴露于创伤回忆和情感中。

以上介绍了心理危机干预中的个体访谈与辅导的基本技术与操作，这些内容是心理危机干预时最基础的方式方法。在实际操作中，干预者应在此基础上，再灵活有效地根据具体情境和被干预者情况来用，诸如认知重建等心理学方法进行心理危机干预。

二、团体心理辅导的概念及相关知识

1. **相关知识**　团体心理辅导是从英文 group counseling 翻译而来的。group 译为小组、团体、集体，counseling 较多地译为咨询、辅导。目前，在我国心理辅导界出现了"团体咨询""集体咨询""小组辅导""团体心理辅导"等多种概念，其含义基本担同。团体心理辅导是在团体的心理环境下为成员提供心理帮助与指导的一种心理辅导形式，即是以团体成员为对象，运用适当的心理辅导策略或方法，通过团体成员的互动，促使个体在人际交往中认识自我、探讨自我、接纳自我，调整和改善与他人的关系，学习新的态度与行为方式，增进适应能力，从而达到预防和解决心理问题目的，同时也是激发个体潜能的干预过程。

心理危机干预中的团体心理辅导也就是严重（危机）事件集体晤谈（critical incident stress debriefing，CISD），CISD 首先由 Mitchell 提出，最初是为维护应激事件救护工作者身心健康的干预措施，后被多次修改完善并推广使用。CISD 模式对于减轻各类事故危机引起的心灵创伤，保持内环境稳定，促进个体躯体疾病恢复具有重要意义。目前已被用来干预遭受各种创伤的个人和团体。

2. **团体辅导的设置**　CISD 的目标为：公开讨论内心感受；支持和安慰；资源动员；帮助当事人在心理上（认知上和情感上）消化创伤体验。通常在伤害事件发生后 24~48 小时之内实施，心理危机干预者（以下简称干预者）的实施必须对小组治疗及应激反应综合征有广泛了解。

实施者：CISD 由受过训练的专业人员（如精神卫生专业人员）实施。

CISD 时限：根据参加人员的人数，整个过程大概需要 2~3 小时。

参与人数：8~12 人为宜。

入组条件：尽量保持同组的个体应激反应程度、时间的相似性以及年龄和文化水平的相似性。

GISD 的注意事项

（1）对那些处于抑郁状态的人或以消极方式看待 CISD 的人，可能会给其他参加者添加负面影响。

（2）建议晤谈与特定的文化性相一致，有时文化仪式可以替代 CISD。

（3）对于急性悲伤的人，如家中亲人去世，并不适宜参加 CISD。因为时机不好，晤谈可能会干扰其认知过程，引发精神错乱；如果参与 CISD，受到高度创伤者可能为同一 CISD 中的其他人带来更具灾难性的创伤。

（4）WHO 不支持只在受害者中单次实施。

（5）受害者 CISD 结束后，心理危机干预团队要组织队员进行团队晤谈，以缓解干预者的心理压力。

（6）不要强迫被干预者叙述灾难细节。

3. 专业技术与操作

第一期——介绍期（introductory phase）

实施者进行自我介绍，介绍 CISD 的规则，仔细解释保密原则。

第二期——事实期（fact phase）

请参加者描述危机事件发生时或发生之后他们自己及事件本身的一些实际情况；询问参加者在这些严重事件过程中的所在、所闻、所见、所嗅和所为。每一位参加者都要发言，最后参加者会感到整个事件由此而真相大白。

第三期——感受期（feeling phase）

询问有关危机事件发生时或发生之后的感受。如问"事件发生时您有何感受？""您目前有何感受？"和"以前您有过类似感受吗？"等。

第四期——症状描述期（symptom-description phase）

请参加者描述自己的应激反应综合征症状，如失眠、食欲不振、脑子不停地闪出事件的影子、注意力不集中、记忆力下降、决策和解决问题的能力减退、易发脾气和易受惊吓等。询问危机事件发生时或发生之后参加者有何不寻常的体验、目前有何不寻常的体验，事件发生之后生活有何改变，请参加者讨论其体验对家庭、工作和生活造成了什么影响和改变。

第五期——辅导期（teaching phase）

介绍正常的反应；介绍正常的应激反应表现，提供准确的信息，讲解事件、应激反应模式；应激反应的常态化；动员自身和团队资源互相支持，强调适应能力；讨论积极的适应与应对方式；提供有关进一步服务的信息；提醒可能的并存问题（如饮酒）；根据各自情况给出减轻应激的策略；自我识别症状。

第六期——恢复期（re-entry phase）

澄清；总结晤谈过程；回答问题；提供保证；讨论行动计划；重申共同反应；强调小组成员的相互支持；可利用的资源；心理危机干预者总结。整个过程需要 2~3 小时。

严重事件后数周或数月内进行随访。

三、对丧亲者的心理干预

1. 相关知识

（1）哀伤反应的三个阶段：见表 5-1。

表 5-1　丧亲者三个阶段哀伤表现

第一阶段：震惊与逃离期（数小时至数周，甚至数月）	生理反应	呼吸急促、心慌、紧张、多汗、口干、失眠
	认知反应	否认、怀疑、无法接受、反应迟钝
	情绪反应	非现实感、麻木
	行为反应	失控、发呆
	社会功能	无法正常工作与生活
第二阶段：面对与瓦解期（数月至两年）	生理反应	疲倦、无力、头痛等躯体不适，失眠体重减轻
	认知反应	注意力不集中、记忆力减退、思维逻辑性下降、幻觉
	情绪反应	悲伤、绝望、内疚、抑郁、失落、愤怒担心
	行为反应	需找逝者的身影、与逝者对话
	社会功能	退缩、孤僻
第三阶段：接纳与建议期（数月、数年甚至一生）	生理反应	饮食睡眠逐渐恢复
	认知反应	注意力转移外部、恢复自信、态度积极
	情绪反应	负性情绪逐渐减轻、恢复平静
	行为反应	参与工作、建立社会关系、计划未来
	社会功能	正常工作生活

（2）复杂性哀伤的表现

1）过度否认

对逝者怀有强烈的内疚、自责并拒绝接受逝者已死的事实。

强烈感到逝者仍然存在，不合理地长期保存遗体或遗物。

2）持续、长期的哀伤

经过一段相当长的时间，依然对失去亲人产生强烈且无法消退的反应。

久久不能恢复正常的社交或工作能力。

3）延迟、压抑和夸大哀伤

丧亲之时并未有适当的悲伤反应，但在之后却引发出夸大或超出预料程度的情绪反应。

可能会引发身心症状（如背痛、胸痛、胃肠疾病、皮肤敏感等）。

症状符合精神疾病的诊断（如抑郁症、创伤后应激障碍、焦虑障碍、哀伤引发的短暂性精神障碍和饮食障碍等）。

症状持续，直至哀伤得到某种程度的缓解。

4）伪装的哀伤

高涨的情绪、过度活跃的行为和冲动控制问题（如冲动的决定、药物滥用、违法行为、不理智的投资、愤怒及暴力行为、躁狂的表现等）。

可能发展出与逝者死前病症相似的生理症状。

2. 专业技术与操作

（1）丧亲者干预的基本原则

1）震惊与逃避期：与丧亲者建立支持性关系，倾听和陪伴，强化丧亲者的社会支持系统，提升丧亲者的安全感，指导其亲人来照顾丧亲者的日常生活，满足其生理需要。

2）面对与瓦解期：帮助丧亲者认识、接受和适应丧亲的事实；引导丧亲者识别、体验和表达丧亲之后不同层面的负性情绪，预防产生适应不良行为及创伤后应激障碍等相关问题。

3）接纳与重建期：鼓励丧亲者重新适应逝者不存在的新环境，探索积极的应对策略，与外界建立联系，重建生活的目标和希望，必要时寻求社会支持。

（2）主要干预技术

1）建立支持性关系：突发公共卫生危机事件带给丧亲者突发的、不可预侧的创伤和损失，与他们第一次的接触将直接影响到整体的干预效果。在与丧亲者接触之前，心理危机干预者（以下简称干预者）需大体了解此次突发公共卫生危机事件的性质、伤亡程度如何、对丧亲者的刺激强度有多大等基本情况。

丧亲者在经受了突发公共卫生危机事件及丧亲的打击之后，往往无心与他人接触。干预者首先要冷静观察丧亲者目前的状态及周围的环境，判断现在接触是否会让丧亲者感到唐突或者反感，然后再采取非侵入的和温暖真诚的态度与丧亲者进行接触。初次接触时如果条件允许可以从满足其生理需要入手，比如递上一杯热水，或者一张纸巾。使用标准清晰的问候语来介绍自己："您好！我们是心理援助人员，希望能为您提供一些心理帮助，您有什么话想对我说吗？"干预者的声调、语气要注意与丧亲者相吻合，尽量少说话、多倾听，通过眼神、表情、点头等肢体语言来表达对丧亲者的理解和共情。在接触过程中要遵循保密原则，避免二次创伤及对既往创伤的唤起，同时避免媒体及无关人员在场，以保障丧亲者体验足够的安全感。

并非每个丧亲者都乐意接受心理干预，如果丧亲者明确拒绝，要尊重他们的决定，并且向其表明，在他们需要帮助的时候可以随时联系。

2）评估丧亲者的心理状况：在干预初期主要通过开放式的提问，从以下几个方面对丧亲者的哀伤进行全面评估：

丧亲者与死者的关系如何？亲密的程度怎样？

死者是在什么情况下去世的？丧亲者是否毫无心理准备？

丧亲者以往是否有过类似的哀伤经历？以往的应对方式如何？

丧亲者在丧亲之后的社会支持系统是否完善？

目前最困扰他的问题是什么？丧亲者希望得到哪些帮助？

丧亲者目前的情绪状态如何？其情绪反应是否属于正常范围？

丧亲者目前属于哀伤的哪一个阶段？是否属于复杂性哀伤？

3）引导丧亲者接受丧亲事实：帮助丧亲者认识、面对和接受丧亲事实，是成功干预的第一步。居丧之初，丧亲者往往存在否认的倾向，为了接受丧亲事实，需要与丧亲者围绕死者去世的事件，开放式地谈论死者是在什么情况下离世的，当时具体的情况如何，是否瞻仰死者的遗容，打算如何处理死者的遗物，如何安排葬礼，是否已经拜访死者的墓地，这些都有助于丧亲者接受亲人离世的事实。交流时避免说"去了天堂"和"远走了"等缺乏现实性的词语，而是直接说"死亡"和"去世"等词，这有助于增强丧亲者丧亲的现实感。

4）对丧亲者实施哀伤的心理教育：有的丧亲者在亲历突发公共卫生危机事件的同时，面对亲人突然离世，没有任何心理准备，会出现很强的情绪反应，正常的生活模式也被完全打乱，丧亲者对此往往认识不够，又看到干预者的参与，可能自己会感觉"我要疯了"或者产生耻辱感。因此帮助丧亲者了解什么是"正常"的哀伤行为，这种特殊的体验和快要发疯的感觉是在经历丧亲之后的"正常"反应，这有助于缓解丧亲者担心自己发疯的恐惧，接纳自己目前看似异常的表现。

丧亲者能否很好地处理哀伤，与其家庭成员之间原有的沟通模式有很大关系，如果个体在丧亲之前保持着不沟通和不表达的行为模式，丧亲之后，表面看似平静，但是会把痛苦深深隐藏起来，从而陷入冲突与逃避的模式里，导致身心疲惫和精神崩溃。对于这类反复告诉你"我没事"的丧亲者，要重点进行相关的心理教育，告诉他们丧亲是每个人一生中都会经历的特殊体验，人在悲伤时痛哭是很自然的情感反应，并非是脆弱无能的表现。单纯的压抑和逃避并不能让这种悲伤消失，相反，如果表面上乐观坚强，但是内心很痛苦压抑，反倒容易影响自己以后的健康，这是已故亲人不愿意看到的，只有放下自己的防御，认真体验并正确表达哀伤过程中的感受，才能有助于个体的成长。

5）鼓励丧亲者用言语表达内心感受及对死者的回忆：在处理哀伤时，帮助丧亲者发现、接受和表达悲伤过程中的各种复杂情感十分关键。如果丧亲者能清晰具体地表达不同层面的情绪感受，很有可能会顺利渡过哀伤期。丧亲者在哀伤期通常会有很强的内疚、自责、悔恨和羞愧等情绪，这些情绪反映着个体对已故亲人去世的哀伤，渴望与其重新建立联系。干预者要表示理解逝者在丧亲者心目中那独一无二、无可替代的重要地位，鼓励丧亲者停留在感受层面，进行探索与分担。如果丧亲者还没有情感层面的适度表达，不要直接上升到理性层面，不要先告诉对方"你要坚强""节哀顺变""我知道你的感受""尽管他去世得很突然，但是没有受很多苦，从这点上来说你要想开些"和"我相信你会坚强地面对这一切"等类似的表达，这样会给对方造成过大的压力，阻碍了丧亲者表达感受、表达脆弱。

能给一个心理受伤的人最有力的帮助就是倾听和陪伴。干预者可多以开放式的提问来询问丧亲者对已故亲人离世的感受，给丧亲者创造情感层面的适度宣泄，与其一起聊天、表达、痛哭、沉默和回忆，并给予恰当的反馈。

6）向死者仪式性的告别：在丧亲者体验和表达哀伤情绪之后，干预者可以鼓励丧亲者去寻找纪念亲人的标志，与死者做仪式性的告别，并与丧亲者共同探讨关于遗物的问题。由丧亲者自己考虑决定是否保留遗物，如果遗物带给他的是美好的回忆，不影响正常的生活，就可以保留。

另外，可以采用仪式性的活动来与死者告别，比如以写信的方式把内心想对死者说的话都写下来，与丧亲者商讨如何处理所写之信，比如烧掉或者丢在河里、放在氢气球里放飞、埋在墓地里等方式，或者在网上建一个亲人的网上陵园等纪念方式。

7）完善社会支持系统：社会支持是指个体在应激过程中从社会各方面能得到的精神上和物质上的支持。灾难性事件会大大影响社会支持系统的稳定性，增加创伤后应激障碍的发生概率。在对丧亲者的心理干预过程中，完善丧亲者的社会支持系统，是帮助他们从灾难中复原的最重要和最有效的方面。

提供具体的帮助与支持。干预者通过陪伴、握手，或其他的身体接触，能使丧亲者感受到他并非独自面对不幸，而是与大家共同面对，会让他们觉得自己并不孤单。丧亲发生后，将面临的还有料理后事、处理遗物等，帮助安排亲友暂时接替丧亲者的日常事务，如代为照看孩子、料理家务等。必要时还需指定专门人员，提醒丧亲者的饮食起居，保证他们得到充分的休息，也是至关重要的一种支持形式。可极大地缓解受害者的心理压力，使其产生被理解感和被支持感。

建构社会支持网络图。作为干预者，要指导丧亲者主动利用和寻求社会支持。帮助丧亲者画出他们的社会支持网络图，按亲近程度由近到远，分别列举出目前在这个网络图中各位置的人员，写出他们的名字，并注明哪个成员能给予自己何种具体的帮助和支持，尽量具体化，如情感支持、建议或信息、物质、金钱和权力方面的支持等，并讨论如遇到某一问题将会在网络图中的何人那里得到帮助。这样，一方面能让丧亲者确认外界有多少人可以帮助自己，提高他们的安全感；另一方面，能使丧亲者更有效地利用自己的社会资源。

强调社会支持的相互性。由于在自然灾难面前，个体易丧失自我控制感，所以力所能及地互助，能够重建控制力信心。当控制力再次浮现时，可以将恐惧、焦虑控制到最小程度。干预者要以心理教育的形式，向丧亲者强调社会支持是相互的，不能只收获，不播种，可以在适当的时机为他人提供力所能及的帮助。这时帮助别人不仅可以分散紧张的注意力，得到情绪的舒缓，更可以恢复自己的独立意识，增强自我肯定感。

8）提供积极的应对方式：面对突如其来的灾难，丧亲者通常会处于一种心理情绪失衡状态，如悲伤、焦虑等，大多数丧亲者会觉得自己已无路可走，他们原有的应对机制和解决问题的方法不能满足他们当前的需要。因此，心理危机干预的工作重点应该放在稳定丧亲者的情绪方面，使他们重新获得丧亲前的平衡状态，重新获得应对和解决问题的能力。

回忆既往积极的应对方式。个体都有自身发展的、适合于他自己的适应性应对行为，所以最好让丧亲者自己叙述他既往的应对方法，把他们的自我能动性充分发掘出来。鼓励丧亲者回忆他们以前用过的、有效的处理负性情绪的方法，给予肯定与强化，归纳出来并提供给丧亲者，鼓励他们继续采用。

建立适应性行为。面对丧亲的现实，丧亲者很难不痛苦，但却可以带着痛苦去适应丧失，并逐渐投身于新的生活，做自己该做的事，从而在活动中减轻痛苦。可以直接向丧亲者提供多种方法，建立适应性应对行为，如充足的睡眠、营养支持、尽可能保持有规律的作息时间、与他人共处、向他人诉说心中的苦闷、与他人沟通联系、从正常渠道获得所需的信息、计划当下能做的一件事情、适量的体育锻炼或运动、自我安慰、听音乐和写日记等。

干预者要和丧亲者就这些方法进行讨论，识别他们自身可以运用的方法，并将如何运用进行具体化，最后再让他们进行复述，以强化应对方式。

问题处理。首先让丧亲者思考自己当前有哪些事必须要做，并讨论事情的轻重缓急，安排好时间，一一去完成。如果丧亲者自愿或在建议下同意做一些事情，则要与其一起讨论，做这些事带来的有利及不利影响，权衡利弊后选择一件事情来做，并且要具体分析做这件事情可能会遇到什么困难或阻碍，将如何处理。必要时，干预者要参与并帮助丧亲者完成做该件事情过程中的某个环节。值得注意的一点是，安排活动，让丧亲者充实是有益的，但他们也需要时间来感受并且需要经历悲伤的过程。如果总是让他们那么忙，没有自己单独的时间来想，来感受悲伤，那么这些情况也会阻碍经历悲伤的过程。

放松技术。学会一种简单的放松技术，如呼吸放松、想象放松、肌肉放松等，可以帮助丧亲者减轻精神和身体上的紧张感。呼吸放松简单易学，首先让丧亲者选择一个舒适的姿势，平静下来，闭上双眼；然后用鼻子慢慢吸气，想象凉凉的气流缓缓充满肺部到达腹部，轻轻地对自己说："我的身体非常平静。"屏气3秒钟，慢慢地用嘴呼气，想象暖暖的气流从腹部、肺部完全呼出去，轻轻地对自己说："我所有的烦恼、紧张都随着气流呼出去了。"重复练习，直至掌握。

识别消极的应对方式。帮助丧亲者识别消极的应对方式及其导致的负面影响，避免适应不良行为的产生。消极的应对方式有回避亲朋及他人、回避公众活动、过度自责或责备他人、暴力发泄、暴饮暴食、借酒浇愁、滥用药物、放任自流、不吃不喝、整日睡觉等。

9）重建有益的思维方式：经历灾害、遭遇丧亲的人，观念会发生巨大改变，思维方式容易产生扭曲，产生"我是没用的人""一切都完了"等想法，从而产生悲观的生活态度，甚至自杀。干预者要帮助他们意识到自己认识中的非理性思维，重新获得思维中的理性和自我肯定的成分。而此项干预更适合丧亲应激反应逐渐恢复的丧亲者。

矫正过度的自责。通常丧亲者在认知层面上会有深深的自责和内疚感，在失去孩子的父母中尤为严重，因此要帮助丧亲者分析对自己的要求是否恰当、是否现实，从另外一种思维角度来看待自己的不幸遭遇，亲人的亡故在这次灾难中是难以避免的，之前自己并没有得到灾难的任何信息，自己对死亡事件并不承担责任，这不是自己的错。

正视改变，适应生活。丧亲者可能会高度关注当前和今后持续存在的困难，非理性地夸大灾难带来的影响，并对此过分担忧或悲观绝望。丧亲者要面临由于丧失亲人而带来的各种改变。针对丧亲，和丧亲者讨论并重点强调目前他们仍拥有的人和物等资源，帮助他们建立另一种有益的思维：自己并不是孤单一人，自己也并不是一无所有，自己的将来并不是毫无希望。

针对丧亲者面临各种改变的担忧，帮助他们逐一列举并分析出这些改变所带来的困难，正确地评估困难，通过分析及提供解决办法的过程，来矫正他们的非理性思维，强调他们对自己命运的控制感，提供给丧亲者一种有益的思维："我的生活不再与以前相同，这些改变确实会带来痛苦，我今后会面临很多困难，但还是有很多办法去应对解决它的，我能够重新开始新的生活。"

展望未来，注入希望。对于新的生活，要给予被干预者对未来的期望，利用丧亲者现存的资源，引导他们展望未来，帮助他们重新发现生活中有意义并能给予他们积极回报的事情，干预者在这一过程中随时注入希望，传达一个信念：痛苦终将减弱，未来的生活将会赋予新的意义，生活中仍然会有积极和幸福的一面。最后给予总结、肯定、鼓励和强化。

10）评估转介医疗需要：干预者如果发现丧亲者存在复杂性哀伤或哀伤情绪的程度严重、持续时间超过 4~6 周、影响到日常生活的功能，则需要转介精神医疗专业人员接受治疗。

11）注意事项

对丧亲者的心理干预具有很大的个体差异，以上相关干预技术并非要刻板地按照步骤来进行，而是要结合丧亲者的个体心理特点及哀伤程度进行灵活运用。

对丧亲者的哀伤辅导是要协助他们适应亲人离世的现实，处理目前的现实问题，而非引出创伤体验的细节。干预者应不加评价地陪伴和倾听丧亲者有利情感表达的声音。

哀伤的内涵和历程会明显受到家庭、文化、宗教信仰及哀悼相关仪式的影响。干预者在干预之前须了解当地的文化习俗。

干预者的心态要保持平和，不一定必须为丧亲者实施专业的干预行为。如果干预太迫切，反倒会受到强烈的阻抗。本着"不指导、不随从、只陪伴"的基本原则，干预者陪伴的本身就是对丧亲者的支持和给予。

对于某些有强烈愤怒甚至冲动行为的丧亲者，需要干预者与其建立沟通，好让他们有适当的情感表达。丧亲者的愤怒情绪并非指向干预者，而是这种情绪的一种转移。

尽量避免给丧亲者提出具体的建议。干预目标是帮助丧亲者识别其积极资源，让他们自己决定如何应对丧亲后的生活。

避免在干预中评判丧亲者，如不要说"你不应该那么想""你不应该伤害你自己"和"你怎么能那么做呢"等。

四、对儿童和青少年的心理干预

1. 相关知识

（1）面对灾难，儿童和青少年的反应　突发公共卫生事件（下简称突发事件）出现之后，孩子们无论在生理、心理或行为上，均会产生许多反应。一般而言，这些情绪反应并不会持续很久，但目前看起来状况很好的孩子也有可能在突发事件发生数周后才逐渐地表现出来。由于儿童和青少年对灾变事件（如死亡）的想法与成人不同，因此表现出来的反应方稍异于成人。

1）不同年龄层儿童和青少年的共同反应：不同年龄层儿童和青少年的共同反应包括：害怕将来的不确定性、对上学失去兴趣、行为退化、睡眠失调和畏惧夜晚、害怕与危机事件有关的相关现象。

2）不同年龄层儿童和青少年的典型反应

学龄前（1~5岁）。吸手指头，尿床，害怕黑暗或动物，黏住父母，畏惧夜晚，大小便失禁，便秘，说话困难（口吃），食欲减退或增加。这个年龄层的儿童对他们以往所处的安全的世界，因突发事件而遭受改变，会显得特别脆弱，因为他们通常缺乏处理紧急压力的语言和思考能力，而期望家人来帮助或安慰他们。

学龄儿童（5~10岁）。易怒，哭诉，黏人，在家或学校出现攻击行为，明显地与弟弟妹妹竞争父母的注意力，畏惧夜晚，做噩梦，害怕黑暗，逃避上学。在同伴中退缩，在学校失去学习兴趣或不能专心，行为退缩，这几乎是学龄儿童在突发事件后的典型反应，尤其是失去宠物或有价值的物品对他们而言是特别难处理的。

青春期前（11~14岁）。睡眠失调，食欲不振，在家里"造反"，不愿意做家务，学校问题（如打架、退缩、失去学习兴趣、寻求注意的行为），生理问题（如头痛、不明原因的其他疼痛、皮肤发疹、排泄等问题），失去与同伴进行社交活动的兴趣。这一年龄层在突发事件之后的反应特别明显，他们需要觉得其恐惧是适当的，且与别人一样，需要以减低紧张和焦虑及可能的罪恶感为目标。

青春期（14~18岁）。身心症状（如排泄问题、气喘），头痛与紧绷，食欲与睡眠失调，月经失调与闭经，烦躁或活动减少，冷漠、对异性的兴趣降低，不负责或违法的行为，对于父母的控制的反抗减少，注意力不集中，疑病症（不断担心自己有病痛，但无医学上的根据）。大部分青春期的青少年，其活动与兴趣都集中在与他们同年龄的同伴身上，他们特别容易因同伴活动的瓦解，以及共同努力时失去大人的依靠而悲伤、难过。

3）失去亲人的孩子的反应：孩子在突发事件中失去亲人，是最常见的压力，也是最急需处理的危机。这类孩子大多数会出现以下反应：不相信亲人已经永远离开；身体不适（如没食欲、呼吸困难）；觉得自己被抛弃，对过世亲人生气；对亲人的死亡自责；模仿过世亲人的行为或特征；变得容易紧张；担心以后没人照顾自己；出现跟以前很不一样的举动（如特别乖或特别顽皮）。

孩子对死亡的想法与成人不同。无论文化背景和家族的宗教信仰是什么，死亡常常被孩子视为是上天惩罚的结果。孩子不懂得死亡是人生必然的结果，也不懂得因病和自然灾害中的死亡者或幸存者，往往只是随机的变量。有些孩子可能会觉得是因为自己不乖，或者在突发事件发生前刚好曾经做错了事，所以害得亲人罹难。比如，孩子会想起有一次，他跟哥哥抢玩具吵架时，曾经暗自诅咒哥哥"死了最好"；还有一次妈妈罚他的时候，他曾经暗自发誓有一天要"让她好看"。突发事件发生后，哥哥、妈妈真的走了，好像应验了孩子的期望。他因此而深深自责，觉得亲人的死完全是他自己造成的结果。

正是因为孩子对死亡的想法与成人的想法不同，所以他们面对死亡所表现出来的行为，常常会让成人十分诧异。不要以为有些孩子没哭、没难过就表示他不了解自己已经失去了最亲的人。孩子没有社会经验，他根本不知道亲人死了应该用什么恰当的方法来抒发自己的情绪。这时候他的行为往往反映了自己那套对死亡的理论。有些孩子会忽然表现得特别好，不要以为他是在一瞬间长大了和懂事了。说不定他只是猜想，亲人的死亡是因为自己不乖、自己乱诅咒所造成的。如果从现在开始他都很乖、很听话，那么亲人也许就会活过来了。试想，随着时间的推移，当孩子渐渐发现无论自己再怎么努力，都没有能让亲人复生的时候，他失望的心情和自责，会如何地累积，那将会成为一辈子都无法磨灭的心理伤害。有些孩子会好像完全没事儿一样，甚至会比平常还要顽皮、不听话。别以为他不难过，这很有可能就是因为他自责太深，而想让自己看起来更坏、更不乖，好让老天干脆把他也一起带走，或是让其他生还的亲人气不过揍他一顿，也好让他经由这些惩罚减轻一些罪恶感。

（2）突发事件后儿童和青少年容易出现的三类心理问题

1）生理性（或称生物性）心理问题：主要是退行或退缩行为，表现得比实际年龄更为幼稚，如吸吮手指、尿床等，黏人（亲密依赖），表现得害怕离开亲人，亲人要离开时哭泣、抱紧不放，拒绝其他人接触，处事夸张（小题大做）等。属于这类心理问题的还有害怕与危机事件有关的情境或场景，如阴暗、空间狭窄、下雨、打雷、刮风、闪电等。这类问题是由人的动物本能引起的，所以称生物性心理问题。

2）情绪性心理问题：这类问题包括难以入眠、做噩梦（如经常性"灾难重现"，经常梦见难以脱逃、四肢无力、被绑缚、被压迫或被追踪、从高空坠下或陷入地下），神情呆滞，沉默寡言，情绪低落，缺乏情感表达，沮丧，冷漠，兴趣淡泊，自闭。属于这类心理问题的，还有抵触、易激惹、易怒、情绪变化反复无常等。

3）精神性心理问题：经过重大创伤性事件后，发生认知改变或认知模式扭曲变形，思维与逻辑不符合常规。经常抱怨头痛、胃痛或其他身体方面的疼痛，并伴有较实质性的幻想、幻视、幻听和妄想等。

（3）突发事件后儿童和青少年心理障碍的三种类型

1）认知障碍：突发事件后，绝大多数儿童和青少年在获得突发事件的发生原因和过程的科学的或合理的解释后，就不会有认知障碍。认知障碍主要表现在回避事实，特别是回避亲人遇难事实上，或与此相反的紧盯事实，不能将思想从灾难事件上转移，还会发生自罪现象，即认为不幸是对自己以往过错的报应等。

2）情绪或情感障碍：常出现情绪情感反应与创伤事件过于不对称的现象，过于夸大或过于缩小的情绪反应。如对亲人的突然亡故感觉漠然，甚至莫名其妙地发笑，像是事故与本人无关一样。

3）意志与行为障碍：突发事件后，儿童和青少年自我控制能力降低，经常默默垂泪，社交愿望明显减退，甚至不愿见人，不愿诉说创伤经历，乃至对工作、学习、生活的热情全面消退，社会功能受损，对什么事都没有兴趣，性格变得暴躁，易激惹，沮丧和抑郁等。

（4）儿童和青少年的PTSD：儿童和青少年的PTSD是经历创伤后出现的应激障碍。他们将面对带来痛苦或哀痛的事件，这些事件使他们直至事件发生后仍感到无力摆脱。这些经验经常被重温或被再体验，影响了他们的日常活动、学习和与他人的关系。

1）是什么导致儿童和青少年的PTSD：儿童和青少年的PTSD是由其体验的一次创伤事件造成的。这些事件可能包括：

一次事故。

对孩子做的罪行或他看见了一种罪行，如盗窃。

一种严重的疾病，如非常严重的传染病或癌症导致亲人死亡。

自然灾害，如洪水、地震、飓风。

遭受躯体或性虐待。

暴力、战争或者恐怖主义事件。

2）什么是PTSD的标志和症状

脑中反复出现"坏"的画面：①行动、促使或者感觉事件再发生。②做噩梦。③有恶性事件的回放或在脑中反复跳出图像。

回避：①避免谈论创伤事件。②避免活动、接触导致他受创伤的地方或者人、事。③在面对令人愉快的事上也失去兴趣。④可能不表现出他的感觉，或其表现与他的年龄不相适应。⑤认为自己将来没有希望，或担心即将死去。

应激增加或心情摇摆：①容易受到情感伤害。②有突然的悲伤、恐惧或者愤怒的感觉。③感到紧张，产生慌张或者急躁情绪。④在学校有问题或麻烦，需要被注意。⑤有睡眠问题。

3）PTSD如何被识别：如果有以下情况，可怀疑有PTSD：

看见了面对死亡的事件或体验了死亡带来的严重的伤害。

反应是巨大恐惧、一蹶不振或者有恐怖感。

有再体验创伤事件、有回避行为和增加的激惹症状。

症状持续超过一个月。

症状导致困境并且影响其活动、学习和人际关系。

4）如何应对儿童的和青少年 PTSD

认知行为疗法。通过心理危机干预者（以下简称干预者）或干预者与家庭成员的指导，孩子将学会慢慢地、小心地面对恐惧的对象或情况，也将学会控制恐惧的精神和生理反应。

认知结构的改变。干预者可帮助孩子发现哪些想法带来忧虑，哪些想法适于替换。

曝光或脱敏。曝光或脱敏疗法能帮助孩子面对一个恐惧的对象、人或者情境，其目标是帮助孩子减少恐惧或忧虑。

眼动脱敏再加工（也称 EMDR）。这是典型的曝光疗法。当孩子再想象精神创伤时，干预者会帮助其反复移动眼球，最终达到降低焦虑的目的。

放松疗法。放松疗法教孩子如何镇定和放松身体和头脑。

压力处理。干预者将教孩子一些放松方式，如呼吸、凝思、松弛肌肉、听音乐或者由生物反馈。

药物治疗。帮助孩子安静和放松、减少激烈行为和控制摇摆心情、减少或停止消沉和其他行为问题，帮助睡眠。

（5）突发事件后哪些儿童和青少年更需要关注：下列几类儿童和青少年需要更多的关注：以往遭受过灾难或创伤事件的；有被虐待或殴打史的；智力障碍的；患躯体疾病、残疾的；以前曾经有过情绪、行为问题的；有精神疾病家族史的。

2. 专业技术与操作　虽然孩子的年纪还小，但千万不要认为他们不知道发生了什么事，孩子就像成人一样在心理上会受到影响。事实上，成人的恐惧、焦虑正在无声无息地传达给孩子，他们发现成人的表现和以往不同，他们看见成人盯着电视新闻、再三确认亲戚朋友的安危。当孩子出现诸如发脾气、攻击行为，过于害怕离开父母、怕独处，出现遗尿、吮手指，要求喂饭和帮助穿衣，情绪烦躁、注意力不集中、容易与其他人发生矛盾等行为的时候，有关人员就应意识到他的心理可能受到了创伤。孩子的心理恢复较成年人更为困难。对突发事件后儿童和青少年的心理危机干预要结合其自身的特点科学地进行，而且对被干预儿童和青少年的心理危机干预应该是个长期持续的过程，要有政策跟进，更要有制度体系支撑。

（1）突发事件后儿童和青少年团体心理危机干预：突发事件后儿童和青少年团体心理危机干预是一种快速、实用、有效的心理危机干预模式。常采用小组的模式进行，每 3 天进行一次，每次 1~2 小时，每个疗程 8~10 次。

心理危机干预理论中的心理社会转变模式认为："人是遗传和环境学习、交互作用的产物，危机是由心理、社会或环境因素引起的，因此应引导人们从心理、社会和环境三个范畴来寻找危机干预的策略。"这一模式以心理社会转变模式为理论框架，提出如下三点假设：第一，卷入突发事件的经历，会对孩子的心理产生冲击。第二，事件后的一连串生活环境的变动对孩子有影响。第三，如果没有外来支持的介入，孩子对突发事件的负面意义就难以消除，就容易陷入负面情绪状态，影响健康心理的发展。

这一模式旨在从情绪、认知和行为三个方面进行团体干预，使突发事件后的孩子们能更成熟地认识生活意义的问题，进一步领会突发事件后生活的正面意义，恢复良好的心理状态。

1）儿童和青少年团体心理危机干预的心理转变过程：儿童和青少年突发事件后团体心理危机干预的心理转变过程可归纳为以下四个阶段：

阶段1：惊恐无助。在情绪上表现为沮丧；在认知上表现为信念受到挑战；在行为上表现为失去控制感。如在突发事件时的恐惧感、生命安全受到的威胁、周围环境对心理的冲击，焦虑、慌乱的行为。

阶段2：儿童式早熟。突发事件后的生活使孩子体会到父母家庭的重要，学着独立自主，但仍带着儿童的纯真来看待生活的变化。对政府、亲人、朋友的帮助表现出感激，但危机感仍存在。

阶段3：摆脱负面情绪。通过心理重构，情绪得到放松，意识变得积极。

阶段4：心理转变和升华。表现为情绪上获得平静，认知上产生新的思维方式，自我效能提高。

2）具体操作方法

协助宣泄负面情绪。首先要重在引导儿童和青少年宣泄出他们受压抑的情绪，只有借此释放出突发事件造成的恐惧、害怕等情绪，才能消除过度的应激反应。团体的介入，可以使成员与有相同经验者彼此分享，而得到情绪上的支持，通过讨论一些实际的信息等方法，使他们产生心理重构的认同，激发自己面对突发事件的新思维。在宣泄过程中要尽量安排干预场所远离事发地点，设置安全祥和的视觉环境。

运用绘画、音乐等媒介，辅助儿童和青少年更自然地表达出痛苦与恐惧。任何人直接去描述痛苦的回忆都不是一件容易的事，尤其是孩子的情绪表达能力远不及成人，使用艺术为媒介可以起到治疗的作用，帮助儿童和青少年通过创作来回溯，且不易引起自我防御，在安全的气氛下探索受创的心灵，并能深入地表达出情绪，获得宣泄。

开展生命意义的教育。处于突发事件后的儿童和青少年，对于死亡概念会产生一些不切实际的联想与担忧，所以死亡教育不应忽略，而且这也是重要的心理重构步骤之一。让个体由此发现生命的意义，通过社会支持与今后的学习生活产生新的联结，超越不安与恐惧；以生命教育的实施为重点，让孩子学习和了解死亡，分享讨论其感受，以杜绝不切实际的担忧和幻想，使他们认识到，只有正视死亡才能珍惜生命，更积极地生活下去。

重塑突发事件后生存意义。个体能否从突发事件中成长的标志之一是能否理解危机并发现生存的意义。如果一直将精力陷在负面情绪中，就难以抚平创伤。只有引导孩子认识到突发事件后生存的积极意义，才能使其产生新的合理的思维和信念，用积极乐观地态度对待今后的学习和生活。

（2）突发事件后儿童和青少年个体心理危机快速干预 ABC 法：下面介绍心理危机快速干预 ABC 法：

1）稳定情绪。把被干预儿童转移到适合的环境，恢复其安全感，保持安静，使其意识调整到正常状态。

2）快速建立信任关系。消除被干预儿童和青少年对心理危机干预的阻抗，使他们身心完全放松，待他们感觉到安全温暖、心情愉悦舒畅的时候，再进行试探性晤谈。可鼓励其尽情宣泄，把内心情感表达出来。宣泄完后，如果能自动进入睡眠则任其睡眠。

3）进行认知调整。目的是使儿童和青少年对突发事件的真相及人员伤亡有科学的理解和认识。可多提供其他人员的伤亡信息，使其深信这样的不幸，他不是唯一的受害者。通过心理暗示的方法直接将正确的认知植入被干预儿童和青少年的潜意识中，疗效会更好。这种方法有赖于孩子的感受性。如果孩子伴有"闪回"或"闯入性回忆"等让其感到恐惧、焦虑的现象，可以结合眼动脱敏再加工、放松训练等心理学技术。

（3）不同阶段的低年龄儿童心理危机干预注意要点：低年龄儿童的认知能力较差，不能用一般的方法对其进行心理危机干预，这里主要介绍在对不同年龄阶段儿童进行心理危机干预时的注意要点。

1）婴儿：突发事件后对一岁半以下儿童所需给予的辅助，是替他重新找到稳定的生活规律与能够长期固定陪伴他的主要照顾者。干预人员或机构能做的事，除了替失亲婴儿尽快找到能长期居住的家庭之外，也应对有年幼小孩的母亲本人进行所需的心理咨询，让她先处理好自己的情绪，再成为孩子安定及信任感的来源。

2）幼儿：在现场的幼儿，可能因事件本身，以及因生活环境、作息、甚至照顾者的改变，造成冲击，而需重新面对其已然解决的婴儿期的发展危机。这也是为什么在目前各种心理复建手册中一再警告家长，孩子会出现退行行为，并且呼吁家长要采取提供额外安抚、避免分离等照顾更小婴儿的方法来处理这些反应。其实这些做法，都是值得重视的。还有，突发事件后的幼儿仍是懵懵懂懂地探索着外界，闯祸在所难免，这时也考验着现场父母对压力的承受度。因此心理危机干预者除了一方面帮助其父母疏解他们自身的灾难症候群之外，还应设立专门的免费托儿场所，让其父母有机会独处、消化自己的情绪，并暂时解除看管幼儿的压力与职责。这更是最现实的心理复建途径。

3）学龄前儿童：学龄前期儿童不但会因突发事件经历有退行行为产生，而且会对灾难与死亡有神奇的解释。有些孩子可能会觉得是因为自己不乖、或者在突发事件发生前刚好曾经做错了事，所以导致亲人的不幸。皮亚杰笔下对学龄前儿童的描述，曾称他们会有因果推理，相信所有事物的发生必然有一直接原因且皆非意外或随机产生，此即为例。如孩子相信了这场灾难的原因是对他的惩罚，他可能就会相信，自己犯下了天大的错误因而遭此重谴。内疚感可能将导致他在至少数年之内都不敢再尝试任何新的思维与行为。因此在突发事件后，对这个阶段的儿童，不但要忍受、接纳其退行行为，让他重新对环境产生信任；更应该坚持让孩子保持正常作息、料理自己的日常生活起居，让他从这些基本的生活能力中寻回自主性与自我肯定；也要倾听孩子对于突发事件的重述，供给孩子可以演出事件现场的游戏道具。孩子推理方式的错误反映了他们认知能力的不足，干预者应接纳孩子的情绪、向他保证突发事件绝非因他而起。

此年龄层的儿童对他们身边赖以维持生命的安全世界遭受破坏，会显得特别敏感，反应也极脆弱，他们通常无法有效地用语言来表达自身的需求，而期待身边亲近的大人给予积极和适当的安慰。我们建议可以进行以下一些活动，不断经历"再保证"的过程，来重建儿童的安全感与自我效能感：

提供他们足够的玩具、道具，鼓励他们将以玩耍的方式重建在突发事件现场中的经验与观察。可以就地取材，不需拘泥于真实的玩具，随处可见的石头、沙子、玩偶皆可以替代。

多给予孩子身体的拥抱与接触，或提供需相互碰触的团体游戏，如"伦敦铁桥""大笼球"等。

鼓励孩子绘画。最好提供一张大墙报纸，让孩子们集体在纸面上尽情表达他们的感受，之后再团体分享。需要提醒的是，此时要鼓励孩子画出具体的人物和场景。

孩子此时的胃口可能并不好，建议以多餐的方式为他们提供营养，以使其生理与情绪保持稳定。

用一些不具威胁性或低威胁性的活动来鼓励他们来玩保护自己的游戏，如"假如怕狗狗的小英碰到一只狗狗，她要怎么办？""假如家里突然停电了，要怎么办？"

告知家长，在孩子睡前要多安排一些睡前活动，以建立更高的安全感。

（4）突发事件后儿童和青少年心理干预必须预防的三个问题

1）防反复性"灾难重现"：盲目的、反复的、不可自控的"灾难重现"易加深加重负面情境情绪体验。多数儿童和青少年对突发事件记忆特别清晰，超乎成人，他们容易认为灾难是仅对自己的，容易引起不正确的认知改变。在进行心理危机干预的时候，要对突发事件进行科学的解释。对于年龄较小的儿童来说，承受能力极其有限，要注意与成人心理危机干预相区别，不宜与他们探讨死亡等过于沉重的话题。他们对人生的认识极其有限，不太可能发展出"平静地接受死亡"这样只有成人才会接受的豁达心理。经验证明，通过倾听、鼓励说出、集体分享灾难时体验等集体治疗技术，对于认识突发事件的实质是非常重要的。有引导的"灾难重现"属于系统脱敏，具有一些治疗的意义。而对那些还不能用言语来记录和回忆创伤事件的婴幼儿，就要设法让他们在玩耍或绘画、涂鸦中将恐惧疏解出来，避免留给他们早期心理创伤和给他们成长造成心理障碍。

2）防既往创伤经历被诱发：突发事件发生后，惊恐带来的瞬时记忆容易被反复调出，同时容易引发联想，特别是创伤性记忆的"扎堆"效应。这些反复出现的不愉快记忆及其他既有的创伤性体验，经由灾难体验，可能得到加强，甚至可能导致人际不信任态度，乃至敌意。在对他们进行心理危机干预的时候，必须注意敏锐地观察与分析，力争做到把问题搞清楚，对症下药，标本兼治。

3）防抑郁绝望情绪大量堆积：受影响儿童和青少年会有普遍的孤独无助感，这是他们这个年龄从未有过的体验，尽管他们一方面出现心理退缩甚至退行的行为，但另一方面却又出现不正常的成熟，甚至出现成年人、老年人才有的一些情绪表现。这时候的孩子对于受冷落、被忽略、被怠慢、被歧视特别敏感，最需要有人陪伴和积极的社交与集体活动。他们在严重创伤事件之后如果不能得到及时疏解，就容易导致抑郁，这是很多心理专家注意到的问题，需要引起高度重视。

五、对伤残人员的心理干预

1. **相关知识**　个体在经历突发公共卫生事件中遇到的各种困难情况都可能给心理健康带来不同的影响。对于伤残人员而言，亲历了危机事件和伤残以及伤残带来的种种困难，都影响了他们的心理状况。到底这种影响会有多大，影响的因素有哪些，如何进行有效的心理危机干预，对此，我们将从社会学和心理学的角度进行探讨，综述如下。

（1）影响伤残人员心理健康的因素

1）社会因素：伤残人员是一个特殊的弱势群体，因此社会对他们的态度也有所不同。社会对伤残人员的反应一方面是觉得他们值得同情，应该多给予支持和帮助；另一方面由于残疾人存在身体缺陷，不能像普通人一样自如地参与社会生活，社会上对残疾人普遍存在"不接受"的现象，在工作中这种

"不接受"就表现得尤为突出。这都给伤残人员的现实世界和心理世界带来了很大的冲击。此外，在突发的公共卫生危机事件中，还存在事件发生时社会各界给予大量关爱、支持和事件过后"不接受"的矛盾，这也使伤残人员经历巨大的心理落差。

2）家庭因素：突如其来的伤残对家庭而言是一个灾难。家庭因此要面对来自经济、伦理和习俗各方面的压力，如照顾伤残家庭成员的责任、治疗和生活上的经济负担等。而这些压力却将通过各种方式作用于伤残成员，对他们的心理造成影响。有些家庭会因为伤残的发生而特别关爱伤残家庭成员，另一些家庭则会对伤残成员表现出歧视、愤怒和攻击的态度。这两种家庭动力都将对伤残成员的心理健康带来不良影响。前者使伤残者处于被保护的弱小状态，这一方面可能加重他们的自卑，另一方面可能使他们固着于被保护的角色，不愿成长。后者则无情地贬低着伤残个体的个人价值，使他们的自尊感处于一触即溃的状态。

3）认知因素：心理学研究认为，除了危机事件能够影响个体的心理状况，对危机事件的不同解释也将使个体处于不同的心理状态中。面对危机事件，个体首先将对这一事件进行初级评估，判断其是积极的还是消极的。如果判断结果是消极的，他们将进一步评价事件的伤害性、威胁性或挑战性。如果认为事件是伤害性或威胁性的，就意味着他们认为自己会在事件中失去某些东西；如果认为是挑战性的，则意味着困难可能被超越，当事者可能从中获益。与此同时，个体还将启动次级评估过程。主要评估自己是否具备走出危机困境的能力。综合来说，如果个体认为危机的伤害性和威胁性很大，而自己还不具备克服这些困难的能力，个体就会处于强烈的不可控感之中，从而影响到心理健康状况。反之，如果认为事件的伤害性和威胁性不大，而自己有战胜困难的能力，个体就基本能达到心理平衡。

4）行为因素：从行为角度来看，伤残人员的一些不良行为模式因为不断受到外界环境的强化而固着下来。例如，在突发事件发生后，亲人朋友无原则地满足因事件而伤残者的要求会强化他们的病人角色；而在生活中不断受挫则可能使他们放弃进行新的尝试和努力。

（2）伤残人员的心理特点：伤残人员除了可能在不同时期分别表现出各种应激障碍的不同症状外，还因经历处理伤残事件的特殊心理过程而产生特殊的心理表现。

1）伤残人员的心理历程：一位心理学家把伤残比作丧失。确实，对于个体来说，失去自己躯体或躯体功能的一部分就相当于经历了一次丧失。因此伤残人员经历的心理过程与丧失的心理过程十分相似，可分为五期。

休克期。休克期的主要表现为刻板反应状态，个体表现出震惊、恐惧和麻木的状态，不能了解周围情况，行为缺乏目的性。这一时期指的是伤残刚发生时的一段时间，可持续几小时、数天或更长的时间。

否定期。伤残个体早期通常呈现否认状态，他们的典型反应是"这不是真的，肯定弄错了"。他们在内心深处仍希望奇迹能够出现，保留着完全康复的想法；在意识中不愿承认伤残的不可逆性，也不承认"丧失体验"的严重性。这种否认是伤残人员应对痛苦信息的一种较原始的方法，它可以起到缓冲器的作用，为个体赢得时间启动更高级的防御系统，以避免不良行为的出现。这个时期可持续几天到两三个月。

抑郁期。在抑郁期，个体开始摆脱完全复原的幻想，逐渐承认"丧失"的现实。与此同时，他们会表现出一些强烈的情绪，如愤怒、嫉妒、怨恨和抑郁。他们不断提出"为什么是我"这样的问题，对周围的人表现出攻击和敌意的行为。一部分人会因为意识到自己的永久性损伤而感到深深的悲痛，产生强烈的自伤和自杀的念头。因此在对伤残人员进行心理危机干预时一定要评估其自杀的风险，切勿掉以轻心。

依赖期。当伤残人员恢复一定的自主功能时，他们就要开始面对生活中遇到的问题了，这时他们常常会出现依赖反应。依赖反应的出现是因为：一方面伤残带来的问题难而多，确实需要更多地依赖他人的帮助；另一方面周围的人过度满足他们的依赖需求强化了他们的依赖行为；或者伤残人员在通过依赖行为对悲剧性的伤残事件进行自我补偿。在康复过程中，依赖也是一种自我防御，一部分人随着时间的推移可渐渐消退，转变为正常人格；而另一部分人，依赖却可能成为一种重复性的不良行为模式。

适应期。经过上述几个阶段后，伤残人员的各种认知、情绪和行为都将得到整合。他们开始以最大的可能去适应这种不可改变的现状，寻找解决问题的方法，并准备开启未来的新生活。这种适应是经历伤残事件后个体能够达到的较理想的心理状态，这样他们就完成了处理自己伤残的心理过程。

需要指出的是，伤残人员并非严格地按照上述五期的顺序完整地经历这一"丧失"的过程，各阶段的心理反应有可能是重叠出现的。由于个体差异的存在，他们还可能不表现出其中一些时期的心理特点，甚至完全没有上述的心理变化。因此，心理危机干预者（以下简称干预者）应根据个体实际情况而灵活掌握。

2）伤残人员的常见心理反应：伤残人员在伤残发生后的各个阶段都可能有一些与伤残密切相关的心理反应，了解这些心理反应有助于我们更好地帮助伤残人员。

自卑感。伤残不仅给个体造成了外貌的缺陷，还使他们的躯体功能受到了不同程度的限制，并进而严重影响到他们的社会功能。这种从外貌到功能的残缺使伤残者产生强烈的自卑感。他们觉得低人一等，别人都瞧不起他，因而性格变得胆怯和孤僻，对未来丧失了信心。又因为伤残人员在家庭中生活的时间远远多于他们在社会或社区中生活的时间，他们的自卑感在家庭中的表现尤为突出。这种自卑感的产生与个体的个性、现实情况，以及外界压力相关。

孤独感。孤独感在人群中普遍存在，但伤残人员由于主、客观的原因，孤独感较为突出。伤残带来的行动不便使个体的社会活动受到限制，因而较少参加群体活动。而自卑感强的个体往往主动退出社交活动，或者在社交活动中表现得畏缩不前，这让他们只能离群索居。同时，社会对伤残人员的一些偏见也加深了他们的孤独感。相较于外在的孤独，内心中的孤独感是更为痛苦的。青少年期是一个渴望被同伴接纳的时期，然而对于伤残青少年而言，由于上述种种原因，他们不能加入到同龄人的行列中去，心中失落感更强；对于成人，经过了自我意识觉醒的青少年期，他们开始用隐蔽思想和封闭情感的方式来防御悲伤，他们觉得这个世界上没有人能真正地理解他们，也没有人能真正地帮助他们，因此他们打算永远把伤痛留在心底，不向任何人诉说；还有一部分人，他们会在日常生活中表现出乐观、开朗和自信，但在内心中却仍有挥之不去的空虚和寂寞。干预者在帮助伤残人员时应特别注意这几种情况。

焦虑感。面对突发的灾难事件，个体极易表现出各种各样的焦虑情绪。对住院截瘫患者的一项研究显示，伤残人员的焦虑情绪表现为以下症状：①夜间睡眠不好。②经常小便。③手脚经常湿冷。④不能心平气和地、安静地坐着。⑤总觉得还会发生什么不幸。⑥手脚麻木和有刺痛感。⑦因头痛、背痛、颈痛而苦恼。⑧觉得比其他人更容易紧张和着急。⑨感觉易衰弱和疲劳。⑩呼吸异常困难。

好胜心。伤残使个体产生强烈的自卑感。为了克服这种自卑感，伤残人员会通过加倍努力地工作和学习来获得成功，或者在各方面严格要求自己做到完美，唯有这样，他们才能证明自己不是那样弱小。遗憾的是，当他们这样做的时候，内心却是不甘和疲倦。

此外，伤残人员还会表现出前文所述的愤怒、抑郁等情绪及依赖的行为，在此不再赘述。需要注意的是，这里所述的各种心理表现都不是伤残人员特异性的心理反应，个体遇到其他问题时都可能表现出这些情绪反应。但这些心理表现却是伤残人员中最常见的、与伤残事件密切相关的心理反应，是干预者面对伤残人员时不应忽视的。

2. **专业技术与操作**

（1）伤残危机的心理评估：对伤残人员进行心理评估的目的在于：了解个体目前的心理状况；收集资料为下一步的治疗确立目标；决定在以后的治疗中选择何种策略以及把握干预的程度。下面从评估内容和评估方法两方面介绍如何对伤残人员进行心理评估。

1) 评估内容：评估伤残人员的功能水平。评估伤残人员的功能水平有助于干预者了解他们是否存在心理问题。如果存在，还要弄清问题是什么性质的，问题的严重程度如何。认知、情感和行为是评价个体功能水平的三要素。对伤残人员功能水平的评估同样要从这三方面入手。

认知评估的内容包括：①个体如何评价伤残事件的性质——积极的还是消极的，威胁的、伤害的还是挑战的。②个体如何评价自己的能力系统——面对伤残情境，个体是否有能力应对。③在伤残发生后，个体对事件及现实状况是否存在歪曲的认知——如非黑即白的看法、放大负面信息、臆测未来等。

情感评估的内容包括：

①目前存在哪些不良情绪——是愤怒还是敌意、是恐惧还是焦虑、是沮丧还是抑郁。②不良情绪的程度如何——心理学家认为同样的情感表达出来却有程度的不同，如怒就可以分为温怒、愤怒、暴跳如雷这样不同的程度。对情感程度进行评估可以了解个体目前的情感处于何种水平上，进而制定有针对性的干预方案。③评估不良情绪涉及的范围——不良情绪是仅仅针对自己，还是也针对家人朋友，或者不良情绪已经波及更大的范围。

行为评估的内容主要包括接近、回避和失去能动性三项内容。此外，还要注意个体是否出现了依赖或被动行为，以及这种行为的严重程度如何。

在进行上述评估时，干预者应尽可能地把伤残人员当前的功能状态与伤残前的功能水平进行比较，这样才可以确定伤残对其心理功能水平的损害程度。同时，对其功能水平的评估应贯穿心理危机干预的全过程，以检验治疗的效果。

评估伤残人员的资源系统：①对应对机制的评估。评估内容包括：面对伤残事件，当事者已经采取了哪些应对问题的方法；哪些方法是有效的，哪些方法是无效的。对应对机制的评估可以使干预者了解个体采取了哪些无效的应对机制。这样在接下来的心理危机干预工作中，一方面要帮助个体转换不良的应对机制，一方面要避免自身再采取无效的办法帮助其解决问题。在考虑替代的解决办法时，还应充分评估伤残人员的价值观、能动性及采取行动的能力。同时，干预者可以充分利用个体已有的良好应对策略来解决问题。②对支持系统的评估。支持系统的评估主要涉及社会支持的来源以及伤残人员对支持的利用度两项内容。社会支持对每一个人都很重要，该评估能够帮助干预者了解个体获得支持的现状，挖掘潜藏的可应对问题的资源。

评估伤残事件带来的影响。毫无疑问，伤残会给当事者造成心理创伤，但伤残到底是怎样带来影响的则需要仔细评估。有些伤残人员的心理症状是单纯的由伤残事件引起的；而另一些伤残人员，伤残只是引发心理危机的导火索。

具体来说，前者的心理结构、功能水平在伤残发生前是基本健全的，因此目前的心理问题仅因当前发生的伤残造成，干预者在进行心理危机干预时主要针对当前的危机和问题进行短程的治疗即可帮助其排除困扰；而后者的心理结构和功能水平在伤残发生前就不完整，他们随时都可能面临心灵的困境，此次的事件只不过将隐藏的问题暴露了出来。这使伤残人员只有经过较长过程的针对过去问题的治疗才能解决当前的问题。所以，只有对伤残带来的影响的性质进行准确的评估，治疗时才能有的放矢。

评估危险性。重大伤残事件发生后，伤残人员有自伤和伤人的可能性，干预者应对这种可能性作出评估。绝大多数个体在采取过激行为之前，会出现某些线索。这些线索包括语言的、行为的或状态的。语言线索指伤残人员曾用语言表达过伤人或自伤的想法；行为线索可能包括为自伤或伤人准备工具、与人告别和安排后事等；状态线索则是对个体目前所处现实状况的评估，如伤残的程度、经济条件和外部支持等。虽然很大一部分伤残人员不会采取这种行为，但是一旦发生这种行为，后果可能是极其严重的。因此干预者必须重视对危险性的评估。

2）评估方法：评估伤残人员心理状况时使用的方法与一般心理咨询中使用的评估方法大致相同，实践中常用访谈和问卷测量这两种方法。因为伤残是一种危机事件，所以无论运用何种方式进行评估，都需要注意伤残人员当前处于危机的哪个阶段，并以适合当前状态的方式进行评估工作。例如，在伤残事件后的休克期，就不宜进行问卷测量，也不宜进行深入复杂的临床评估访谈。

（2）伤残人员心理危机的干预技术：伤残人员心理危机的干预与一般心理危机既有相同之处，又有所区别。相同之处在于干预技术要符合一般心理危机干预的技术规范，不同之处则是要遵循伤残人员心理危机干预的基本原则。在接下来关于伤残人员心理危机干预技术的探讨中，将体现出其区别于一般心理危机干预的特点。

1）稳定化技术在心理危机干预中的运用。稳定化技术是创伤后早期常用的治疗技术，同样适用于伤残事件发生后早期阶段的治疗。该技术包括三项内容：将负性情绪、负性画面隔开；创造好的客体、建立积极的内部形象自我抚慰。屏幕技术、保险箱技术等可以用于隔离负性情绪和画面；内在帮助者、安全岛能协助个体创造好的客体、建立积极的内部形象；自我抚慰则可以运用放松练习、抚育内在儿童等方法。这些技术的运用均通过想象来完成。

稳定化的具体技术非常多，可以根据具体情况综合灵活运用。但要记住，每一种稳定化技术的运用都是为了帮助个体摆脱负性感觉的干扰，同时建立起积极正性的内心影像，从而恢复平衡稳定的心理状态。

2）认知疗法在伤残心理危机干预中的运用。认知理论认为被干预者之所以出现各种心理困扰，是因为他们有许多关于事件的不合理信念，因此治疗的关键就是要帮助他们挑战这些歪曲的信念，形成更合理、更健康的观点。伤残人员的很多心理困惑也是由于不合理的信念造成的。因此对其治疗的技巧与普通心理危机干预使用认知治疗技术一样，主要是用更具适应性的想法去代替原有的非理性的想法。

因为伤残人员心理危机的特殊性，在干预中要注意甄别伤残人员对于伤残事件的不合理想法。如他们觉得自己成了伤残人员，从此再不可能获得成功，他们感到人人都瞧不起他们等。面对这些不合理想法，干预者可以这样启发他们：可能伤残人员成功的道路很艰辛，但是不可能连百分之一成功的机会都没有。还可以和伤残人员一起寻找别人瞧不起他们的证据，并探讨这些证据的真实性等。

要注意的是，伤残人员的想法虽然很不理性，但对刚刚经历了伤残事件的人来说却是可以理解的。因此，干预者在干预的过程中，首先应接受这些想法，表示理解和尊重，再开始进一步的工作。此外，干预时提出的新观点应充分考虑被干预者的价值观，选择他们能接受的观点对他们进行干预才是最有效的。

3）行为疗法在伤残心理危机干预中的运用。行为理论认为，被干预者的不良行为模式是由于该行为不断受到强化而形成的。而通过撤销强化物，可以消除这种行为；对恰当的行为给予正性强化则可以建立新的行为模式。在伤残人员心理危机干预中，行为疗法可用于改变伤残人员诸如过度依赖、被动之类的不当行为模式。

4）叙事疗法在伤残心理危机干预中的运用。叙事疗法的技术要点是将问题与人分开，人在问题之外像一个旁观者一样看问题，这样就有可能寻找到既往被忽视的解决问题的好方法，从而改写"问题"的故事。在干预中，可以用告别信、宣言、证书等方式帮助个体告别老问题，迈向新生活。叙事疗法强调展现心灵中积极的、正性的一面，这对于受到较大心灵创伤的伤残人员是很有帮助的。该疗法在伤残心理危机干预中的运用，可以概括为以下三个步骤：①外化伤残事件，鼓励伤残人员从第二者或第三者的角度看待问题。②启发伤残人员从第二者或第三者的角度寻找解决伤残问题的办法。③用告别信、宣言等方式向伤残问题告别，并以新的方式规划自己的未来。

5）冥想在伤残心理危机干预中的运用。冥想在伤残心理危机干预中的运用是十分灵活的。在遵守心理危机干预的基本原则的基础上，干预者可以根据治疗的进展在恰当的时间创造性地运用冥想技术。冥想的内容也可以依据个体的独特性个性化地设计。例如，如果一位伤残人员感到现实世界非常不安全，内心非常焦虑，干预者就可以指导其想象一个让他感到安全的地方，然后将个体置身其中，感受那种安全的感觉；如果一个伤残人员在伤残发生后一直觉得紧张不安，就可以想象躺在一片蓝天白云下的绿草地上，然后指导其在想象的情境中作放松训练。运用冥想时，应尽量把画面的细节都想象出来，这样能使个体有身临其境的感觉。

6）团体治疗在伤残心理危机干预中的运用。伤残团体治疗的技术要领与第四单元所述的危机团体治疗要领基本相同。在伤残心理危机干预中，让一群遭遇伤残事件的个体聚在一起进行团体治疗的好处在于，他们会发现不幸的并不只有自己。而在与团体成员的交流中，他们可以学习其他成员面对困境、克服困难的方法，同时获得同伴间最真诚的理解和支持。伤残人员正在经历一个非常不确定的时期，团体的同质性和稳定性可以让他们感觉到安全，所以要注意保证团体的同质和稳定。

7）放松训练的应用。取半坐位或卧位，让个体闭目安神、注意力集中、均匀呼吸，先收缩面部肌群，保持7~10秒，体会肌肉紧张的感觉，然后再放松10~15秒，体会放松的感觉；然后以相同的方法，顺序收缩和舒张从上肢、躯干到下肢、双脚的每一组肌群，使全身肌肉得到放松；从而使心理放松，达到缓解紧张焦虑情绪的目的。一般1~2次/天，每次20~30分钟。

8）音乐疗法的运用。一位心理学家说过，音乐是治疗心灵疾病的良方。倾听音乐可以帮助伤残人员表达情感，排解现实的压力；也可以转移其注意力，创造新的、美好的自我感觉，改善焦虑抑郁等不良情绪。干预者可以指导伤残人员每天早晚各抽出30分钟时间，播放一些自己喜欢的轻柔、温馨的音乐，而个体则可以闭上眼睛静静地聆听音乐传递的心声。可以单纯地听音乐，也可以在听音乐的同时做冥想练习或放松训练，采用何种方式可依据情况而定。

9）绘画治疗和沙盘治疗在伤残心理危机干预中的运用。进行绘画治疗和沙盘治疗时，伤残人员通过绘画和摆弄沙盘，用象形的方式表达出内心的感受和想法、这种表达本身即具有治疗作用。同时，干预者通过对画和沙盘的分析，进一步理解个体，再以画和沙盘的方式帮助个体寻求改变。对于年龄较小的孩子来说，绘画和沙盘是比较好的治疗方法。因为孩子的抽象思维能力发展还不完善，许多想法无法用言语表达，但是却擅长形象表达，所以用绘画和沙盘与孩子沟通是比较合适的。伤残孩子可能在画作和沙盘中表达出一些与伤残事件相关的主题，这就是干预治疗工作的契机。

10）精神分析疗法在伤残心理危机干预中的运用。精神分析是历史最悠久的心理学治疗流派，一般领悟力强、与现实联结较好的个体比较适合进行精神分析治疗。在伤残危机发生的早期不适合进行精神分析治疗。此外，精神分析疗程长，对于希望尽快解决问题的个体也不适用。从疗程和有效的角度考虑，干预者还应分清个体的问题是单纯由伤残事件造成的，还是由于人格结构的问题导致的。如果是前者，选择一些疗程短、见效快的治疗方法即可；若是后者则应根据个体的实际情况而定。

（3）伤残危机中常见情绪问题的处理

1）焦虑：伤残人员的焦虑一般是现实性焦虑。这是一种因感知到外界环境中真实的危险或害怕这种危险而产生的一种焦虑。缓解这种焦虑可以使用放松训练、音乐疗法、冥想等方法，具体操作步骤见上文。

2）抑郁：伤残是一种挫折，会带来各种压力，造成个体内心的冲突和矛盾，最终引起抑郁。因此消除抑郁的关键是化解心中的冲突。放松训练和认知疗法对于解决抑郁问题效果较好，操作方法见本单元"不同治疗技术在伤残心理危机干预中的运用"的相关部分。鼓励伤残人员培养兴趣爱好、改变一下生活环境能够转移其注意力，也是不错的方法。另外，动员家庭成员参与到治疗中也是很重要的。家人可以为伤残人员提供一个温暖安全的环境，并协助其进行各种训练。

3）愤怒：愤怒是目的性行为反复受到阻挠而产生的情绪体验。伤残人员的许多愿望无法实现、行动受挫、自尊受到伤害，他们很容易产生愤怒情绪。认知治疗、放松训练同样适用于处理愤怒情绪。

在个体的基本状况稳定后，宣泄对于消除愤怒也很有帮助。宣泄通常包括能量发泄和心理宣泄两种方式。能量宣泄是通过进行各种活动来发泄愤怒的情绪，如体育运动或体力劳动，但是这种方法对伤残人员是否适用要依据伤残人员的实际情况而定。心理宣泄通常在干预者的指导下进行，以一个物品代表愤怒的对象，然后对该物品发泄自己的愤怒，可以用行动的方式也可以用言语的方式。通常在宣泄之后要协助伤残人员找回正性的力量，如爱和温暖等，这样对伤残人员的帮助更切实。

伤残人员的不良情绪只是他们所有问题中浮于表面的一小部分，因此仅仅处理情绪问题既不能全面解决伤残人员的问题也无法取得持久稳定的效果。通常只有在明确伤残人员问题、确定治疗目标后，再在适当的时机用恰当的方法对症状性的问题进行一些处理，才能获得较好的疗效。

六、对疑似病例和密切接触者的心理干预

1. 相关知识

（1）疑似病例和密切接触者的定义：疑似病例指生命体征，比如体温，外表症状等与某个流行病非常相似的病例。疑似病例是根据某传染病的所表现的临床症状和流行病学史进行诊断，而没有进行实验室检查，也就是医学上常用的临床诊断病例。如果被观察后确诊，则转为正式病例（确诊病例）。

密切接触者就是指与病毒（非典型肺炎、禽流感……）确诊或高度疑似病例有直接居住生活在一起的成员。包括办公室的同事，学校里一个班级的学生及班主任老师，同一教室、宿舍的同事、同学，同机的乘客等。以及其他形式的直接接触者包括病毒病人的陪护、乘出租车、乘电梯等直接接触者，根据流行病学调查和现场情况由卫生防疫人员综合评定确定的接触者史，以及其他形式的直接接触者，在目前就是指14天内曾与病毒的确诊或高度疑似病例有过共同的生活或工作的人。

（2）疑似病例和密切接触者应激后的心身反应：一旦被确定为疑似病例或密切接触者，医学一般处理会将其收入隔离病房或在社区内被隔离观察。他们会出现以下心理反应。

首先，当病人一旦得知自己被诊断为疑似病人，最初的反应往往是茫然失措，惶惶不可终日，不知该做什么，不知如何面对现实；出现一些无目的、下意识的动作和行为。常会否认患病，如怀疑诊断是否正确，以此来减轻内心恐惧。有时还可出现与现实的分离感，觉得一切都好像是发生在梦中，自己像是一个旁观者。紧接着，会出现思维杂乱，无法集中注意力，出现焦虑、懊恼、急躁等情绪，认为自己倒霉，不该得这病；容易发怒，常因小事发脾气，强烈地对他人指责和抱怨，冲着医护人员发脾气等。事后又懊悔不已。由于患者性格不同，在接受治疗中心理反应和行为也各有差异。依赖型人格的患者主要害怕被抛弃、无人帮助，焦虑情绪明显，对医务人员要求繁多；强迫型的患者害怕疾病威胁自己的控制力，并且感到不再能像以前那样严格控制生活，出现无名的烦躁；表演型的患者面对疾病的侵袭，多不愿正视现实，采用否认、回避或索性以遗忘的手段来保护自己，容易受病友的影响，也容易接受医务人员的暗示；偏执型的患者患病后，容易对他人怀有愤怒情绪，指责外界，认为自己是受害者、牺牲者，在治疗中，对医务人员不信任，对治疗措施不放心，不满意，挑剔较多；而孤僻型的患者病后更加沉默寡言，逃避别人，逃避医务人员，即使有不适也不愿告诉医生，因为他们主诉少，很少给医护添"麻烦"，也是最容易被忽视的病人。

因有接触史而被隔离的人员，他们一般是被隔离在特定的社区内。当被隔离后，他们一方面可能会有侥幸心理，认为自己不可能感染上传染病；认为自己身体好、有抵抗力，即使染上了，也会抗得过去。这就会使他们不注意遵守隔离制度和管理规定，不注意隔离和自我防护而到处乱串。另有一些人，在隔离期间，会出现严重恐慌情绪，似乎是自己已经患上了传染病，急于出去想出去看病，想让自己尽快确诊，一天到晚紧张不安，不服从隔离管理规定，甚至逃离隔离区。他们无法让自己静静地休息，而是到处打听"谁是否已经发病了？"感到自己大难临头，整日哭泣、想念家人、精神不振，自己也开始轻信谣言，寻偏方，胡乱吃药，过量使用消毒剂。少数人也会抱怨别人对他不够关心，要求别人给予更多的照顾，一旦不顺心则大发脾气。同时，他们还会担心在隔离区之外的亲人的安危。个别人会出现猜疑，如担心配偶在隔离区外会另有新欢等。

2. 专业技术与操作

对疑似病例和密切接触者的心理干预：由于传染病的流行特点及防护要求，心理危机干预人员不可能全部进去一线红区服务，为了取得较好的心理干预效果，具体做法如下：

1）短信联系。接受任务后，请示上级收集被隔离的对象的手机号码。由于观念的偏差和心理健康知识的缺乏，早期出现问题比较多，利用短信发送即时病情的报道与关心，取得被干预者的信任，同时判断被干预者的心理状况，对于情绪稳定尚无明显心理问题或较轻的被干预者可以采用短信方式进行关心与干预。

2）热线电话。对通过短信取得信任的被干预者或部分不会发短信的被干预者，应采取主动电话疏导，真诚地给予被干预者心理支持，言语中表达对被干预者充分的尊重、理解、接纳，帮助他们分析、认识和解决心理问题，使他们学会面对现实，启发、鼓励和支持他们采取积极有效的行动。同时提供他们宣泄的机会，帮助他们疏导负性情绪，如愤怒、恐惧、焦虑和抑郁等。

3）发放纸质心理干预宣传材料。通过材料介绍前文所述的放松方法和简单的自我心理干预技巧。降低被干预者的焦虑情绪，教会他们换一种心态生活，对隔离状态的生活进行新的意义解释和理解，如当成一次休息的好机会等。强调隔离手段是为了更好地观察治疗，同时也是保护最亲近人的方式。向病人解释，隔离的目的是隔离病毒，而不是隔离他本人。说明目前的治疗是有力的、干预是有效的。

4）帮助医务工作或社区工作者了解不同人格特征被隔离者的心理特点与干预。在与依赖型与表演型的患者接触时，注意夸奖他们的优点，承认他们的价值，建立良好的关系。尽量让被干预者讲出其内在的担心和忧虑，仔细倾听，帮助他们疏泄情绪。可向他们保证医务人员或社会工作者会给予他们尽可能周全的照顾；对于不能满足其要求的方面进行客观合理的解释；给予他们足够的关注。与其交谈时，保持专业性的权威，会使他们对治疗更有信心。对于同为表演性人格的疑似病例最好分房间居住，避免相互间不良情绪的传染。

对于强迫型和偏执型的干预对象，注意提供关于疾病的信息，可以让他们阅读宣传手册，学习一些医疗方面的知识。可以就检查结果，治疗计划与他们交谈，让他们相信并没有被隐瞒病情，建立彼此信任的关系。对强迫性的被干预者要充分发挥其的主观能动性，可以征询他们自己对医疗康复的意见，以便积极参与到治疗中，转移紧张情绪。耐心倾听他们的主诉，承认患病与住院滋味不好受，对此表示充分理解，避免与其争论。

孤僻型的被干预者由于很被动，更需要医务人员主动地询问其内心感受。同时尊重他们的习惯和行为方式，不去过多打扰其严加防护的私人空间。

七、对一线工作人员的心理干预

1. 相关知识

（1）一线工作人员的定义：一线工作人员是指在突发公共卫生事件的过程中亲历现场，参与现场救治、现场营救、伤员转运与抢救、尸体处理，目睹现场大量创伤经历的医护人员、卫生防疫人员、部队官兵、消防队员、警察、媒体工作者等。

（2）一线工作人员应激后的心身反应：急性应激反应以及 PTSD 的症状反应详见前面所述，在此需要补充的是，急性应激反应的各种症状及 PTSD 的核心症状是闪回，即不由自主地回忆创伤情景和反复出现与创伤情境有关的噩梦，包括图像、声音、嗅觉和触觉等。闪回症状又以最强烈的刺激画面为载体。对应激情境的反复体验，往往伴随着强烈的痛苦情感及相应的生理反应，进而影响了个体的情绪、认知和躯体等，例如：情绪不稳定，行为改变、睡眠和饮食异常等。

（3）一线工作人员心理危机干预的目的

1）快速恢复工作效能：一线工作人员承担着紧迫而繁重的抗震救灾任务，长时间高强度的工作、缺乏睡眠、饮食不足会使他们出现严重的压力反应；持续地处身于应激场景又会使他们蓄积大量的负性情绪，进而产生很多急性应激反应（躯体、心理）。在以上两方面的影响之下，一些人会处在半休克状态，工作效能受到影响甚至无法继续执行任务。心理危机干预者（以下简称干预者）需要帮助一线工作人员及时控制或减缓突发事件带给他们的心理影响，使他们郁结的负性情绪得到疏解、心理压力得到减轻，同时让他们获得一些应对危机的技能，从而快速恢复他们的工作效能，保障救治任务的顺利开展。

2）预防未来 PTSD 的发生：面对不能预期的混乱可怕场景，面对受害群众痛苦的情绪，长期暴露于这些刺激之下的一线工作人员，其视觉和心理上受到不可避免的冲击。这些异乎寻常的刺激不仅在当下会使救援人员情绪、睡眠和饮食受到影响，而且，如果不及时干预，很可能在突发事件之后延续数周、数月或数年，进而演变成 PTSD。因此，干预者另外一个核心工作目标是处理那些引发他们创伤症状、痛苦体验的强烈刺激画面。通过处理这一核心症状，积极预防 PTSD 的发生。

（4）一线工作人员心理干预的指导原则

1）快速：救援人员承担着繁重的救援任务，身体极度疲惫。心理危机干预不能占用过多正常救援任务的时间和救援人员调整休息、补充体力的时间。

2）简捷：针对一线救援人员的心理危机干预方法、手段一定要清晰、具体、可操作性强；一定要简捷，不能太复杂、烦冗，否则很容易引起一线救援人员强烈的排斥和阻抗。

3）有效：在快速有效的基础上，效果的保证是核心诉求，要做到在短时间内就能让救援人员体会到心理干预明显的正性效果。

2. 专业技术与操作

（1）构建危机事件心理动力模型

1）确定心理刺激源：心理刺激源是指能产生心理应激反应的有害刺激，主要来源于事件或场景。通常按照个体不同的感觉通道来确定具体的刺激类型。例如，工作人员在执行任务的过程中经历了什么，他们接触到哪些刺激性比较强的场景，这些惨烈场景在各个感觉通道上造成的刺激是什么。如听觉上，可能是痛苦的喊叫声。刺激源的确定是构建动力模型的首要步骤，它将直接决定心理危机干预具体方法的选择。

2）评估心理刺激强度：心理刺激强度是指引发应激反应的刺激源对个体的主观刺激量的大小，主要包括刺激画面的强烈程度及暴露在该刺激中的持续时间。心理刺激强度由低到高分为1~10级。

1~3级属于轻度刺激，指远距离或间接的感受刺激场景。

4~6级属于中度刺激，指在较近距离感受刺激场景。

7~10级属于重度刺激，指近距离观察、接触、感受强烈刺激场景。重度刺激可能会引发严重的应激反应。

此外，个体对心理刺激源主观感受的强弱还与个体接触刺激源的持续时间有关。心理刺激强度的确定直接决定心理危机干预的强度，如干预过程中某种技术使用的频率和时间等。

3）分析心理状态变化：分析和比较工作人员执行任务之前、之中以及干预时的心理状态变化情况，持续时间的长短，对社会功能的影响程度。如，情绪的变化，焦虑、抑郁、面无表情、闷闷不乐、烦躁等指标；认知的变化，反应速度、注意力、记忆力、方向感等指标；行为上的变化，执行任务的效率、睡眠状况、饮食状况等方面的变化；躯体上的变化，心跳、呼吸、嘴唇（或手）发抖、肌肉酸痛、恶心、腹泻等指标。

根据以上三个核心要点可以构建出危机事件的心理动力模型，该模型将在心理危机干预方案的制定、有针对性干预技术的选择及最终干预效果评估等方面发挥必不可少的作用。

（2）技术破冰：由于对心理危机干预知识的相对欠缺，部分一线工作人员有可能在接受帮助的初期表现出不理解、不相信、不配合的情况。这种阻抗通常产生的原因可能为：首先，亲历危机事件，承认自己有应激反应，内心可能会有耻辱感；其次，对心理学有刻板印象，觉得只有那些心理疾病者才需要接受心理帮助；最后，一些人对心理学将信将疑，甚至不相信心理学对他们有什么帮助。一线工作人员绝大部分是医护人员和部队官兵、消防战士，这些群体有其自身特殊的职业特点，即那种职业本身带给他们的英雄感和荣誉感，使他们对心理学帮助产生职业性阻抗。所以，干预者在对一线工作人员进行心理危机干预时，首先要解决的一个关键问题就是能否运用一些专业技术消除一线工作人员的职业阻抗。

1）心理反应正常化教育：通过专业知识的传递与分享及正常化的心理教育，引起他们的共鸣及接纳自身的心理应激反应。例如，告诉工作人员，人在这种异乎寻常的情景下通常会有哪些反应。然后，告诉他们，一个正常的个体在突发事件中一定会有各种反应，这是非常正常的，只是程度有差异而已；如果你没有任何反应，是令人担忧的。通过这样的反馈，会在很大程度上降低被干预者由于心理知识的匮乏而造成的对自己心理反应的恐慌。

2）技术破冰程序：明确说明干预者能为一线工作人员提供哪些帮助，以及这些帮助的科学原理，激发他们的求助愿望；通过向一线救援人员介绍心理危机干预的具体工作方法、技术手段，促使他们认同干预者的专业性，加强相互信任，从而愿意接受专业的帮助。例如，告诉工作人员："大脑中反复出现的那些影响睡眠、食欲的恐怖画面虽然属于常见的心理反应，但是如果不及时处理，就有可能使一些问题长期化和复杂化。而我们有能力在短时间内帮助其缓解或消除这些问题，最大程度地降低未来创伤后应激障碍发生的概率。"通过对系列专业技术实效性的解释，可以消除职业阻抗，达到破冰的最终目标。

（3）负性情绪处理技术：在完成破冰后，干预者和工作人员可以在原地，采用负性情绪处理技术来宣泄负性情绪。

1）干预目标

宣泄内心蓄积的负性情绪，完成初步干预。

症状评估。

重点干预人群筛查。

让被干预者习得简单应对技能。

2）操作流程：负性情绪处理技术以小组方式开展工作，一般由两名干预者参与主持工作，一人做主干预者，一人做协助者。主干预者介绍工作目的、开展工作、提出要求等；协助者配合完成，全面观察场面，帮助主干预者控制场面及干预进程，及时地补充主干预者表达不充分的部分。被干预者随机发言，不做强制发言的要求，某人在表达时，其他人认真倾听。被干预者一般控制在 15 人左右，每人发言时间一般在 40~90 分钟。

第一阶段：负性情绪处理。

鼓励被干预者对他们的创伤经历或者是具体的创伤情景进行表达和宣泄，这一过程将完成被干预者对创伤体验的整合。救援人员在突发事件救助过程中会有很多难忘的经历。所以在鼓励表达时，干预者要引导他们重点描述那些让他们有痛苦体验的经历。很多工作人员的经历往往以大量闯入性的刺激画面的形式保留在大脑中。所以，在表达时，可以让工作人员结合他们的创伤经历，有重点地描述那些强刺激性画面，画面的描述要求清晰、具体。此外，需要重点强调一点，纯叙事性的表达是没有干预效果的，有时反而会造成二次伤害。所以，在表达过程中，鼓励被干预者表达创伤经历及刺激画面所诱发的痛苦情绪，使其负性情绪得以外化就显得非常关键，负性情绪的表达要求准确、充分。

负性情绪处理是一个创伤经历表达及负性情绪宣泄的过程，可以将它描述为"语言+泪水"。在这个过程中，干预者可以对每个被干预者的创伤症状进行评估，并筛查出创伤程度比较严重的个体，以便随后进行个体干预。

第二阶段：传授放松技巧。

干预者向一线人员简要介绍放松原理及常用的放松方法，如呼吸放松、"感受呼吸温差放松法"等，并用口述指导语的方式示范放松步骤，让被干预者体验放松带来的身心舒放轻松的感觉，并习得某种放松技巧。下面简单介绍这一方法：

核心技术：放松身体，集中注意力，感受呼吸温差。

具体方法：注意力集中在气流，思维跟随气流。缓慢吸气，此时，注意记忆气流在鼻腔的温度。然后气流缓慢通过呼吸道往下走，通过胸腔，在鼻腔缓慢呼出。此时，体验气流与进入鼻腔时的温差，体验到的温差越明显，放松效果越好。

放松效果：转移了注意力，放松了大脑神经，稳定了情绪。

通过放松训练达到了三个目的：一是对第一阶段的干预进行进一步的整合；二是平复了在第一阶段暴露创伤时造成的紧张情绪；最后，让被干预者习得对抗焦虑紧张等情绪反应的技能，鼓励他们依靠自身力量缓解一些一般性的心理反应。

第三阶段：正性资源替代。

仅仅对负性情绪进行处理是不够的。干预者还需要针对工作人员所经历的事件进行引导，让其挖掘自身资源，找到能让他感动的、感受到人性光辉的、带给他温暖和有力量感的画面或事件，同时体验与这些温暖画面相联系的正性情感；使其对创伤记忆的认知和体验更加积极，以完成正性资源对负性情感的部分替代，从而达到负性情感与正性情感之间的平衡。

通过上述三个阶段，达到对被干预者初步干预的目的，有些症状较轻的个体经过这个过程已经初见成效。

（4）压力与情绪管理：负性情绪处理之后，综合考虑干预的效果、干预者的观察与筛选及被干预者主动求助的动力强弱等因素，再对不同的人群实施开展不同的干预措施。

1）目标人群：主要针对没有明显闪回、失眠症状，但感到紧张、焦虑、疲劳的个体或团体。

2）干预目标：放松僵硬的肌肉、释放紧张焦虑情绪、缓解精神压力、让被干预者习得放松、情绪稳定性控制等技能。

3）干预措施：利用压力与情绪管理系统进行人机互动式自主调节与训练。在舒缓的音乐中，被干预者可以在标准指导语的引导下完成呼吸、肌肉、想象等放松训练；在轻松友好的虚拟情景中，在多种生理指标的监控和反馈之下，被干预者可以体察自己情绪的变化，习得自主调节情绪的技能，缓解不适，达到减压的目的。

通过压力与情绪管理系统的调适，那些创伤症状较轻的救援人员不仅能够进一步缓解紧张、焦虑的情绪，巩固负性情绪处理的干预效果，而且会在这种自主调适的过程中增加很多积极的情绪体验，丰富内心的正性力量，以对抗今后的危机与挫折。

（5）图片——负性情绪打包处理技术：对于那些因经历突发事件有明显心理痛苦，表现出明显急性应激反应（如强迫性的闪回、反复体验创伤情景、睡眠饮食受到严重影响等）的个体，可采用图片——负性情绪打包处理技术来处理症状。在创伤治疗领域常用的眼动脱敏再加工（EMDR）技术已被大量研究证明对治疗 PTSD 有良好的效果。有关专家在 CISD 和眼动脱敏再加工基础上通过各类情景设置进行大量的实验论证，最终形成图片——负性情绪打包处理技术。该技术能够有针对性地处理急性期容易诱发未来发生 PTSD 的核心症状闪回、创伤体验等症状，最大程度地降低被干预者未来 PTSD 的发生率。

1）干预目标

短期目标：处理创伤性闯入画面、消除与之相联的负性情绪及如失眠和食欲不振等躯体反应、恢复心理平衡。

长期目标：预防未来 PTSD 的发生。

2）干预措施：任何干预技术在实施之前都要和被干预者建立信任度良好的沟通关系，建立积极的治疗联盟。仅仅依靠技术干预，不容易让被干预者产生积极配合的动力，最终的治疗效果不佳。所以，例如共情、倾听、建立安全关系等基本的心理危机干预的基本技能在心理危机干预中同样非常关键。下面介绍图片——负性情绪打包处理技术的具体操作流程：

图片——负性情绪联结。各种突发事件场景往往以图片的形式出现在被干预者大脑，这些图片会引起很多的情绪反应，如恐惧、紧张、悲伤、内疚等。让被干预者想象在"负性情绪处理"时表达的各种创伤场景，以图片的方式进行描述，然后准确体验每个图片背后的情绪，逐个将图片和情绪一一对应联结。

功能分析、图片分离。对大脑中的图片进行功能分析，有些图片是纯负性的刺激，如痛苦的表情、变形的躯体等，这些图片是负性资源，保留无益；有些图片是正性的，可以作为成长资源利用的，建议保留；此外，同一幅图片，有可能既有负性部分也有正性部分，这时候要进行细致的功能分析，谨慎地切割分离。有些图片尽管是负性的，但被干预者将其看成自身重要的人生经历而愿意保留，此时，我们要尊重被干预者的意愿，从长期看来，这种资源对被干预者是有利的。所以，在功能分析时，不仅要从专业角度来分析其功能是负性还是正性的，而且更应询问被干预者处理某个画面的意愿。

图片——负性情绪打包。通过功能分析，干预者和被干预者已经找到了共同的工作目标，即被干预者反复闯入的刺激性的负性图片，而且，这个图片是被干预者非常想处理的。接下来，要求被干预者把注意力集中在大脑中出现频率最高、能引起强烈痛苦体验的刺激画面上，让被干预者通过表达或体验与之相联的负性情绪，从而完成负性情绪与图片的粘合和打包过程。

快速眼动技术。利用快速眼动技术，修通受损的大脑神经通路，阻断创伤记忆与痛苦情感之间的联系。眼动时可以用手或借助其他物件，但要注意移动的距离、频率和幅度。每次眼动后，需要进行放松、情绪状况的评估，并询问被干预者头脑中刺激图片的变化情况。

温暖画面与正性理念的植入。利用其自身资源，让被干预者找到一个替代性的温暖画面，该画面可以带给他力量。接下来，干预者对其进行正性理念的引导、植入，使其对创伤体验的认知更加积极。之后，干预者对被干预者进行评估，例如，可以询问其感受，观察其面部表情的变化等指标，以达到预期效果，结束此次干预。

注意事项。在干预过程中，根据被干预者的需要，干预者要随时进行放松与评估。此外，如果能将整个干预过程进行细化的记录和档案保存，就不仅能够提高干预者的实践水平，积累经验，也有利于提高心理危机干预工作的科学性。

（6）干预后效果跟踪随访：干预结束后，双方互留联系方式。被干预者有问题可能随时需要求助。干预者也需要定期（以周为单位）对被干预者进行干预效果的跟踪随访。可以采用电话的方式，对一些关键指标，如闪回、饮食、睡眠，情绪稳定性、人际关系等进行评估，判断症状有无反复，及时地提供支持和帮助。

第五节　技术步骤与流程

一、计划和准备

1. 心理干预工作人员的要求　在进入干预现场前，心理干预工作者必须具备足够的知识，包括事件的性质、目前的情势、救济与支持服务的类型与可及性；在开展工作前，要对心理干预工作者要掌握最新心理干预训练、以及事件掌控、结构的知识。同时要对你所面对的特殊群体，如孩童、老年人以及伤残人群有额外深入的知识。

心理干预开始前，干预者要把自身的角色定为与决策方式界定清楚，和权责者与组织建立有效沟通，并将所有活动整合于其中。有效地进入也包括让自己对这情况尽可能地熟悉，例如领导、组织、政策、程序、安全、精神医疗的支持、以及可用的资源。你需要对将发生什么、可用的服务为何或何处可寻求服务等有正确的信息。这些信息需要尽快地搜集，因为提供这些信息常对于减低不适感、促进适应性处理方式是关键的。

2. 筛选优先处理的被干预者　在事发现场，易感人群会出现显露出急性不适征兆，其急性征兆如下：

（1）失去定向感。

（2）困惑。

（3）狂乱或激动。

（4）惊恐。

（5）极度退缩、冷漠。

（6）极度烦燥不安或易怒。

（7）过度担忧。

二、干预步骤及流程

1. 突发事件早期的核心干预行为

（1）回应被干预者发出的接触性信息，或者以非打扰性、富有同情心以及乐于助人的态度主动接触被干预者。

（2）提高被干预者的直接而持续性的安全感，使其得到精神和情感上的舒服。

（3）安抚和引导情绪崩溃和失控的被干预者。

（4）识别被干预者的需求与顾虑，收集额外信息，制作心理急救干预措施。

（5）向说出直接需求和忧虑的被干预者提供实际帮助。

（6）帮助被干预者建立社会联系。

（7）为被干预者提供事件之后所需的服务措施及承诺。

2. 突发事件之后的持续性干预

（1）干预人群的识别：进入突发事件现场，心理干预工作者要在短时间内，通过接触筛选出需要被干预的个体。

（2）个别访谈与辅导：干预者对需要干预的个体首先开始个别的访谈与辅导，通过访谈来了解被干预者的需要及所出现的问题，并根据被干预个体的表现，对被干预个体进行分类。

（3）实施干预：根据被干预者遇到的问题及干预措施，将被干预者分为以下五类，并分别实施干预：

1）对儿童和青少年的心理干预：根据儿童不同年龄和所遇到的问题，分别实施干预。

2）对伤残人员的心理干预：根据伤残等级低被干预个体进行有针对性干预。

3）对丧亲者的心理干预：评估哀伤的反应阶段，采用支持、放松等相关技术进行干预。（详见本手册第四节三）

4）对疑似病例和密切接触者的心理干预：了解被隔离者的心理反应，根据隔离的实际情况主要采取短信、电话和宣传资料进行干预。

5）对一线工作人员的心理干预：评估一线工作人员的心理刺激强度，分析心理变化，采用破冰、清楚处理等技术进行干预。

6）团体心理辅导：通过组织有共同创伤体验的群体，让群体中的成员相互分享内心感受，相互支持与安慰等方式来消解个体的创伤体验。

（4）干预后评估及随访：心理干预工作结束后，留下被干预者的联系方式，并将干预部门的联系方式及工作流程留给被干预者。被干预者如有问题随时可以向干预部门提出需求请求帮助。干预工作者也需要定期（以周为单位）对被干预者进行评估及跟踪随访，评估其当前状况（如饮食、睡眠情况，情绪稳定性、人际关系等），并制定相应的干预计划。

参考文献

1. 姚玉红. 地震灾后心理危机干预. 现代预防医学，2008，35（12）：2403-2404.

2. 刘新峰. 试谈心理危机干预在事故应急救援及事故调查中的应用. 中国农业大学学报，

2002，7（4）：73-78.

3. 赵国秋，汪永光，王义强，等. "4.28" 胶济铁路交通事故伤员心理危机的干预. 中华急诊医学杂志，2008，17（8）：800-803.

4. 赵炜，程云松，黎檀实. 美国联邦灾难心理卫生服务系统. 中国危重病急救医学，2005，17（9）：576.

5. 巩嘉铠，冯淑华. 精神卫生工作面临的形式和发展策略. 北京医学，2005，14：10-12.

6. 胡俊峰. 突发公共卫生事件应对的健康教育与健康促进（一）. 中国健康教育，2003，20（1）：37-39.

7. 金宁宁. 突发事件时实施群体心理危机干预的效果研究. 北京：解放军军医进修学院，2005.

8. 张理义，陈春霞，徐志熊. 地震灾难后的心理危机干预. 人民军医，2008，51（7）：411-412.

9. 赵炜，程云松，黎檀实. 美国联邦灾难心理卫生服务系统. 中国危重病急救医学，2005，17（9）：576.

10. 冯小梅，史清秀，吴永岚. 医院突发公共卫生事件应急预案的制定及应用. 护士进修杂志，2010，25（1）：24-25.

11. Long FY. Psychological support in civil emergencies. The National Emergency Behavior Management System of Singapore International Review of Psychiatry, 2001, 13: 209-214.

12. 成何萍. 突发公共事件心理危机干预模式述评. 湖南警察学院学报，2013，25（4）：75-76.

13. 黄希庭，郑涌，毕重增，等. 关于中国心理健康服务体系建设的若干问题. 心理科学，2007，30（1）：2-5.

14. 范维澄. 国家突发公共事件应急管理中科学问题的思考和建议. 中国科学基金，2007，21（2）：71-76.

15. 中国就业培训技术指导中心. 心理危机干预指导手册. 北京：中国劳动社会保障出版社，2008. 20.

附件

附件1　心理干预工作者自身状况评估

在决定是否参与干预工作前，心理干预工作者应该考虑自己做此类工作的慰藉能力（注：在悲伤或痛苦的时候给予希望帮助的能力）水平，以及自身当前的健康状况、家庭和工作情况。这些因素应该包括以下内容：

一、个人因素评估

对在提供心理急救的过程中，可能会经历的多种情况，评估自己的慰藉能力：

与体验着强烈痛苦并伴有尖叫，歇斯底里的哭泣，愤怒或退行等极端反应的求助者工作；

与非传统的环境下的与求助者工作；

在混乱的，不可预知的环境下工作；

接受非心理健康方面的工作（比如，分配水，喂食，打扫地面）；

在没有监管性的环境下工作；

为来自不同文化、民族、阶级、信仰的求助者提供帮助；

在危险、状况不明的环境下工作；

与并不接受心理健康支持的个体工作；

与不同工作方式的专业群体合作。

二、健康因素评估

评估你当前的身心状况，以及在突发事件危机情境下可能影响你长期工作的一切情况：

近期的手术或药物治疗；

近期的情绪或心理问题；

过去 6~12 月内人生的重大变化或丧失；

早期丧失或其他负性生活事件；

可能阻碍你工作的饮食禁忌；

保持长时间精力充沛并忍受身体疲倦的能力；

如果你需要药物，请准备好足够的药物以满足任务期间乃至多余几天的需要。

三、家庭因素的评估

在突发事件情境下，评估你的家庭对你将提供心理急救一事的应对能力：

你的家庭是否做好了与你分离几天乃至几周的准备？

你的家庭是否接受了你将在一个不可预知的危险环境下工作的事实？

当你离开并长时间工作的日子里，是否有家人或朋友承担你的家庭责任与义务？

是否有一些未解决的家庭或人际关系问题会影响你的心理危机救助工作？

在你完成救助工作之后，是否会有一个良好的支持性环境欢迎你的归来？

四、工作因素评估

评估提供心理救助可能对你的工作生涯产生的影响：

你的老板是否支持你对心理急救服务的兴趣与参与？

你的老板是否允许你离开你的工作？

你的老板是否允许你利用假期或者其他非工作时间成为一个心理危机干预工作者？

你的工作职位是否足够的灵活，允许你24～48小时内随时服从危机救助任务？

你的同事是否赞成你的缺席并在你回来的时候表示欢迎？

五、个人、家庭、工作与生活计划

如果你决定参与危机干预工作，请花点时间进行准备，落实以下相关责任：

家庭和其他家庭成员责任；

宠物照顾责任；

工作责任；

社团活动/责任；

其他责任和顾虑。

附件2　心理干预工作者出现的应激反应

一、常见应激反应

心理干预工作者可能会体验到一些应激反应，当与幸存者一起工作时，这些都是常见的：

增加和减少活动的水平；

睡眠困难；

药物使用；

麻木；

易激惹，愤怒和挫折感；

以休克、恐惧、恐怖及无助形式的替代性创伤；

混乱、注意缺乏、决策困难；

身体反应（头痛、胃痛、易受惊吓）；

抑郁或焦虑症状；

社交活动减少。

二、极端应激反应

心理干预工作者可能会体验到更严重的应激反应，所以允许寻求督导的专业的或监督式的支持，这些极端应激反应包括：

同情的压力：无能为力、困惑、孤独；

同情疲劳：疲软、疏远、放弃；

直接或间接地，投入地或不由自主地再次体验创伤体验；

试图在专业领域或个人生活中超越控制；

撤回和隔离；

依靠物质预防情绪，变得过分的投入工作，或睡眠的急剧改变（避免睡觉或不想起床）；

人际关系的严重困难，包括家庭暴力；

伴随绝望的抑郁（有把个体置于高自杀风险的潜在可能）；

冒不必要的风险。

附件3　心理干预工作者自我保护方法

一、组织为心理干预工作者提供的帮助

心理干预机构通过提供适当的支持和措施减少心理干预工作者遭受极端压力的风险，这些帮助包括：

限制工作轮班不超过12小时和鼓励工作中的休息；

从最高暴露的作业向较低水平暴露的作业循环，设置时间期限；

确定在管理，督导和支持等各个层面上有足够的救助者，鼓励同伴搭档和同伴咨询；

监控符合某种高风险标准的救助者，比如：危机事件的幸存者、经常暴露于受剧烈影响的个体和社团的人、原有身体疾患者，有多重压力、包括在短期内对多重压力有反应者；

建立督导，案例讨论和成员感恩事件进行压力管理训练。

二、心理干预工作者自助活动

促进心理干预工作者自助活动，包括：管理个人资源；

为家庭/房屋安全作出计划，包括小孩照顾计划和宠物照顾计划；

获得足够的的锻炼、营养、放松；

维护有规律的运用压力管理工具，如：常规地拜访督导，分享观点，鉴别困难经验，制定问题解决策略；

在工作日练习简短的放松技术；

运用伙伴系统分享低落的情绪反应；

对局限和需要保持觉知：辨识饥饿、生气、孤独或疲劳（HALT），并采

取合适的自我照顾措施；

增加积极的活动：花时间和家人、朋友在一起；写作、绘画；

限制咖啡因、烟草、药物使用。

三、心理干预工作者应当避免卷入

延长没有同事的单独工作；

昼夜不停的工作，很少休息；

消极的自我暗示，强化失败或无能的情绪；

过度使用食物/药物作为支持。

附件4 心理干预工作表

被干预者当前的需要＿＿＿＿＿＿＿＿＿＿＿＿＿＿＿＿＿

日期：＿＿＿＿＿干预者：＿＿＿＿＿

被干预者姓名：＿＿＿＿＿＿＿＿＿＿＿＿＿＿

地点：＿＿＿＿＿＿＿＿＿＿＿＿＿＿＿＿＿＿＿

本次会谈的对象（可多选）：

□ 儿童　　□ 青少年　　□ 成年　　□ 家庭　　□ 团体

指导语：应用本表格来说明被干预者此时最需要什么。本表格可用于与转介机构沟通，以促进干预的连贯性。

1. 选择与被干预者正在经历的困难相对应的项目

行为	情感	生理	认知
□ 极端定向障碍	□ 急性应激反应	□ 头痛	□ 无法接受/应对所爱的人（们）的死亡
□ 药物，酒精或者处方药过量	□ 急性哀伤反应	□ 胃痛	
	□ 悲伤易落泪的	□ 睡眠困难	
□ 隔离/撤回	□ 易激怒，愤怒	□ 进食困难	□ 痛苦的梦或者噩梦
□ 高危行为	□ 感觉焦虑，害怕	□ 健康状况恶化	□ 侵入性思想或表象
□ 退缩行为	□ 绝望的，不抱希望的	□ 疲劳/耗竭	□ 注意力集中困难
□ 分离焦虑		□ 慢性激越	□ 记忆困难
□ 暴力行为	□ 感觉内疚或羞耻	□ 其他	□ 决策困难
□ 适应不良的应对	□ 感觉情感麻木，分离		□ 专注于死亡/毁
□ 其他	□ 其他		□ 其他

307

2. 选择与被干预者正在经历的困难相对应的项目

☐ 过去或早先存在的创伤/心理问题/物质滥用问题。

☐ 突发事件导致的伤害

☐ 面临遭受灾难过程中失去生命的危险

☐ 所爱的人（们）隔离、失踪或者死亡

☐ 财务上的忧虑

☐ 流离失所

☐ 生计安排

☐ 失业或辍学

☐ 协助于救援/复原

☐ 存在躯体伤残/疾病后遗症

☐ 药物处理的稳定性

☐ 关注儿童/青少年

☐ 宗教

☐ 其他

3. 请记下其他可能对转诊有帮助的信息

4. 转介

☐ 项目内（指定）

☐ 专业的心理健康服务

☐ 医疗

☐ 物质滥用治疗

☐ 其他社区服务

☐ 神职人员

☐ 其他

5. 个人同意转介吗?

☐ 是

☐ 否

附件5　心理干预项目表

所提供的心理危机干预项目

日期：　　　　　　　　　　提供者：　　　　　　　　　　地点：

本部分实施于（可多选）：

☐ 儿童　　☐ 青少年　　☐ 成年　　☐ 家庭　　☐ 团体

请在您所提供的这段心理危机干预的项目旁边的相应方框中标记。

联系和接触

☐ 通过适当的方式进行的最初接触　　　☐ 询问其迫切需要

安全和抚慰

☐ 采取步骤，以确保即刻的人身安全　　☐ 提供灾难/风险方面信息

☐ 身体的抚慰　　　　　　　　　　　　☐ 鼓励社会参与

☐ 照顾与父母分离的孩子　　　　　　　☐ 防止遭受新的精神创伤

☐ 对失去亲人者进行援助关怀　　　　　☐ 对失去爱人者给予援助

☐ 对急性悲伤反应的人进行援助　　　　☐ 帮助与儿童谈论死亡

☐ 关心涉及死亡的精神方面的问题　　　☐ 关怀创伤后悲伤

☐ 就葬礼方面的问题提供信息　　　　　☐ 帮助辨认尸体之后的幸存者

☐ 帮助与死亡通告相涉的幸存者　　　　☐ 帮助儿童去完成死亡确认

稳定化

☐ 帮助实现稳定化　　　　　　　　　　☐ 使用稳定化技术

☐ 收集保持稳定的药物信息

信息收集

☐ 灾害经历的性质和严重性　　　　　　☐ 家庭成员或朋友死亡

☐ 有关正在持续的威胁　　　　　　　　☐ 有关所爱之人的安全

☐ 身体/精神疾病及药物滥用　　　　　　☐ 与灾害关联的损失

☐ 极度罪恶感或羞耻感　　　　　　　　☐ 自残或伤人的念头

☐ 社会支持的有效性　　　　　　　　　☐ 之前的酒精或药物滥用

☐ 之前的创伤和丧失历史　　　　　　　☐ 有关发展方面的影响

☐ 其他

实际的援助

☐ 帮助确认最迫切的需要　　　　　　　☐ 帮助澄清需要

☐ 帮助制订一项行动计划　　　　　　　☐ 帮助用行动来处理需要

与社会支持的联系

☐ 促进与主要支持人的联系　　　　　　☐ 讨论寻求支持和给予支持

□ 效仿支持性行为　　　　　　　□ 使年轻人参与行动
□ 协助获得/给予社会支持以解决问题
信息处理
□ 提供应激反应的基本信息　　　□ 提供应对的基本信息
□ 教导简单的放松技巧　　　　　□ 协助家庭应对问题
□ 就发展的担忧给予援助　　　　□ 协助愤怒管理
□ 处理负面情绪（羞愧感/内疚感）□ 协助解决睡眠问题
□ 处理药物滥用问题
与协作服务的链接
□ 提供其他服务的链接＿＿＿＿＿＿＿＿＿＿＿＿＿＿＿＿
□ 促进救护的连贯性　＿＿＿＿＿＿＿＿＿＿＿＿＿＿＿＿
□ 提供救济品　　　　＿＿＿＿＿＿＿＿＿＿＿＿＿＿＿＿